高等职业教育"十四五"药品类专业系列教材

药理学实验教程

向 敏　林 芳　主编

化学工业出版社

·北京·

内容简介

《药理学实验教程》对接医药企业岗位需要,从立德树人和学生知识构建规律出发,与企业合作,系统设计了实验内容。本教材主要涵盖药理学实验的基础知识和技能,包括药理学实验设计原则、实验动物捉拿和给药、动物麻醉和取血、动物手术操作等,并详细介绍了用于药理学实验教学的 50 个常规实验。多数实验配套了实验操作视频,便于学生学习。此外,为有利于对学生的创新能力、综合能力培养,还安排了设计性实验和综合性实验、案例讨论、用药咨询与健康教育、新药临床研究与设计等内容。教材融入了丰富的医药人文元素,充分体现了党的二十大报告中"推进健康中国建设"的要求,可提高学生的职业素养和道德素养。

本教材可供高等职业教育医药卫生大类、食品药品与粮食大类相关专业(包括药学、临床医学、预防医学、护理、中医药学、药学药品经营与管理、药品质量与安全、药品生产技术、药物制剂技术等专业)使用,也可供从事药理学工作的一线人员参考。

图书在版编目(CIP)数据

药理学实验教程/向敏,林芳主编.—北京:化学工业出版社,2024.7

高等职业教育"十四五"药品类专业系列教材

ISBN 978-7-122-45455-3

Ⅰ.①药… Ⅱ.①向…②林… Ⅲ.①药理学-实验-高等职业教育-教材 Ⅳ.①R965.2

中国国家版本馆 CIP 数据核字(2024)第 078225 号

责任编辑:王 芳 旷英姿 蔡洪伟
文字编辑:丁 宁 朱 允
责任校对:宋 夏
装帧设计:关 飞

出版发行:化学工业出版社
　　　　　(北京市东城区青年湖南街 13 号 邮政编码 100011)
印　　装:中煤(北京)印务有限公司
787mm×1092mm 1/16 印张 13¼ 字数 292 千字
2024 年 8 月北京第 1 版第 1 次印刷

购书咨询:010-64518888
售后服务:010-64518899
网　　址:http://www.cip.com.cn

凡购买本书,如有缺损质量问题,本社销售中心负责调换。

定　　价:38.00 元　　　　　　版权所有　违者必究

编审人员名单

主　　编： 向　敏　林　芳

副 主 编： 黄　逸　蒋红艳　李　文

编写人员：（以姓氏汉语拼音为序）

陈　莉（苏州市药品检验检测研究中心）
黄　武（成都泰盟软件有限公司）
黄　逸（苏州卫生职业技术学院）
蒋红艳（重庆医药高等专科学校）
李　文（赣南卫生健康职业学院）
林　芳（苏州大学苏州医学院药学院）
刘竞天（苏州卫生职业技术学院）
刘远嵘（北京卫生职业学院）
鲁晓雨（苏州市立医院）
聂利华（揭阳职业技术学院）
田冲冲（江苏医药职业学院）
王　燕（苏州大学苏州医学院药学院）
王锦淳（江苏卫生健康职业学院）
韦翠萍（苏州卫生职业技术学院）
夏盟恺（淄博职业学院）
向　敏（苏州卫生职业技术学院）
薛　满（苏州市药品检验检测研究中心）
虞燕霞（苏州市立医院）

主　　审： 洪　浩（中国药科大学）

出版说明

为了更好地贯彻《国家职业教育改革实施方案》，落实教育部《"十四五"职业教育规划教材建设实施方案》（教职成厅〔2021〕3号），做好职业教育药品类、药学类专业教材建设，化学工业出版社组织召开了职业教育药品类、药学类专业"十四五"教材建设工作会议，共有来自全国各地120所高职院校的380余名一线专业教师参加，围绕职业教育的教学改革需求、加强药品和药学类专业"三教"改革、建设高质量精品教材开展深入研讨，形成系列教材建设工作方案。在此基础上，成立了由全国药品行业职业教育教学指导委员会副主任委员姚文兵教授担任专家顾问，全国石油和化工职业教育教学指导委员会副主任委员张炳烛教授担任主任的教材建设委员会。教材建设委员会的成员由来自河北化工医药职业技术学院、江苏食品药品职业技术学院、广东食品药品职业学院、山东药品食品职业学院、常州工程职业技术学院、湖南化工职业技术学院、江苏卫生健康职业学院、苏州卫生职业技术学院等全国30多所职业院校的专家教授组成。教材建设委员会对药品与药学类系列教材的组织建设、编者遴选、内容审核和质量评价等全过程进行指导和管理。

本系列教材立足全面贯彻党的教育方针，落实立德树人根本任务，主动适应职业教育药品类、药学类专业对技术技能型人才的培养需求，建立起学校骨干教师、行业专家、企业专家共同参与的教材开发模式，形成深度对接行业标准、企业标准、专业标准、课程标准的教材编写机制。为了培育精品，出版符合新时期职业教育改革发展要求、反映专业建设和教学创新成果的优质教材，教材建设委员会对本系列教材的编写提出了以下指导原则。

(1) 校企合作开发。本系列教材需以真实的生产项目和典型的工作任务为载体组织教学单元，吸收企业人员深度参与教材开发，保障教材内容与企业生产实际相结合，实现教学与工作岗位无缝衔接。

(2) 配套丰富的信息化资源。以化学工业出版社自有版权的数字资源为基础，结合编者团队开发的数字化资源，在书中以二维码链接的形式或与在线课程、在线题库等教学平台关联建设，配套微课、视频、动画、PPT、习题等信息化资源，形成可听、可视、可练、可互动、线上线下一体化的纸数融合新形态教材。

(3) 创新教材的呈现形式。内容组成丰富多彩，包括基本理论、实验实训、来自生产实践和服务一线的案例素材、延伸阅读材料等；表现形式活泼多样，图文并茂，适应学生的接受心理，可激发学习兴趣。实践性强的教材开发成活页式、工作手册式教材，把工作任务单、学习评价表、实践练习等以活页的形式加以呈现，方便师生互动。

(4) 发挥课程思政育人功能。教材结合专业领域、结合教材具体内容有机融入课程思政元素，深入推进习近平新时代中国特色社会主义思想进教材、进课堂、进学生头脑。在学生学习专业知识的同时，润物无声，涵养道德情操，培养爱国情怀。

（5）落实教材"凡编必审"工作要求。每本教材均聘请高水平专家对图书内容的思想性、科学性、先进性进行审核把关，保证教材的内容导向和质量。

本系列教材在体系设计上，涉及职业教育药品与药学类的药品生产技术、生物制药技术、药物制剂技术、化学制药技术、药品质量与安全、制药设备应用技术、药品经营与管理、食品药品监督管理、药学、制药工程技术、药品质量管理、药事服务与管理等专业；在课程类型上，包括专业基础课程、专业核心课程和专业拓展课程；在教育层次上，覆盖高等职业教育专科和高等职业教育本科。

本系列教材由化学工业出版社组织出版。化学工业出版社从2003年起就开始进行职业教育药品类、药学类专业教材的体系化建设工作，出版的多部教材入选国家级规划教材，在药品类、药学类等专业教材出版领域积累了丰富的经验，具有良好的工作基础。本系列教材的建设和出版，既是对化学工业出版社已有的药品和药学类教材在体系结构上的完善和品种数量上的补充，更是在体现新时代职业教育发展理念、"三教"改革成效及教育数字化建设成果方面的一次全面升级，将更好地适应不同类型、不同层次的药品与药学类专业职业教育的多元化需求。

本系列教材在编写、审核和使用过程中，希望得到更多专业院校、一线教师、行业企业专家的关注和支持，在大家的共同努力下，反复锤炼，持续改进，培育出一批高质量的优秀教材，为职业教育的发展做出贡献。

本系列教材建设委员会

前言

药理学实验是药理学重要的组成部分。通过实践不仅可以锻炼学生设计实验、操作实验和处理实验数据及撰写实验报告的能力,而且对于培养学生严谨的学术思维、创新能力和团队协作能力有着至关重要的作用,这些能力的培养将为学生今后的岗位工作及职业发展打下坚实的基础。

本教材对接医药行业岗位需要,从立德树人和学生知识构建规律出发,与行业合作,系统设计了实验内容。主要内容不仅涵盖了药理学实验基础知识和基本技能,还包括了50个按照系统分类的药理学实验,涉及药理学总论、传出神经系统药物、中枢神经系统药物、局部麻醉药物、抗炎类药物、利尿药与脱水药、心脑血管类药物、血液系统药物、呼吸系统药物、消化系统药物、降糖药、化学治疗药物、药物安全性实验等。为方便同学们学习,成都泰盟公司为教材提供了部分高质量实验操作视频。另外,为提高对同学们创新能力与综合能力的培养,本教材还安排了药理学设计性实验和综合性实验、药理学案例讨论、用药咨询与健康教育以及新药临床试验与设计等内容。此外,为了提高教材的可读性和拓展同学们的视野,还融入了丰富的医药人文知识,力求激发同学们对药理实验的兴趣。本教材力争与应用相结合,给予学生们鲜活的药理学知识和实践能力。

编写团队不仅有来自药理学教学一线的资深教师,还有长期从事新药临床研发和药品安全评价工作的药师。参加编写的学校有苏州卫生职业技术学院、重庆医药高等专科学校、赣南卫生健康职业学院、江苏卫生健康职业学院、江苏医药职业学院、北京卫生职业学院、淄博职业学院、揭阳职业技术学院等,行业企业参与单位有成都泰盟软件有限公司、苏州市立医院、苏州市药品检验检测研究中心等。

由于药理学学科发展迅速,编写人员水平有限,教材中难免存在不足之处,恳请广大师生提出宝贵意见与建议。

编 者
2024.2

目录

第一章　药理学实验基础知识　/　001

第一节　药理学实验概述　/　001
　一、药理学实验目的和要求　/　001
　二、药理学实验室安全知识　/　002
　三、实验动物福利与伦理　/　002
第二节　药理学实验设计原则与统计分析　/　003
　一、药理学实验的基本原则　/　003
　二、药理学实验常用统计学方法　/　005
　三、药理学实验报告的撰写　/　007
第三节　药典、常用药物剂型与处方知识　/　008
　一、药典　/　008
　二、常用药物剂型　/　009
　三、处方基础知识　/　012

第二章　药理学实验的基本技能　/　017

第一节　实验动物基本操作　/　017
　一、实验动物介绍　/　017
　二、实验动物编号　/　018
　三、实验动物捉拿方法　/　018
　四、动物被毛去除方法　/　020
　五、动物给药方法与途径　/　021
　六、实验动物的处死方法　/　024
　七、动物尸体处理　/　024
第二节　实验动物取样　/　025
　一、实验动物的取血　/　025
　二、血清与血浆的制备与保存　/　028
　三、组织匀浆的制备与保存　/　028
　四、常用的组织灌注固定　/　029
　五、动物代谢物的收集　/　030
第三节　实验动物的手术操作　/　032
　一、实验动物的麻醉　/　032
　二、导尿管插管　/　032
　三、家兔气管插管　/　033
　四、家兔颈总动脉插管　/　033
　五、家兔颈静脉插管　/　034
第四节　实验药品　/　035
　一、给药剂量的确定　/　035
　二、实验动物与人用药量的换算　/　035
　三、药物浓度与给药容量的确定　/　038
　四、常用药品的配制方法　/　039

第三章 药理学常规实验

第一节 药理学总论实验 / 042

实验一 药物的基本作用 / 043

实验二 药物剂量对药物作用的影响 / 044

实验三 给药途径对药物作用的影响 / 045

实验四 肝功能状态对药物作用的影响 / 047

实验五 肝药酶诱导剂及抑制剂对戊巴妥钠催眠作用的影响 / 048

实验六 不同溶剂对药物的溶解性的影响 / 049

实验七 酚磺酞（PSP）药代动力学参数的测定（单次给药法） / 050

第二节 传出神经系统药物实验 / 053

实验八 传出神经系统药物对家兔瞳孔的影响 / 054

实验九 传出神经系统药物对动物腺体分泌的影响 / 055

实验十 有机磷酸酯类中毒及其解救 / 056

实验十一 去甲肾上腺素的缩血管作用 / 057

实验十二 传出神经系统药物对离体肠管的作用 / 058

实验十三 传出神经系统药物对血压的影响 / 060

第三节 中枢神经系统药物实验 / 063

实验十四 药物对动物自发活动的影响 / 063

实验十五 镇痛药的镇痛作用——尾闪法 / 065

实验十六 镇痛药的镇痛作用——热板法 / 066

实验十七 镇痛药的镇痛作用——扭体法 / 068

实验十八 吗啡的呼吸抑制作用及其解救 / 069

实验十九 地西泮的抗惊厥作用 / 070

实验二十 苯妥英钠与苯巴比妥钠的抗惊厥作用 / 072

实验二十一 氯丙嗪的降温作用 / 073

第四节 局部麻醉药物实验 / 075

实验二十二 盐酸普鲁卡因的传导麻醉作用 / 075

实验二十三 局部麻醉药的毒性作用比较 / 076

第五节 抗炎类药物实验 / 077

实验二十四 地塞米松对实验大鼠足趾肿胀的影响 / 077

实验二十五 糖皮质激素对炎症毛细血管通透性的影响——小鼠耳片法 / 079

实验二十六 糖皮质激素对红细胞的保护作用 / 080

第六节 利尿药与脱水药实验 / 081

实验二十七 呋塞米的利尿作用 / 081

第七节 心脑血管类药物实验 / 083

实验二十八 普萘洛尔的抗缺氧作用 / 084

实验二十九 强心苷对在体蛙心的影响 / 086

实验三十 强心苷对离体蛙心的影响 / 087

实验三十一　硝酸甘油抗心肌缺血
　　实验 / 089
实验三十二　利多卡因抗氯化钡诱发小
　　鼠室颤的作用 / 090
实验三十三　依达拉奉抗小鼠脑缺血的
　　作用 / 091

第八节　血液系统药物实验 / 092
实验三十四　维生素 K_1 对双香豆素抗凝
　　作用的影响 / 093
实验三十五　阿司匹林对血小板聚集作
　　用的影响 / 094
实验三十六　枸橼酸钠的抗凝血
　　作用 / 096

第九节　呼吸系统药物实验 / 096
实验三十七　氨茶碱和异丙肾上腺素的平
　　喘作用 / 097
实验三十八　可待因的镇咳作用 / 098
实验三十九　氯化铵对小白鼠的祛痰
　　作用 / 099

第十节　消化系统药物实验 / 100
实验四十　氢氧化铝、奥美拉唑、西咪
　　替丁对酒精性胃溃疡的防治
　　作用 / 100

第十一节　降糖药实验 / 102
实验四十一　胰岛素的过量反应及其
　　解救 / 103

第十二节　化学治疗药物实验 / 104
实验四十二　硫酸链霉素的毒性反应及氯
　　化钙的对抗作用 / 105
实验四十三　抗菌药物的体外抗菌试验
　　（药敏试验） / 106
实验四十四　5-氟尿嘧啶对小鼠肉瘤 S180
　　的抑制作用 / 109

第十三节　药物安全性实验 / 111
实验四十五　LD_{50} 的测定 / 111
实验四十六　药物长期毒性试验 / 115
实验四十七　药物制剂热原试验 / 120
实验四十八　药物制剂刺激性
　　试验 / 122
实验四十九　药物制剂中降压物质的
　　检测 / 126
实验五十　溶血与凝聚试验 / 128

第四章　药理学设计性实验和综合性实验 / 131

第一节　药理学设计性实验 / 131
一、选题 / 131
二、实验设计 / 132
三、立项答辩 / 133
四、实验过程 / 133
五、数据统计与结果分析 / 134
六、实验报告 / 134
七、答辩汇报 / 134

第二节　药理学综合性实验 / 134
实验一　酚磺肽连续给药时间-浓度
　　曲线的测定 / 135
实验二　抗炎药物的发现 / 136
实验三　安神催眠药物的
　　发现 / 141
实验四　降糖药物的发现 / 144
实验五　高血脂实验动物模型的建立及
　　药物治疗 / 146
实验六　抗肿瘤药物的体内及体外
　　实验 / 148

第五章 药理学案例讨论 / 154

第一节 概述 / 154
  一、学习目标 / 154
  二、方法步骤 / 154
  三、药理学案例讨论范例 / 155
第二节 各大系统案例集 / 156
  一、药理学总论 / 156
  二、传出神经系统药 / 157
  三、中枢神经系统药 / 157
  四、心血管系统药 / 159
  五、内脏系统药 / 160
  六、激素类药物 / 161
  七、化学治疗药物 / 163
第三节 综合案例讨论 / 167

第六章 用药咨询与健康教育 / 170

第一节 用药咨询 / 170
  一、咨询环境 / 170
  二、患者、公众用药咨询 / 171
  三、医师、护士用药咨询 / 173
  四、咨询问题归类和总结 / 175
第二节 健康教育 / 176
  一、健康的概念 / 176
  二、影响健康的因素 / 177
  三、健康教育的开展 / 179
  四、用药科普论文撰写要点 / 180
实训一 用药咨询模拟 / 182
实训二 用药科普论文的撰写 / 183

第七章 新药的临床试验与设计 / 185

第一节 概述 / 185
  一、临床试验相关概念 / 185
  二、药物临床试验的分期及生物等效性试验 / 186
第二节 生物等效性试验的设计 / 188
第三节 创新药Ⅰ期临床试验设计 / 191
第四节 Ⅰ期临床试验研究的项目实施 / 196
  一、Ⅰ期临床试验研究室建设需求 / 196
  二、临床试验项目的实施 / 198

附录 / 201

参考文献 / 202

第一章　药理学实验基础知识

第一节　药理学实验概述

一、药理学实验目的和要求

药理学实验基础知识概述

药理学是一门以实验为基础的医学和药学的桥梁学科。实验是药理学教学中重要的组成部分，其主要目的在于通过系统地实验训练，验证药理学的重要理论，掌握实验的基本方法，了解获得药理学知识的科学途径，更牢固地掌握药理学的基本概念和基本知识，促进理论与实践相结合。药理学实验课更高层次的目的是培养学生发现问题、分析问题和解决问题的能力，在实验中启发创新思维，通过实验课形成严肃认真和实事求是的科学态度，使学生具有初步的科研能力。

药理学实验包括实验操作、观察与记录、结果整理和撰写实验报告等环节。为了使实验结果正确可靠，提高教学实验效果，要求学生做到以下几点：

1. 做好课前预习

实验前应仔细阅读实验指导，明确实验目的，结合实验内容，复习有关药理学、生理学、生物化学等方面的理论知识。领会实验原理，熟悉实验方法、步骤及实验仪器的操作，做到心中有数，避免实验中出现忙乱和差错。

2. 认真完成实验任务

同学们上实验课时，应穿好实验服并做好相关防护，整个实验过程要在教师指导下，认真操作完成，克服对教师的依赖性。分组实验时，每次实验前做好明确分工，同时要密切配合，使实验时能各尽其责，有条不紊地完成实验。先检查仪器、药品、动物是否与实验教程相符合，将实验器材妥善安排、正确安装。严格按实验教程上的步骤进行操作，准确计算给药量，遵守动物伦理，注意爱护实验动物，节约实验材料和药品。保持实验室安静和实验台面清洁与整齐，注意遵守实验室规则；细致地观察实验过程中出现的现象，随时记录药物反应的出现时间、表现及最后转归，理论联系实际，动脑思考。

3. 实验后认真总结

实验结束后，整理实验器材，主动参与洗净、擦干和妥善安放等收尾工作。将处死的动物及其他废物按照医疗废物分类管理要求丢入指定场所，做好实验室清洁卫生。认真整理实验结果，必要时对实验结果进行统计学处理，整理成文字、表和图，经过分析讨论，做出结论，写出实验报告，按时交给指导老师批阅。

二、药理学实验室安全知识

药理学实验中会使用各类实验动物，接触实验药品，使用仪器设备，因此，同学们必须掌握一些基本的安全知识。关于实验动物安全方面，在抓取小鼠、大鼠等动物时，可以佩戴手套等进行保护，要多练习，掌握动物实验技能，克服恐惧心理。实验中，要按要求进行操作，不要激怒实验动物，如果被动物抓伤或咬伤，及时请实验指导老师处理伤口，必要时去医院。实验结束后，动物尸体按照要求送到指定处理点进行无害化处理。药理实验中使用的实验药品种类多，严禁乱拿乱用，取用后必须归位。对麻醉药品、精神药品、毒性药品等，必须按照国家特殊药品管理办法管理，同时，做好药品领用登记记录，不得流出实验室。使用后的一次性注射器、试管、棉球等，必须放入医疗废物垃圾箱待后期专门处理，不要随便放入一般垃圾箱。要爱护实验仪器，初次使用必须经过培训，使用过程中应先检查仪器完好情况，使用完毕登记仪器运行情况。实验结束后，关闭实验室水电。

> **实验小贴士**
>
> 医疗垃圾是指医疗机构在医疗、预防、保健以及其他相关活动中产生的具有直接或间接感染性、毒性以及其他危害性的废物，具体包括感染性、病理性、损伤性、药物性、化学性废物。这些废物含有大量的细菌和病毒，而且有一定的空间污染、急性病毒传染和潜伏性传染的特征，如不加强管理，随意丢弃，任其混入生活垃圾、流散到人们生活环境中，就会污染大气、水源、土地以及动植物，造成疾病传播，严重危害人的身心健康。所有医疗垃圾与生活垃圾绝对不可以混放，必须按照国家对医疗垃圾管理要求进行无害化处理。

三、实验动物福利与伦理

人类在进行动物实验时不可避免地要求实验动物忍受一定程度的恐惧和疼痛等，但实验动物同人类一样是血肉之躯，同样存在感知、恐惧情绪和情感需要。实验动物是经人工培育的，相对人来说实验动物是弱势群体，因此人类进行涉及实验动物的实验时应顾及实验动物福利与伦理问题。实验动物福利（laboratory animal welfare）是人类保障实验动物健康和快乐生存权利的理念及其提供的相应外部条件的总和。实验动物伦理（laboratory animal ethics）是人类对待实验动物和开展动物实验所需遵循的社会道德标准和原则理论。进行动物实验时，应遵守国际上公认的3R原则，即实验动物的替代（replacement）、减少（reduction）和优化（refinement），科学、合理、人道使用实验动物。

1. 科学合理地设计实验方案

在计划动物实验前，必须有明确的科学依据确定该实验的意义和必要性。对必须进行的动物实验，需要设计和制订出科学的实验计划和实验方案，在达到实验目的的前提下，实验设计应尽量减少使用实验动物的数量，尽量减少动物在实验过程中受到的痛苦和应激反应。

2. 保障动物实验条件

实验条件是影响动物实验及其结果的重要因素，实验条件的波动和实验操作的随意性通常使动物很难保持正常的生理、生化指标及行为表现。因此，提供符合有关法规和标准的实验动物设施既能满足动物福利的基本要求，也是动物实验科学性的需要。

3. 选择合适的动物实验替代方法

选择合适的动物实验替代方法，对实验动物进行保护，尽量减少实验动物的数量。动物实验替代方法是对动物实验的补充和完善，是实验动物保护与福利的核心内容。

4. 善待实验动物

善待生存期间的实验动物，为其提供清洁、舒适的生活环境，提供健康的食物、饮水，使实验动物免遭不必要的伤害、饥渴、不适、惊恐、折磨、疾病和疼痛，保证动物能够实现自然行为。

5. 实验操作过程要"仁慈"

在抓取动物时，应方法得当、态度温和、动作轻柔，尽量避免引起动物的不安、惊恐、疼痛和损伤，禁止戏弄甚至虐待动物。使用减轻动物痛苦和不适的技术，在实验过程中合理、及时地使用麻醉药、镇痛药，减轻动物在实验过程中遭受的不安、不适和疼痛。在实验终点来临时，以人道的方法处死动物，使动物在没有惊恐和痛苦的状态下死亡，尽量减轻死亡所造成的痛苦和应激反应。在符合实验目的的情况下，尽可能地选择"仁慈终点"（动物实验过程中，选择动物表现疼痛和压抑的较早阶段），尽量缩短动物承受痛苦的时间。

第二节 药理学实验设计原则与统计分析

一、药理学实验的基本原则

为了减少个体差异及误差等因素对实验结果的影响，必须对实验进行科学的设计，在设计中应遵循以下基本原则。

药理学实验设计原则与统计分析

1. 随机原则

按照机遇均等的原则进行分组。其目的是使一切干扰因素造成的实验误差减少，而不受实验者主观因素或其他偏性误差的影响。随机化的方法有抽签法、随机数字表法、随机化分组表法等，药理学实验中常用方法有下列两种。

(1) 简化分层随机法　常用于单因素小样本的一般实验。即将同一性别的动物按体重大小顺序排列，分组时由体重小的到体重大的按次序随机分到各组。在一个实验中体重不宜相差过大。一种性别的动物分配完后，再分配另一性别的动物。各组雌雄性别数目应一致。

(2) 完全随机法　主要用于单因素大样本的实验。先将样本编号后，按统计专著所附的随机数字表，任取一段数字，依次排配各样本。然后按这些新号码的奇偶（两组）或除以组数后的余数（两组以上）作为分配归入的组次。最后仍同前再随机调整，以使各组样本数达到均衡。

2. 对照原则

对照是比较的前提。在药理学实验中存在许多影响因素，为消除无关因素对实验结果的影响，实验中必须设立对照组。对照应符合"齐同可比"的原则，除处理因素不同外，其他非处理因素尽量保持相同，从而使实验误差尽可能缩小。如实验动物要求种属、性别、年龄相同，体重相近；实验的季节、时间和实验室的温度、湿度也要一致；操作的手法前后要相同等。实验目的不同，可选用的对照形式也不同，常有以下对照。

(1) 空白对照　是指不加任何处理条件下进行观察的对照。例如，观察生长激素对动物生长作用的实验，就要设立与实验组动物相同种属、年龄、性别、体重的空白对照组，以排除动物本身自然生长的可能影响。

(2) 阴性对照　是指在某种有关实验条件下进行观察的对照。如要研究切断迷走神经对胃酸分泌的影响，除设空白对照外，尚需设假手术组作为阴性对照，以排除手术本身的影响。

(3) 阳性对照　是指在所谓标准条件下进行观察的对照或用标准值或正常值作为对照。如用已知经典药物在标准条件下与实验药物进行的对照。它既可验证实验方法是否可靠，又便于受试药与经典药进行效价强度的比较。

(4) 自身对照　是指用同一个体实验前资料作为对照，将实验（如用药）后的结果与实验前的资料进行比较。这种同一个体实验前后资料的对比可以较好地减少个体差异的影响。

(5) 组间对照　是指实验中设立若干实验组进行组间对照。例如，受试药设立若干剂量组时进行的组间比较，以研究受试药的量效关系。一般至少3个剂量组。

3. 重复原则

重复是指实验中受试对象的例数或实验次数要达到一定的数量。它包含两方面的意思：重复性和重现性。若样本量过少，可能把个别现象误认为是普遍现象，把偶然或巧合事件当作必然规律，其结论的可靠性差。如样本过多，不仅增加工作难度，而且造成不必要的人力、财力和物力的浪费。所以在进行实验设计时，要对样本大小做出科学的估计，以满足统计处理的要求。

在药理学实验中,通常根据文献资料和预实验结果,结合以往的资料估算样本数。在药物效应动力学实验中,对于药效作用强的药物样本数可减少,反之则增加样本数。此外,实验中变异系数(CV)大,则样本数要增大;可信限要求小,则样本数也要增大。一般而言,计量资料的样本数每组不少于 5 例,以 10~20 例为好。计数资料的样本数则需每组不少于 30 例。

二、药理学实验常用统计学方法

(一) 计数资料的统计分析

计数资料,又称质反应资料。在实验中每个观察对象要先按类别、性质进行划分(如阳性或阴性、死亡或不死亡等),然后清点各类中观察对象的例数,以发生反应的例数除以本组总例数的率表示,如死亡率、阳性率等。其统计分析方法如下。

1. 一般原则

① 一般用 χ^2 或 u 检验。
② 应写出各组例数、阳性例数及阳性率。
③ 药效统计中样本量均不大,以 $\chi^2(2\times2)$ 法为好。

统计处理之前应注意:

(1) 样本数量是否合适　如两组总例数小于 40 且其中有数据小于 5,或数据中有 0 或 1 时,应改用精确概率法。

(2) 试验对象有无配对关系　当每一对象接受两种处理(两个疗程或左右两侧用药),应改用配对 χ^2 检验。

(3) 结果评价有无等级关系　有等级关系的资料(如痊愈、显效、有效、无效,或＋＋＋、＋＋、＋、－等),应采用等级序值法或 Ridit 法检验。

2. 统计方法的选择

计数资料的统计,按照是否为两组之间的率的比较,或者多组之间的率的比较,选择不同的统计方法。

(1) 两组率的对比

无配对关系 $\begin{cases} 样本较大——\chi^2(2\times2)法 \\ 样本较小——精确概率法 \end{cases}$

(2) 多组率的对比

无等级关系 $\begin{cases} 组间两两对比——\chi^2(R\times C)法 \\ 多率综合对比——\chi^2(R\times C)法 \end{cases}$

有等级关系——Ridit 法、等级序值法

(二) 计量资料的统计分析

计量资料,又称量反应资料,是对每个观察对象测量某项指标的数值大小,如动物的血压、心率、体重、尿量、平滑肌收缩幅度、酶的活性高低等,此种变化的程度可用

计量单位来表示，如毫克、毫米等，其内含的信息比计数资料丰富，是药效统计分析中最常用的资料类型。计量资料的统计学指标包括均数（常用 $\bar{x}$ 表示）、标准差（S 或 SD 表示）和标准误差（常用 S、SE 或 SEM 表示）。

1. 一般原则

① 一般用 t 检验或方差分析。
② 应写出各组均值、标准差及例数。
③ 一般不用标准误差，必要时可用95％可信限。

统计处理之前还应注意：

(1) 有无应舍去的数据　数据在 $\pm 3S$ 之外者可考虑舍弃。

(2) 有无方差不齐　可用方差齐性检验，如两组的标准差相差一倍以上时，不必检验即可判断为方差不齐。

(3) 有无明显偏态　可用正态性 D 检验，如均数两侧例数之差大于 $2\sqrt{n}$ 时，不必检验即可判断为明显偏态。

(4) 有无不定值　有 <10、>30 等不定值的资料时，不宜用均数作 t 检验，可改用中位数表达，用秩和检验、等级和检验或序值法检验。

(5) 有无时序关系　如用药前及用药后的资料，应以各组用药前后的变化率（比）进行两组 t 检验，变化率 =（用药后的值 - 用药前的值）/ 用药前的值，不应以用药后的实测值进行检验，也不宜用前后的差值进行检验，因为一些过高的指标易于下降，如发热、心率等，比较用药前后差值不能真实反映药效的高低。

2. 统计方法的选择

按照实验数据有无明显偏态情况，应选择不同的统计方法，主要有：

(1) 同批资料

数据无明显偏态情况 { 两组对比 { 方差齐——选择 t 检验 / 方差不齐——t' 检验　多组对比 { 综合对比——方差分析 / 组间两两对比——t 检验或方差分析

有明显偏态，或有不定值时，则选择秩和检验或序值法检验。

(2) 多批资料　一般仍然采用方差分析和 t 检验，必要时可采用析因 t 检验。

（三）药效和剂量相关性的统计分析

回归反映两变量间的依存关系，相关反映两变量间的互依关系，两者都是分析两变量间数量关系的统计方法，其实际的因果关系要靠专业知识判断，不要对实际毫无关联的事物进行回归或相关分析。通常用剂量的对数值与药效强度做量-效关系分析。如剂量选择适当，数据近似直线关系，可用各实测数据进行直线回归分析，写出回归方程式、回归系数及其显著性检验。

如果两个变量均为随机变量，但不服从正态分布，特别是其中有率或构成比等相对数的变量，或本来就是等级变量，要研究其相关性，可用等级相关分析（Spearman法）。

> **实验小贴士**
>
> 医药研究中数据统计很常见，日常的数据收集很重要，数据是成就医药论文的重要因素。借助统计学软件，可以迅速完成统计分析。常用的医药类统计软件有 Epidata、DAS、SPSS、Graphpad Prism、SAS 等。这些软件各有特点，比如 Epidata 是一个既可以用于创建数据结构文档，也可以用于数据定量分析一组应用工具的集合。DAS 是一款专业的药物和统计学软件，能够计算药动学参数，拟合曲线，计算房室模型，进行药学统计，包括溶出度分析、片重差异分析、加速实验等。SPSS 软件应用非常广泛，包括了数据管理、统计分析、趋势研究、制表绘图、文字处理等功能。Graphpad Prism 有生物统计、科研绘图、曲线拟合等多种功能，能够高效地对各种数据进行分析，其统计与绘图有机融合，使用非常方便，而且绘制出的图表很美观，在医药研究领域应用较广。

三、药理学实验报告的撰写

实验报告是对实验的全面总结。通过撰写实验报告，学生可掌握图表绘制、数据处理、文献资料查阅的基本方法，学会利用实验资料和文献资料对实验结果进行科学的分析和总结，进一步提高学生应用理论知识分析、解决实际问题的能力和文字表达的能力，并为后续科学论文的写作打下基础。因此，学生应以科学严谨的态度，严肃、认真、独立地完成实验报告的撰写。

实验报告要求文笔简练、条理清晰、观点明确、书写工整，具有科学性和逻辑性。报告的格式及内容要求如下。

（1）实验题目　概括实验的主要内容，应包含处理因素、实验对象和实验效应。

（2）实验目的　反映实验所要证实的论点或要研究的内容。

（3）实验器材　包括实验仪器、药品、动物等。

（4）实验方法　可按照实验指导上的步骤叙述。如果实验方法临时有所变动或由于操作技术方面的原因而影响观察的可靠性时，应做简要说明。

（5）实验结果　是实验报告中最重要的部分，同学们应对实验中所观察得到的结果翔实记录。客观的结果用数据来表示，其中要求统计的结果可用统计表或图来表示，其显著性检验应标注 P 值。主观的实验结果用文字来描述，注意叙述要条理清晰、表达准确。如因操作失误或实验动物发生意外未能获得所需观察的实验结果，应给予如实说明。

需要注意的是，在实验过程中必须做好实验记录，真实记录实验过程和结果，不得任意涂改。原始记录一般包括：①实验动物条件如种类、体重、性别、标记、编号、种系等；②实验药品来源、批号、剂型、浓度、剂量、给药途径等；③实验室环境如室温等；④实验进程和步骤方法；⑤观测各种指标数据和原始描记曲线、图纸和统计学处理分析资料等。

（6）讨论　从实验中观察到的现象与结果，根据已知的理论知识进行解释和分析，并指出实验结果的理论或实际意义。分析推理要有根据，实事求是，符合逻辑。如果出现非预期的结果，应分析其可能的原因，并写入讨论中。

（7）结论　从实验结果和讨论中归纳出一般、概括性的判断，即该实验所能验证的概念或理论的简明总结。结论应与该实验的目的相呼应。其书写应简明扼要、概括性强，不要罗列具体的结果，也不能轻易推断或引申。未有充分证据的结果不应写入结论。

认真完成实验并撰写出一篇好的实验报告，才算完成了一个完整的药理实验，实验报告要注意科学性和逻辑性，文字要简练、整洁，杜绝互相抄袭现象。因此，学生应重视实验报告撰写，提高科学思维与表达能力。

第三节　药典、常用药物剂型与处方知识

一、药典

药典与常用药物制剂

药典（pharmacopoeia）是一个国家记载药品规格、标准的法典，由国家组织专门的药典编纂委员会编写编撰，并由政府颁布施行，具有法律约束力。药典收载功效确切、副作用较小、质量较稳定的常用药物和制剂，并规定其质量标准、制备要求、检验方法、作用与用途、用法与用量等，是国家管理药品生产、供应、使用与检验的依据。药典内收载的药品称为法定药；未收载的称为非法定药。为了保证用药的安全，对剧毒药规定有极量（maximal dose）。在一般情况下，医师在临床用药时不应超过极量。

药典是从本草学、药物学以及处方集的编著演化而来。药典的重要特点是它的法定性和体例的规范化。中国最早的药物典籍，是公元659年唐代李淳风、苏敬等22人奉命编纂的《新修本草》。全书54卷，收载药物844种，堪称世界上最早的一部法定药典。15世纪印刷术的进步促进了欧洲近代药典编纂的发展。许多国家都相继制订各自的药典。1498年由佛罗伦萨学院出版的《佛罗伦萨处方集》，一般视为欧洲第一部法定药典。其后有不少城市纷纷编订具有法律约束性的药典。其中纽伦堡的瓦莱利乌斯医生编著的《药方书》赢得了很高的声誉，被纽伦堡当局承认，被定为第一本《纽伦堡药典》，于1546年出版。在《纽伦堡药典》的影响下，在奥格斯堡、安特卫普、里昂、巴塞尔、巴伦西亚、科隆、巴黎和阿姆斯特丹等地也相继有药典问世。这一进展标志着欧洲进入各地区性药典向法定性国家药典转化的新阶段。

目前，世界上已有数十个国家编制了国家药典。还有世界卫生组织（WHO）编制的《国际药典》，以及一些区域性药典，如《欧洲药典》等。《美国药典-国家处方集》（USP-NF）是由美国药典委员会编辑出版，目前最新版为USP-NF 2023版。对于在美国制造和销售的药物和相关产品而言，USP-NF是唯一一部由美国食品药品监督管理局（FDA）强制执行的法定标准。此外，对于制药和质量控制所必需的规范，例如测试、

程序和合格标准，USP-NF 还可以作为明确的逐步操作指导。《英国药典》（BP）由英国药典委员会编辑出版，最新的版本为 2023 版，《英国药典》不仅为读者提供了药用和成药配方标准以及公式配药标准，而且也向读者展示了许多明确分类并可参照的欧洲药典专著。《日本药局方》（JP）由日本药局方编集委员会编纂，由厚生劳动省颁布执行，现行版为 18 版。分两部出版，第一部收载原料药及其基础制剂，第二部主要收载生药、家庭药制剂和制剂原料。《欧洲药典》（EP）由欧洲药品质量委员会（EDQM）编辑出版，有英文和法文两种法定文本。《欧洲药典》正文品种的内容包括：品名（英文名称、拉丁名）、分子结构式、分子式与分子量、含量限度及化学名称、性状、鉴别、检查、含量测定、贮藏、可能的杂质结构等。最新版本为 2022 年 6 月出版的 EP 第 11.2 版。《国际药典》是由世界卫生组织国际药典和药物制剂专家咨询组编撰，由世界卫生大会批准出版，目前为第 5 版。

随着医药科学事业的发展，新的药物与试验方法不断出现，药典出版后一般每隔几年须修订一次。中华人民共和国成立后，1953 年颁布了第一本药典，迄今为止共颁发了 12 版。2020 年版《中华人民共和国药典》（简称《中国药典》）共收载品种 5911 种。一部中药收载 2711 种，其中新增 117 种、修订 452 种。二部化学药收载 2712 种，其中新增 117 种、修订 2387 种。三部生物制品收载 153 种，其中新增 20 种、修订 126 种；新增生物制品通则 2 个、总论 4 个。四部收载通用技术要求 361 个，其中制剂通则 38 个（修订 35 个）、检测方法及其他通则 281 个（新增 35 个、修订 51 个）、指导原则 42 个（新增 12 个、修订 12 个）；药用辅料收载 335 种，其中新增 65 种、修订 212 种。2020 年版《中国药典》的颁布实施，整体提升了我国药品标准水平，进一步保障公众用药安全，推动医药产业结构调整，促进我国医药产品走向国际，实现由制药大国向制药强国的跨越。

二、常用药物剂型

制剂的形态类型称为剂型，制剂是根据医疗需要将药物进行适当加工制成具有一定形态和规格、便于使用和保存的制品。常用剂型按形态分为固体剂型、半固体剂型、液体剂型和气雾剂型。近十几年来，国内外陆续研制、应用了一些新剂型，包括药物载体制剂如微型胶囊、脂质体、微球剂、磁性微球、前体药物制剂、膜剂及透皮给药制剂等。

（一）固体制剂

1. 片剂（tablets）

指药物与赋形剂混合后压制成片状或异形片状的剂型。主要供口服，也可外用或植入。对胃有刺激性或遇酸易被破坏以及需要在肠内释放的药物，包肠溶衣制成肠溶片，如肠溶阿司匹林等。对味道欠佳或有刺激性的药物可包糖衣制成糖衣片。根据其药物释放速度不同可分为速释片、缓释片和控释片等。

2. 胶囊剂（capsules）

是将药物装入胶囊壳中制成的剂型。分为硬胶囊剂、软胶囊剂、肠溶胶囊以及结肠靶向胶囊等。硬胶囊剂是将一定量药物加适宜的辅料制成均匀的颗粒或粉末，充填于空心胶囊中制成，如阿莫西林胶囊等。软胶囊剂是将一定量的液体密封于球形或椭圆形的软质胶囊中制成，又称为胶丸，如维生素E胶丸等。胶囊囊壳不易被胃酸破坏，但可以在肠液中崩解释出有效成分的称为肠溶胶囊。结肠靶向胶囊是指胶囊进入结肠后才释出药物的一种剂型。

3. 散剂（powders）

又称为粉剂，是指一种药物或数种药物经粉碎并均匀混合而制成的粉末状剂型，可供内服或外用。

4. 颗粒剂（granules）

又称冲剂，是药物与适宜辅料制成的干燥颗粒状的制剂。分为可溶颗粒剂、混悬颗粒剂和泡腾颗粒剂等，如感冒冲剂。

5. 膜剂（films）

又称为薄片剂，系指药物与适宜的成膜材料加工制成的膜状制剂。可供口服或皮肤黏膜外用。

（二）液体制剂和半液体制剂

1. 溶液剂（solution）

指一种或多种可溶性药物呈分子或离子状态分散的澄明溶液。可供口服也可外用。口服溶液剂一般装在带格的瓶中，瓶签上标明用药剂量与用药次数等；外用溶液剂应在瓶签上注明"不能内服"字样。

2. 注射剂（injection）

指供注射用的药物灭菌溶液、混悬剂或乳剂，也包括供临用时溶解或稀释的无菌粉末或浓缩液。封装在玻璃安瓿中称为注射剂；大容积的注射剂封装在玻璃瓶或塑料瓶中称为输液剂，如葡萄糖注射液。

3. 糖浆剂（syrup）

为含有药物或芳香物质的近饱和浓度的蔗糖水溶液，供口服。如急支糖浆。

4. 合剂（mixture）

指两种或两种以上的药物用水作溶剂，配制成澄明的溶液或混悬液。其中混悬液合剂临用时应摇匀。常用的有颠茄合剂。

5. 混悬剂（suspension）

口服混悬剂是指含难溶性固体药物粉末的液体剂型。难溶性药物的混悬剂在肠胃中释放比水溶液慢，但比片剂快，因此适用于儿童和吞咽困难的患者。如磺胺甲异噁唑与甲氧苄啶制成的混悬剂比其片剂及胶囊剂吸收更快。混悬剂临用时必须摇匀。

6. 其他

如流浸膏（liquid extract）、搽剂（liniment）、乳剂（emulsion）、醑剂（spirit）、

凝胶剂（gel）、滴眼剂（eye drop）、滴耳剂（ear drop）、浸剂（infusion）等。

（三）半固体制剂

1. 栓剂（suppository）

是指药物与适宜的基质混合制成专供腔道给药的制剂，具有适宜的硬度和韧性，熔点接近体温，塞入腔道后能迅速软化或熔化并逐渐释放出药物产生局部作用，或者被吸收而产生全身作用。如甘油明胶，塞入肛门具有缓泻作用。

2. 软膏剂（ointment）

指药物与适宜基质均匀混合制成膏状外用制剂。多用于皮肤、黏膜，如氟轻松软膏。其中眼药膏是制作工艺最细腻的灭菌软膏，如红霉素眼膏。

3. 硬膏剂（plaster）

是将药物溶解或混合于半固体或固体的黏性基质中，涂于敷背材料上，供贴敷于皮肤的外用制剂。中药制剂中的硬膏剂称为膏药。

（四）气雾剂（aerosol）

是指药物与抛射剂（液化气体或压缩气体）一起封装于带有阀门的耐压容器内的液体制剂。使用时借助于气化的抛射剂增加器内压力，当阀门打开后，能自动将药液以极细的气雾（颗粒直径一般在 10pm 以下）喷射出来。患者顺势吸入药物直达肺部深处，就能很快发生作用。外用气雾剂可局部用于皮肤创伤，特点为用药均匀，可避免涂擦对创面的刺激，多用于外科及烧伤的治疗。

（五）药物新剂型

药物剂型按其发展划分为传统剂型（第一代）、常规剂型（第二代）、缓控释剂型（第三代）、靶向剂型（第四代）、时间脉冲释药剂型（第五代）。随症调控式个体化给药剂型可谓之第六代。第三至第六代剂型是药物新剂型的主要内容，也可统称为控制给药系统。其中可分为速度性控释、方向性控释、时间性控释和随症调控式个体化给药系统。

1. 脂质体（liposomes）

或称类脂小体、液晶微囊，是一种类似微型胶囊的新剂型，是将药物包封丁类脂双分子层形成的薄膜中间所制成的超微型球状载体制剂。载体可以是一组分子，包裹于药物外，通过渗透或被巨噬细胞吞噬后，载体被酶类分解而释放药物，从而发挥作用。脂质体被广泛用作抗癌药物载体，具有增强定向性、延续释放药物、控制药物在组织内分布及血液清除率等特点。

2. 微型胶囊（microcapsules）

是药物被包裹在囊膜内制成的微小无缝胶囊。外观呈粒状或圆珠形，直径 5~400pm。囊心可以是固体或液体药物，包裹材料是高分子物质或共聚物，如氯乙烯醇、明胶及乙基纤维素等。微型胶囊的优点在于可防止药物氧化和潮解，并能控制囊心药物的释放，以延长药效，如维生素 A 微囊。

3. 磁性微球（magnetic microspheres）

是用人的血清蛋白将药物包成带磁性的微球而制成的一种新型药物载体制剂。服用这种制剂后，在体外适当部位用一适宜强度磁铁吸引，将磁性微球引导到体内特定靶区，使其达到需要的浓度。这种载体有用量少、局部作用强、疗效高的优点。

三、处方基础知识

处方（prescription）是医疗活动中关于药品调剂的重要书面文件。处方是由注册的执业医师和执业助理医师在诊疗活动中为患者开具的、由药学专业技术人员审核、调配、核对，并作为发药凭证的医疗用药的医疗文书。它具有法律、技术和经济上的意义。

处方基础知识

1. 处方的意义

（1）法律意义　在法律上，因开写或调制处方所出现的任何失误所造成的医疗事故，医师和药师分别负有相应的法律责任。处方是追查医师或药师人员法律责任的依据。医师具有诊断权和处方开具权，但无处方调配权；药师具有处方审核和调配权，但无诊断权和处方修改权。

（2）技术意义　在技术上，它说明了药品的名称、规格、数量及用法用量。医师对病患明确诊断后，在安全、有效、经济原则下，开具处方。药师应对处方进行审核，并按照医师处方准确调配发放药品给患者，同时进行必要的用药交代和储存药品的说明。

（3）经济意义　在经济上，处方还用于检查药价，统计调配药品工作量、药品消耗量（尤其是贵重药品、医疗用毒性药品、麻醉药品、精神药品）等的原始资料，作为报销、预算及采购的依据。

> **知识链接**
>
> **处方笺上 R 的来历**
>
> R 是医生处方笺上的符号，意为"请取给"。R 的起源说法不同：
>
> （1）源于古罗马　据说 1700 年前的古罗马名医盖仑，曾历任几代罗马国王的御医，又是博学多才的文学家和哲学家。他模仿古埃及神话中招福驱祸的医神豪拉斯的眼睛，创造出 R 符号，当作个人处方标记。这一符号迅速被后人接受，成为医生处方的独特标志。
>
> （2）源于英国　R 是英文 Recipe 的简写，意为"取下列药"。而英文 recipe 又是从拉丁文变化而来，拉丁文原意是"有求必应"。

2. 处方的基本结构

处方格式由前记、正文和后记三部分组成。

（1）前记　包括医疗、预防保健机构的名称，处方编号，费别，患者姓名、性别、年龄，门诊或住院病历号，科别或病室和床位号，临床诊断，开具日期等，并可添列专科要求的项目。麻醉药品、第一类精神药品和毒性药品处方还应当包括患者身份证号码、代办人姓名及身份证号码。

（2）正文　处方的主要部分，以印刷在左上角的 Rp 起头，是拉丁文 Recipe 的缩写，表示“请取”之意。正文包括药名、剂型、规格、用法和用量。

（3）后记　医师签名和（或）加盖专用签章，药品金额以及审核、调配、核对、发药的药学专业技术人员签名。各级医疗单位的处方格式可能有一定的差异，但基本上包括上述各项目。

如某三级甲等医院处方，见图 1-3-1。

××××××医院处方签　普通

姓名：	证件类型：
性别：	证件号码：
电话：	出生日期：
费别：	病历号：
代办人：	代办人身份证件号：
处方分类：	处方编号：
就诊科室：	
诊断：	

R

医师：＿＿＿＿＿＿

合计金额：　　　　处方日期：

审核：　　　　审核调配：　　　　核对发药：

图 1-3-1　某三级甲等医院处方样张

目前部分医疗单位已经使用电脑开具处方，根据国家《处方管理办法》（2007 年版）规定医师利用电脑开具、传递普通处方时，应当同时打印出纸质处方，其组成与手写处方一致；打印后纸质处方经签名或者加盖签章后有效。药师核发药品时，应当核对打印处方，无误调配药品，打印纸质处方与计算机处方同时收存备查。

3. 处方书写规范

（1）书写要求　处方记载的患者一般情况、临床诊断应清晰、完整，并与病例记载相一致。每张处方只限于一名患者用药。处方字迹应当清楚，不得涂改。如有修改，必须在修改处签名并注明修改日期。西药、中成药可以分别开具处方，也可以开具一张处方。中药饮片应单独开具处方。化学药、中成药处方,每一种药物须另起一行。每张处方不得超过5种药品。开具处方后空白处应画一斜线,以示处方完毕。

(2) 处方前记　应认真填写,不能有缺项。姓名、年龄和性别完全相同者较多,此时门诊号或住院号就成为唯一的重要区别。年龄应具体写出,不得以"成人""老年人"替代。儿科处方中7岁以下应写至月龄。电话或地址应准确,以便误发药后,可及时追回及通知。日期亦很重要,一般只有当日处方有效。

(3) 处方中药品及制剂名称　处方中药品及制剂名称一般以《中国药典》收载或药典委员会公布的《中国药品通用名称》或经国家批准的专利药品名为准。如无收载,可采用通用名或药品名。药名简写或缩写必须为国内通用写法。不得随意对药品名称编写代号或使用化学代号。中成药和医院制剂品名的书写应当与正式批准的名称一致。

(4) 药品剂量及数量　药品剂量及数量一律用阿拉伯数字书写,药品用量单位一律用法定计量单位。重量以克(g)、毫克(mg)、微克(μg)、纳克(ng)、皮克(pg)为单位;容量以升(L)、毫升(mL)、微升(μL)为单位;有些以国际单位(IU)、单位(U)计算。片剂、丸剂、胶囊剂、散剂、颗粒剂分别以片、丸、粒、袋为单位。溶液剂以支、瓶为单位;软膏及乳膏剂以支、盒为单位;注射剂以支、瓶为单位;饮片以剂为单位。药品用法可以用规范的中文、英文、拉丁文或者缩写体写,不得使用"遵医嘱""自用"等含糊不清字句等。处方中常见的外文缩写表,见表1-3-1。

表1-3-1　处方中常见的外文缩写表

缩写	中文含义	缩写	中文含义
q. m.	每日早晨	a. m.	上午,午前
q. d.	每日1次	p. m.	下午,午后
d. i. d.	每日	12n.	中午
b. i. d.	每日2次	i. m.	肌内注射(肌注)
t. i. d.	每日3次	i. h.	皮下注射(皮下)
q. i. d.	每日4次	i. v.	静脉注射(静注)
q. 2. d. (q. o. d.)	每2日1次(隔日一次)	i. v. gtt. 或 i. v. drip.	静脉滴注(静滴)
q. h.	每1小时	gutt. (gtt.)	滴
q. 4. h.	每4小时	T! 或 t. c. s.	皮试
q. n.	每晚	p. o.	口服
b. i. n.	每晚2次	deg.	吞服
a. d.	睡前	inspir.	吸入
h. s.	睡前	Instill.	滴入
i. h.	睡觉时服用	a. c.	饭前
q. s.	适量	p. c.	饭后
aa.	各	i. c. (int. c.)	饭间

续表

缩写	中文含义	缩写	中文含义
Us. int.	内服	p. r. n.	必要时
Us. ext.	外用	s. o. s	需要时
Stat. 或 st.	立即	ad.	加至
Co. 或 Comp.	复方的	Cito!	急！急速地！
NS	生理盐水	GS	葡萄糖溶液
Tab.	片剂	Inj.	注射剂

（5）处方药物总量的规定　①处方一般不得超过7日用量；急诊处方一般不得超过3日用量；对于某些慢性病、老年病或特殊情况，处方用量可适当延长，但医师应当注明理由。医疗用毒性药品、放射性药品的处方用量应当严格按照国家有关规定执行。②麻醉药品和第一类精神药品的处方药物量：a. 门（急）诊条件下，麻醉药品注射剂（仅限于医疗机构内使用），每张处方为一次常用量；缓控释制剂，每张处方不得超过7日常用量；其他剂型，每张处方不得超过3日常用量。第一类精神药品注射剂，每张处方为一次常用量；缓控释制剂，每张处方不得超过7日常用量；其他剂型，每张处方不得超过3日常用量。哌甲酯用于治疗儿童多动症时，每张处方不得超过15日常用量。第二类精神药品一般每张处方不得超过7日常用量；对于慢性病或某些特殊情况的患者，处方用量可以适当延长，医师应当注明理由。门（急）诊癌症疼痛患者和中、重度慢性疼痛患者开具的麻醉药品、第一类精神药品注射剂，每张处方不得超过3日常用量；缓控释制剂，每张处方不得超过15日常用量；其他剂型，每张处方不得超过7日常用量。b. 住院患者开具的麻醉药品和第一类精神药品处方应当逐日开具，每张处方为1日常用量。c. 对于需要特别加强管制的麻醉药品，如盐酸二氢埃托啡处方为一次常用量，仅限于二级以上医院内使用；盐酸哌替啶处方为一次常用量，仅限于医疗机构内使用。

（6）特殊处方　①急症处方。急症用药应使用急症处方，应在处方的左上角加写"急！"或"Cito"（急速地）。药师见此处方应优先配发药品。②专用处方。开写麻醉药品、精神药品、毒性药品须用专用处方。

（7）跨科开药注意事项　原则上不得跨科开药，如内科医师开写妇产科用药等。在我国西医科医师能否开中药处方由各医疗单位自行规定。

（8）处方结束和签名　处方正文以下空白处以画杠作为正文结束，或者标注以下空白，防止他人擅自添加。医师不可请他人代写处方内容而自己签名。

（9）处方药物书写排序　处方中药物排列一般以静脉滴注、静脉注射、肌内注射、皮下注射、口服、外用的次序排列。口服药一般控制在5种以内。立即执行的用药应放在处方最前方。

（10）书写处方案例　处方的具体书写方法根据药品的剂型及计算方法分2种，即单量法和总量法。

① 单量法。药品名称应写出该药剂型的规格量或一次量，再乘上总次数或总量。

适用于片剂、丸剂、注射剂、胶囊剂、栓剂等可数的剂型。

Rp

左氧氟沙星注射剂　　500mg×6

用法：　500mg　静脉滴注　1次/日

② 总量法。即开出药剂的总量，然后在用法中说明一次用量，适用于酊剂、合剂、溶液剂、软膏剂等不可数的剂型。

Rp

复方甘草口服溶液　　100mL

用法：　10mL　3次/日

（向　敏）

第二章　药理学实验的基本技能

第一节　实验动物基本操作

一、实验动物介绍

药理学实验主要用动物完成，常用的动物有青蛙、蟾蜍、小鼠、大鼠、豚鼠、家兔、猫和狗等。由于动物对药物的反应具有种属差异性，因此，要保证实验的成功，必须根据实验目的和要求选用不同的实验动物，所选用的动物应能较好地反映实验药物的选择性作用，并符合节约的原则。

1. 青蛙和蟾蜍

易饲养，其心脏在离体情况下能较持久地节律搏动，可用来观察药物对心脏的作用，既方便又经济。其坐骨神经腓肠肌标本可用来观察药物对周围神经、横纹肌或神经肌肉接头的作用，常用于局麻药和肌松药的研究。

2. 小鼠

是实验室最常用的一种动物，易大量繁殖，适用于需要大量动物的实验，如半数致死量测定和药物的初筛实验。小鼠的繁殖能力很强，妊娠期仅 20 天左右，是避孕药物研究中最常用的动物。用人工接种方法或化学致癌物可诱导小鼠发生肿瘤，因此小鼠常用于抗肿瘤药物的筛选与药物致癌性的研究。小鼠的品种和品系很多，是实验动物中培育品系最多的动物，常用的如昆明种小鼠（Kunming mice，KM）、ICR 小鼠等。

3. 大鼠

体形比小鼠大，其他方面与小鼠相似，用途也与小鼠基本相同。但一些用小鼠不便进行的实验，用大鼠却比较方便，如血压实验。大鼠对炎症反应比较灵敏，其踝关节炎模型常用于观察药物的抗炎作用。大鼠无胆囊，便于通过胆管收集胆汁。另外，大鼠还是新药长期毒性实验的常规实验动物。

4. 豚鼠

对组胺特别敏感，是筛选平喘药和抗组胺药最理想的动物。豚鼠还易被结核分枝杆菌感染，常用于抗结核药的筛选。其离体心脏和回肠也是常用的实验标本。

5. 家兔

性情温顺，易饲养，亦是药理实验中最常用的动物之一。用于观察药物对心脏、血压和呼吸的影响。家兔的体温比较稳定，常用于解热药的研究和注射液的热原检查。成年雌兔易诱发排卵，常用于避孕药研究。家兔皮肤对刺激物的反应接近于人，用于观察药物对皮肤的局部作用。

6. 猫

猫和兔的头型比较一致，头部表面与脑的部位有固定的对应关系，但猫脑比兔脑大一倍，更适用于脑内给药观察药物的作用。猫的血压反应比兔稳定，更适合观察药物对血压的影响。

7. 狗

可以通过驯养与人合作，很适合于慢性实验。如用手术做成胃瘘、肠瘘，观察药物对胃肠蠕动及分泌功能的影响；高血压的药物治疗实验；新药临床前毒性实验等。狗和猫的呕吐反应很灵敏，常用于观察药物的致吐和镇吐作用。狗更适宜测定药物对冠状动脉血流的影响。

二、实验动物编号

药理实验中常用多只动物同时进行实验，为避免混乱，应将动物进行随机编号。实验动物编号的目的在于将观察范围内的同种动物进行区别，以便于观察。常用的方法有染色法、耳缘剪孔法、烙印法和号牌法等。可根据实验目的、动物种类和具备的条件选用不同方法编号，编号一般应具有清晰易辨、简便耐久的特点。猫、狗、兔等较大的动物可用特别的号码牌固定于身上。小鼠、大鼠及家兔等可用3%～5%苦味酸（三硝基苯酚）溶液（黄色）或其他染料涂于动物不同部位进行染色标记编号。例如，对小鼠来说，左前肢皮肤外侧涂色标记为1号，腹部左外侧皮肤涂色标记为2号，左后肢皮肤外侧涂色标记为3号，头部皮肤涂色标记为4号，背部正中皮肤涂色标记为5号，尾巴根部涂色标记为6号，7、8、9号在右侧同1、2、3号，第10号不涂色。大鼠的编号与小鼠相同（图2-1-1）。

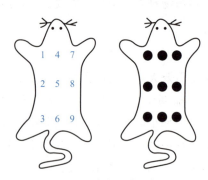

图 2-1-1　小鼠的编号方法

三、实验动物捉拿方法

1. 青蛙和蟾蜍

青蛙和蟾蜍通常用左手握持，以食指和中指夹住左前肢，大拇指压住右前肢，右手将下肢拉直并固定于无名指和小指之间，此法用于淋巴囊注射。捣毁脑和脊髓时，左手食指和中指夹持青蛙或蟾蜍的头部，右手将探针经枕骨大孔向前刺入颅腔，左右摆动探针捣毁脑组织。

蟾蜍捉拿

如需破坏脊髓,毁脑后退回探针刺入椎管即可。抓取蟾蜍时,注意勿挤压其两侧耳部突起的毒腺,以免挤出的毒液溅入眼中。如果毒液溅入眼中,应迅速用自来水冲洗。

2. 小鼠

可采取双手法和单手法两种形式。

(1) 双手法　右手提起鼠尾,放在鼠笼盖或其他粗糙面上,向后方轻拉,小鼠则将前肢固定于粗糙面上,此时迅速用左手拇指和食指捏住小鼠颈背部皮肤,并以小指与手掌尺侧夹持其尾根部,固定于手中(图 2-1-2)。

(2) 单手法　小鼠置于鼠笼盖上,先用左手食指与拇指抓住鼠尾,手掌尺侧及小指夹住尾根部,然后用左手拇指与食指捏住颈部皮肤(图 2-1-3)。

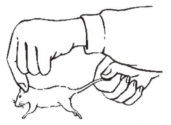

图 2-1-2　小鼠的双手捉拿方法

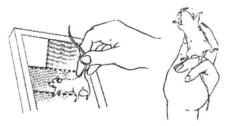

图 2-1-3　小鼠的单手捉拿方法

3. 大鼠

大鼠固定

因大鼠容易激怒咬人,捉持时左手应戴防护手套或用厚布盖住大鼠,先用右手抓住鼠尾,再用左手拇指和食指握住头部,其余手指与手掌握住背部和腹部,也可伸开左手虎口,敏捷地从后一把抓住其腰腹部(图 2-1-4)。不要用力过大,切勿捏其颈部,以免窒息致死。若做手术或解剖等,则需事先将大鼠麻醉或处死,然后用细棉线绳绑缚腿,背卧位绑在大鼠固定板上。尾静脉注射时的固定方法同小鼠(只需将固定器改为大鼠固定盒即可)。

4. 豚鼠

豚鼠性情温和,较为胆小易惊,不宜强烈刺激,所以在抓取时,必须稳、准和迅速。其方法是:以左手直接从背侧握持前部躯干,右手托住臀部或抓住两后肢。体重小者,可用单手捉持。

5. 家兔

家兔捉拿与称重

一般以右手抓住兔颈的毛皮提起,左手托住臀部,使兔呈蹲坐姿势,切不可用手握持双耳提起兔子。测体温时,可将家兔固定在实验者的左侧腋下,用拇指、食指提起尾巴固定,右手持肛温表插入肛门,也可将家兔放入兔固定器中操作(图 2-1-5)。家兔的固定一般分为盒式、台式、马蹄形三种。盒式固定适用于兔耳采血、耳血管注射等情况。

若做手术或血压测量、呼吸等实验时,则需将兔仰卧固定在兔台上,拉直四肢,用棉绳活结绑在兔台四周固定柱上,头部以固定夹固定在兔台铁柱上;马蹄形固定多用于腰背部,尤其是颅脑部位的实验,固定时先剪去两侧眼眶下部的毛皮,暴露颧骨突起,调节固定器两端钉形金属棒，使其正好嵌在突起下方的凹处，然后在适当的高度固定金属棒。用马蹄形固定器可使兔取用背卧和腹卧位，是研究中常采用的固定方法。

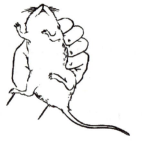 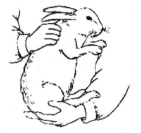 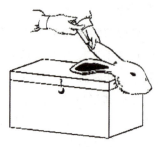

图 2-1-4　大鼠的捉拿方法　　　　图 2-1-5　家兔的捉拿与固定方法

6. 猫

轻声呼唤，慢慢将手伸入猫笼，轻抚猫头、颈和背部，一只手抓住颈背部皮肤，另一只手抓住腰背部。性情凶暴的猫，要用布袋或网套捉拿，并戴防护手套，以防其利爪和牙齿伤人。

7. 狗

对驯服的狗，可戴上特制嘴套并用绳带固定于耳后颈部。对凶暴的狗，可用长柄捕狗夹钳住狗的颈部，然后套上嘴套。狗嘴也可用绳带固定，操作时将绳带绕过狗嘴的下颌打结后，再绕到颈后部打结，以防绳带脱落。急性实验时，狗麻醉后仰卧位，将四肢固定于手术台上，取下嘴套和绳带，将一金属棒经两侧嘴角，穿过口腔压于舌上，将舌拉出口腔，以防窒息。然后再用绳带绕过金属棒，绑缚狗嘴并固定于手术台上。

四、动物被毛去除方法

对动物进行注射、手术、皮肤过敏实验前，应先去除手术部位或实验局部的被毛。常用的除毛法有下列几种：

1. 拔毛法

将动物固定好后，用食指和拇指将要暴露的部位的毛拔去。此法一般用来暴露采血点或动、静脉穿刺部位。如兔耳缘静脉和鼠尾静脉采血法，需拔去顺静脉走行方向的被毛。拔毛不但暴露了血管，又可刺激局部组织，起到扩张血管、利于操作的作用。

2. 剪毛法

将动物固定好后，用水润湿要剪去的被毛，备1杯水，用来装剪下的被毛，以免被毛到处飞扬。用剪刀紧贴动物皮肤剪毛。剪毛过程要特别小心，切不可提起被毛，以免剪伤皮肤。这种方法适用于暴露中等面积的皮肤。做家兔和狗的颈部手术以及家兔的腹部手术常采用这种除毛法。

3. 剃毛法

动物固定好后，用刷子蘸温肥皂水将所要暴露部位的被毛浸润透，剪去被毛，然后用锋利的剃毛刀顺被毛倒向剃去残余被毛。剃毛时用手绷紧动物皮肤,不要割破皮肤。这种除毛法最适用于暴露外科手术区。

4. 脱毛法

常用的脱毛剂为8%的硫化钠水溶液。先将动物手术部位的被毛剪短,然后用棉球蘸取脱毛剂涂一薄层,2~3min后用温水洗涤脱毛部位皮肤,再用纱布擦干。

五、动物给药方法与途径

1. 灌胃方法

(1) 小鼠　左手捉持小鼠,腹部朝向操作者,右手持灌胃管,灌胃针头经口角插入口腔,紧贴上腭插入食管,使灌胃管与食管成一直线,将灌胃管沿上腭壁缓慢插入食管2~3cm,灌胃管的前端即达膈肌部位,此时操作者可有抵抗感,如动物安静,呼吸无异常,即可将药液注入。操作宜轻柔,防止损伤食管,见图2-1-6(a)。如遇阻力应抽出灌胃管重新插入,若将药液误注气管,动物会立即死亡。

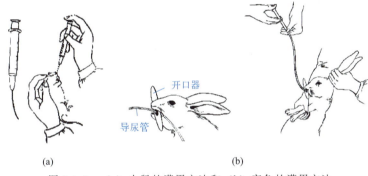

图2-1-6　(a) 小鼠的灌胃方法和(b) 家兔的灌胃方法

(2) 大鼠　左手捉持大鼠,右手持灌胃器,灌胃方法与小鼠相似。必要时,可有一助手固定大鼠的后肢与尾巴。灌胃管6~8cm,直径1.2mm,尖端呈球状。为防止插入气管,应回抽注射器针栓,如无空气被抽回,再注入药液。

(3) 家兔　给家兔灌胃需两人合作,一人将家兔固定,左手抓住双耳,固定其头部,右手抓住两前肢,使兔头稍向后仰,另一人将开口器横放于兔口中,慢慢旋转开口器,将兔舌压住,并固定之。将8号导尿管经开口器中央孔,沿上腭壁慢慢插入食管15~18cm。为避免误入气管,可将导尿管的外口端放入清水杯中,无气泡逸出方可注入药液,再用少量清水冲洗管内残存药液。灌毕,拔出导尿管,取出开口器[图2-1-6(b)]。

(4) 豚鼠　如用灌胃器,灌胃方法与大鼠相同。如用开口器和导尿管,操作方法与兔灌胃法相同。

2. 皮下注射方法

(1) 小鼠　可两个人合作,一人左手捏小鼠头部皮肤,右手拉住小鼠尾巴使小鼠固定;另一人左手提起背部皮肤,右手持注射器将针头刺入皮下,稍稍摆动针头,若容易摆动则表明针尖确实位于皮下,此时注入药液。注射完拔出针头后用无菌棉签压住进针

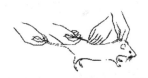

图 2-1-7 小鼠的皮下注射

部位片刻以免药物外漏,见图 2-1-7。亦可一人操作,用左手拇指与食指捏起小鼠背部皮肤,右手手持注射器,针头斜面朝上与皮肤呈 30°~45°刺入帐篷状皮肤,刺入后针头轻轻左右摆动(易摆动说明已刺入皮下),再轻轻抽吸,如无回血,可缓慢地将药物注入皮下(推药过程中能明显观察到注射部位鼓起一小包,小包一定时间可消失)。

(2)大鼠 与小鼠皮下注射方法基本相同,注射部位为背部或大腿外侧皮下。

(3)豚鼠 通常在大腿内侧皮下注射,操作时一人将豚鼠固定在台上;另一人左手固定注射侧的后肢,右手持注射器刺入皮下,确定针头在皮下后,注射药液。注射完毕指压刺入部位,防止药液逸出。

(4)家兔 通常选择背颈部皮下注射。操作者左手拇指、食指和中指提起背颈部皮肤,使其皱褶成三角体,右手持注射器自皱折下方刺入皮下,松开皮肤注入药液。

3. 肌内注射方法

(1)小鼠和大鼠 两人合作时,一人如皮下注射方法项所述固定动物;另一人左手固定注射侧后肢,右手持注射器,将针头刺入外侧股部肌肉。小鼠和大鼠肌肉较少,肌内注射不常用。

(2)豚鼠、家兔、猫和狗 注射部位为臀部和股部肌肉。

4. 腹腔注射方法

(1)小鼠 左手捉持小鼠,将腹部朝上,头部下倾,右手持注射器在下腹左侧或右侧(避开膀胱)向头端穿刺,针头与皮肤呈 30°,刺入腹腔(有落空感)注入药液。注意针头不要刺入太深、太靠上,以免刺破肝脏,见图 2-1-8(a)。

(2)其他动物 腹腔注射方法与小鼠相似。

5. 静脉注射方法

(1)小鼠 多采用尾静脉。将小鼠固定在一铁丝笼或特制筒内,使鼠尾露在外面。用 75%乙醇涂擦尾巴或在 45℃左右温水中浸泡 30s,使尾静脉充血。注射时,左手拇指与食指捏持鼠尾,右手持注射器,选择尾巴两侧静脉,使针头与鼠尾呈 3°~5°(几乎平行),进行静脉穿刺。如推注药液无阻力,则表明针头确在血管内,

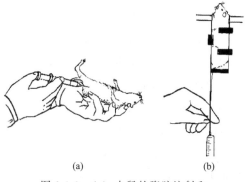

图 2-1-8 (a)小鼠的腹腔注射和
(b)小鼠的尾静脉注射

可持续推完药液;如推注阻力大,局部皮肤发白,则表明针头未刺入血管,退出针头重新穿刺。注意静脉穿刺时应从远端(近尾尖)开始,不仅容易穿刺,而且还可向近心端多次穿刺。注射完毕,用棉球按压穿刺口止血,见图 2-1-8(b)。

(2)大鼠 尾静脉注射方法与小鼠相同。亦可将大鼠麻醉从股静脉(切开皮肤,暴露静脉)和舌下静脉给药。

（3）家兔　常用耳缘静脉。注射部位去毛并用酒精棉球涂擦。用左手拇指和中指捏住兔耳尖部，以食指垫于耳下，右手持注射器，从静脉远心端将针头刺入血管（图2-1-9），将药液推入。如推注时有阻力，局部出现肿胀，表明针头不在血管内，应立即拔针重新穿刺。注射完毕要用棉球压迫针眼几分钟止血。

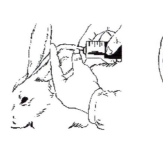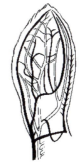

图 2-1-9　家兔的耳缘静脉注射方法

（4）豚鼠　可选用后脚掌外侧静脉。注射时，一人捉持豚鼠并固定一条后腿，一人剪去注射部位的被毛，用酒精棉球涂擦后脚掌外侧的皮肤，使血管暴露，再将连在注射器上的小儿头皮静脉输液针头刺入血管，有回血即可推注药液。注射完毕用酒精棉球压迫止血。必要时亦可在麻醉状态下作颈外静脉或股静脉切开注入。

6. 淋巴囊注射方法

青蛙和蟾蜍的皮下有多个淋巴囊，如颌下囊、胸囊、股囊等（图2-1-10）。将药液注入囊内吸收良好。由于青蛙和蟾蜍皮肤无弹性，药液易从针眼逸出，因此，注射时不能通过皮肤直接进入淋巴囊，而应将针头刺入肌层，进入邻近的淋巴囊后再注药液。如作胸囊注射时，应将针头插入口腔，由口腔底部穿过颌下肌层达胸部皮下；作股囊注射时，应由小腿皮肤刺入，通过膝关节达大腿部皮下，这样才能避免药液外漏。

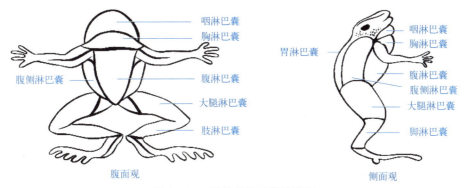

图 2-1-10　蟾蜍的淋巴囊示意图

常用实验动物的给药途径、容量见表2-1-1。

表 2-1-1　常用动物的给药途径与剂量

动物	给药途径	针头号	给药剂量
小鼠	灌胃(i.g.)	灌胃器	0.1～0.3mL/10g
	皮下注射(s.c.)	5～6	0.05～0.2mL/10g
	肌内注射(i.m.)	4～5	0.02～0.05mL/10g
	腹腔注射(i.p.)	5～6	0.1～0.2mL/10g
	尾静脉注射(i.v.)	4	0.1～0.2mL/10g

续表

动物	给药途径	针头号	给药剂量
大鼠	灌胃(i.g.)	灌胃器	1～2mL/100g
	皮下注射(s.c.)	6	0.5～1mL/100g
	肌内注射(i.m.)	6	0.1～0.2mL/100g
	腹腔注射(i.p.)	6	0.5～1mL/100g
家兔	灌胃(i.g.)	导尿管	5～20mL/kg
	皮下注射(s.c.)	6～7	0.5～1mL/kg
	肌内注射(i.m.)	6～7	0.5～1mL/kg
	腹腔注射(i.p.)	6～7	1～5mL/kg
	静脉注射(i.v.)	6	0.2～2mL/kg

六、实验动物的处死方法

1. 颈椎脱臼法

用于小鼠和大鼠。即用左手拇指和食指将其头部紧按在硬的物体上，右手捏住鼠尾，用力向后牵拉，使颈椎脱位，鼠可瞬间死亡。

2. 断头毁脑法

用于青蛙和蟾蜍。可用剪刀剪去头部，亦可用探针破坏大脑和脊髓致死。

3. 空气栓塞法

常用于兔、猫和狗。用注射器往静脉内迅速注入空气，动物因血管气栓致死。兔和猫注射空气量为10～20mL，狗为70～150mL。

4. 麻醉致死法

注射致死量的麻醉药，如用2～3倍的麻醉剂量戊巴比妥钠静脉注射，使动物生命中枢受到严重抑制而致死。

5. 大量放血法

在麻醉状态下，切断颈动脉或股动脉，动物因大量失血致死。

七、动物尸体处理

对已进行过药物实验的动物尸体，应在原地用消毒液喷雾消毒，并用包装袋打包密封，集中统一送到动物实验中心进行焚烧处理。对一些具有传染性或者进行过毒性药物实验的动物，可参照国家有关生物安全通用要求进行处理。

> **实验小贴士**
>
> 注射器的出现是医疗用具领域一次划时代的革命，用针头抽取、注入气体或液体的过程叫作注射。普通注射器的结构一般包含：乳头、空筒（含刻度线）、活塞、活

> 塞轴、活塞柄。针头的结构为：针尖、针梗、针栓。注射器也可用于医疗设备、容器，如有些色谱法中的科学仪器穿过橡胶隔膜注射。将气体注射到血管中将会导致空气栓塞，从注射器中去除空气以避免栓塞的办法是将注射器倒置，轻轻敲打，然后在注射之前挤出一点儿液体。

第二节 实验动物取样

一、实验动物的取血

药理实验中，正确采集血样，是实验成功的基本保证。下面主要介绍常用实验动物小鼠、大鼠和家兔的取血方法。

（一）小鼠和大鼠的取血

1. 尾静脉取血

将鼠装入固定盒内，盖上盒盖，露出尾巴，用手揉擦或用温水（45～50℃）加温，亦可用二甲苯等擦鼠尾，使鼠尾静脉充分充血，揩干后剪去尾尖（大鼠5～10mm，小鼠1～2mm），尾静脉血即可流出，用手轻轻从尾根部向尾尖部挤压，可以取到数滴血。取血后，用棉球压迫止血，并立即用6%火棉胶涂于伤口处，使伤口外结一层火棉胶薄膜，保护伤口。

另外可采用交替切割尾静脉方法取血。用一锋利的刀片在尾巴上切破一段尾静脉，静脉血即由伤口流出，每次可取0.3～0.5mL，可供一般血常规等实验（图2-2-1）。三根尾静脉可以交替切割，由尾尖部向尾根部方向切割，切割后棉球压迫止血，约3天伤口结痂痊愈。这种方法对大鼠较适用。

2. 球后静脉丛取血

穿刺部位是眼球和眼眶后界之间的球后静脉丛。取一根直径1～1.5mm、长2～3cm的玻璃毛细管，用前将毛细管没入1%肝素溶液，取出干燥后待用。左手捏住动物两耳间的头皮，轻轻向下压迫颈部两侧，以阻断静脉回流使眼球外突。右手持毛细管，从内眦部插入，使毛细管与眶壁平行向喉头方向推进，深4～5mm，即可到达球后静脉丛，血液自行流入管内（图2-2-2）。小鼠一次可采0.2mL，大鼠一次可采0.5mL，需要时可以在数分钟后同一穿刺孔重复取血。

3. 颈动、静脉取血

将动物仰卧固定于鼠固定板上，将一侧颈外侧的毛剪去，作一般颈静脉或颈动脉分离手术。颈静脉或颈动脉暴露清楚后,即可用注射针沿颈静脉或颈动脉平行方向刺入抽取血量。采用此种取血方法,体重20g小鼠可取血0.6mL左右。体重300g大鼠可取血8mL左右。也可将颈静脉和颈动脉挑起来,用剪刀剪断,以注射器(不带针头)吸取流出来的血液或用试管接血。

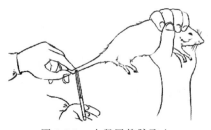 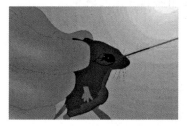

图 2-2-1　小鼠尾静脉取血　　　　　图 2-2-2　小鼠球后静脉丛取血

4. 断头取血

实验者戴上手套,左手牢牢抓住动物,固定头部,右手持剪刀在鼠颈部迅速将头剪掉。当鼠头剪掉后,实验者立即将鼠颈向下,提起动物,血即刻从颈部很快流入试管内。小鼠和大鼠还可采用心脏内取血、摘眼球取血等。

(二)家兔的取血

1. 心脏取血

将动物仰卧固定在手术台上,把心前区的毛剪去,用碘酒、酒精消毒皮肤,用左手触摸左侧第3~4肋间,选择心跳最明显处。一般由胸骨左缘外3mm处,将注射针头插入第三肋间腔,当注射针头接近心脏时,就会感觉到心脏的跳动,将针头再向里穿刺即可进入心室。穿刺时最好用左手触诊心跳,在触诊的配合下进行穿刺。当针头正确地刺入心脏内时,兔血由于心跳的力量就自然地进入注射器,可行取血。经6~7天后可重复进行心脏穿刺术。家兔一次可取全血量1/6~1/5。

2. 兔耳中央动脉取血

将家兔置于兔箱内,用手揉擦兔耳或用灯泡烘烤,片刻后可见到兔耳充血,在兔耳中央有一条较粗、颜色较鲜红的中央动脉。用左手固定住兔耳,右手持注射器,在中央动脉的末端,沿着动脉向心方向穿刺入动脉,动脉血立即进入针筒,取完血后注意止血。中央动脉抽血容易发生痉挛性收缩,故必须让兔耳充分充血,当动脉扩张,未发生痉挛性收缩前立即抽血。取血的针头一般用6号针头,针刺的部位从中央动脉的末端开始。

另一种方法,待兔耳中央动脉充血后,在靠耳尖中央动脉分支处,用一把锋利的小刀,轻切一个小口,兔血即由血管破口处流出,立即取装有抗凝剂的带刻度的试管,在血管破口处接血。取血后注意压迫伤口止血。

3. 耳缘静脉取血

操作同耳缘静脉注射法。待耳缘静脉充盈后,在靠耳尖部的血管,用5号半针头刺破血管,血液即由破口流出。

4. 兔后肢胫部皮下静脉取血

将兔仰卧固定于固定板上,拔去胫部被毛,在胫部上端股部扎乳胶管,在胫部外侧浅表皮下即可清楚看到皮下静脉。用左手两指固定好静脉,右手取连有5号针头的注射器,由皮下静脉平行方向刺入血管。抽一下针栓,如血进入注射器,表示针头已进入血管,即可取血,一次可取2~5mL。取完血必须用棉球压住取血部位止血,时间要略长一些,如止血不好,可造成皮下血肿,影响连续多次抽血。

5. 兔股静脉、颈静脉取血

首先做股静脉和颈静脉暴露分离手术,取股静脉血时,用连有5号或6号针头的注射器,平行于血管,从股静脉下端向心方向刺入,徐徐抽动针筒即可取血。抽完血后注意止血,一般用干纱布轻压取血部位即可止血。如要连续多次取血,尽量选择远心端部位取血。

外颈静脉取血时,用连有6号针头的注射器,由近心端(距颈静脉分支2~3cm处)向头侧端沿血管平行方向刺入,使注射针头一直引伸至颈静脉分支分叉处,即可取血。该处血管较粗,容易取血,取血量较多,一次可取10mL以上。取血完毕,拔出针头,用干纱布轻轻压住取血部位也易止血。

6. 兔股动脉、颈总动脉取血

先做股动脉、颈总动脉暴露分离手术。血管分离后,在主动脉下穿一根线备用提起。取血时提起血管,用左手食指垫于血管下面,取连有6号针头的注射器,与血管平行向心方向将注射针刺入血管,稍向前引伸一段,即可见动脉血进入针筒,用左手拇指和食指将注射针头和血管一起固定好,便可进行取血。如要从颈动脉抽取多量血液时,可在颈总动脉上剪一小口,插一软塑料管,用细胶皮管连接在大注射器上(胶皮管和注射器内要加抗凝剂),先将注射器针筒向外抽,使注射器内呈半真空状态,然后打开塑料管,动脉血即很快进入注射器。

7. 兔眼底取血

将注射针头或毛细管沿眼球眼眶间眼内角刺入至眼底静脉,可见血自动进入毛细滴管。或用注射器抽吸,一般一次可取血1~2mL。

> **实验小贴士**
>
> 采血方法的选择,取决于药理实验的目的、所需要血量以及动物种类。凡用血量较少的检验,如红细胞、白细胞计数,血红蛋白的测定,血液涂片以及酶活性微量分析等,可刺破组织取毛细血管的血。当需血量较多时可作静脉采血。静脉采血时,若需反复多次,应自远离心脏端开始,以免发生栓塞而影响整条静脉。例如,研究毒物对肺功能的影响、血液酸碱平衡、水盐代谢紊乱,需要比较动、静脉血氧分压,二氧化碳分压和血液pH值以及K^+、Na^+、Cl^-离子浓度,必须采取动脉血液。采血时要注意:①采血场所有充足的光线,室温夏季最好保持在25~28℃,冬季15~20℃为宜;②采血用具与采用部位一般需要进行消毒;③采血用的注射器和试管必须保持清洁干燥;④若需抗凝全血,在注射器或试管内需预先加入抗凝剂(如肝素液)。

二、血清与血浆的制备与保存

1. 血清的制备

动物取血后应尽快分离血清,否则易溶血。将装有血液的容器放在室温或37℃温箱(约1h),使其充分凝固。以3000~4000r/min离心10min,其上层液即为血清。

2. 血浆的制备

采血时,使用肝素或枸橼酸钠等抗凝剂抗凝,可在取血前给动物全身抗凝,或取血后在取血管内将血液和抗凝剂充分混合。将抗凝后的大鼠血液以3000~4000r/min离心10min,其上层液即为血浆。

3. 血清与血浆的保存

将血清、血浆分装于灭菌小瓶,贮存于-20℃或-70℃,或加0.1%叠氮钠或0.01%硫柳汞后,贮存于4℃冰箱。标本应避光保存,保存容器以玻璃、聚氯乙烯和聚四氟乙烯制品为宜。低温保存的样品不能在室温慢慢溶解,应放在25~37℃水浴中短时间快速溶解,充分混匀。血液标本必须避免重复冻融,否则会使血液成分改变。

三、组织匀浆的制备与保存

取组织块(0.2~1g),在冰冷的生理盐水中漂洗,除去血液,滤纸拭干,称重,放入5mL或10mL的小烧杯内。用移液管量取预冷的匀浆介质[pH 7.4,0.01mol/L Tris-HCL缓冲液,内含少量乙二胺四乙酸(EDTA)]或者用0.9%冷生理盐水,匀浆介质或生理盐水的体积总量应该是组织块重量的9倍,用移液器取总量的2/3的匀浆介质或生理盐水于烧杯中,用眼科小剪尽快剪碎组织块(天热时操作要在冰水浴中进行,将盛有组织的小烧杯放入冰水中)。采取以下方法进行匀浆制备:

1. 手工匀浆

将剪碎的组织倒入玻璃匀浆管中,再将剩余的1/3匀浆介质或生理盐水冲洗残留在烧杯中的碎组织块,一起倒入匀浆管中进行匀浆,左手持匀浆管,将下端插入盛有冰水混合物的器皿中,右手将捣杆垂直插入套管中,上下转动研磨数十次(6~8min),充分研碎,使组织匀浆化。

2. 机器匀浆

用组织捣碎机10000~15000r/min上下研磨制成10%组织匀浆,也可用内切式组织匀浆机制备(匀浆时间10s/次,间隙30s,连续3~5次,在冰水中进行),皮肤、肌肉组织等可延长匀浆时间。

3. 超声粉碎

用超声粉碎机进行粉碎,可用超声波发生器以振幅14μm超声处理30s使细胞破碎,也可用超声波发生仪,用40A,5s/次,间隙10s反复3~5次。

如果组织样品是培养的细胞，还可以用反复冻融法制备匀浆。将按照上述方法制备好的 10% 匀浆用普通离心机或低温低速离心机 3000r/min 左右离心 10~15min，将匀浆液分装于冻存管中，-80℃保存。根据实验需要，取适量上清液进行各种测定。

四、常用的组织灌注固定

药理实验中，经常要进行组织学取材，取材时要尽量保持活体时的状态，避免使动物长时间处于痛苦和濒死状态，引起病理假象，干扰实验结果。灌注固定是使动物在麻醉状态下，先灌入生理盐水，再灌入固定液，即组织材料还是活体的时候即被初步固定，这样能够最大程度地保持组织细胞活体时的状态，避免抗原的丢失。动物在被处死时没有痛苦，组织器官的结构更加清晰。

1. 心脏灌注固定法

① 设置蠕动泵，连接灌注装置和输液针。取 100mL 水冲洗管道除去管内残留物，然后准备盛满 4% 多聚甲醛（冰盒预冷）的烧杯，将灌注管开放的末端置入烧杯。溶液体积应该与动物大小成比例，通常一只动物 100~200mL 足够。打开阀门，调节流速（20mL/min），缓慢且稳定，然后关闭阀门。

② 找出剪刀、镊子和止血钳的手术操作部位。给动物注射合适剂量的麻醉剂。动物处于麻醉状态后，将其背部向下平放在操作台上。可以用带子固定动物。

③ 用捏反应法检测麻醉程度。在开始下述操作之前确保动物是无反应的。

④ 手术刀沿腹部膈肌纵向切一手术切口，并用剪刀剪开膈肌底部粘连的组织确保能进入胸腔。

⑤ 取大号剪刀，钝端向下，切穿左胸肋廓。

⑥ 横向切穿胸廓 1~2cm，打开胸腔。用止血钳将心脏暴露出来。准备排血和输液装置。

⑦ 用镊子稳定心脏（心脏应该还在跳动），在左心室跳动部位直接插入针头，垂直外露 5mm。注意针头不要插入太多，以防刺破心室壁影响溶液循环。用止血钳将针头固定在输入口。松动阀门，使 0.9% 生理盐水保持缓慢、稳定的流速，大约 20mL/min。

⑧ 用剪刀在心房处剪一口，保证溶液自由流动。如果溶液不能自由流出或从动物的鼻孔或口腔流出，则要让针头复位。

⑨ 当血液快排干净时，换上 4% 多聚甲醛溶液（200~300mL）。

⑩ 终止灌注，切除靶组织，放置到盛有同种固定液的小瓶中，冰上或 4℃ 固定 2h，再脱水包埋。4℃ 浸泡过夜固定，效果更好。大鼠心脏灌注固定示意图见图 2-2-3。

2. 腹主动脉灌注法

① 按上述方法准备材料和动物（步骤①~③）。

② 沿腹部中线横向剪开一长切口，打开腹腔，将肠道轻轻推至腹腔左侧。

③ 小心地将肾主动脉起始端下方的主动脉露出。轻轻地将腹主动脉与覆盖其上的脂肪及其他粘连组织剥离开。

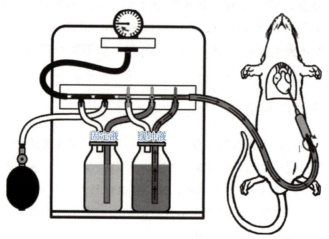

图 2-2-3　大鼠心脏灌注固定示意图

④ 用镊子将距远端 0.5～1.0cm 分岔处的主动脉壁牢牢地固定住。然后将折针紧贴镊子插入主动脉腔。

⑤ 快速连续操作以下步骤：先用小剪刀在下腔静脉剪开一个口。然后开始灌注，夹住膈肌下方，肾主动脉起始端上方的主动脉。

⑥ 肾脏表面呈现颜色均一、变浅发白时表明灌注完成。灌注一只成年大鼠，流速要控制在 60～100mL/min，灌注 3min。终止灌注，切除并清理靶组织，并将之放置到盛有同种固定液的小瓶中（见后面的固定步骤），冰上或 4℃固定 2h。4℃浸泡过夜固定，效果更好。

⑦ 脱水包埋组织。

五、动物代谢物的收集

（一）尿液的采集

1. 用代谢笼采集

代谢笼用于收集实验动物自然排出的尿液，是一种为采集实验动物各种排泄物而特别设计的密封式饲养笼。

2. 输尿管插管采集

动物麻醉后打开腹腔，将膀胱牵拉至腹外，暴露膀胱底两侧的输尿管。在两侧输尿管近膀胱处用线分别结扎，于输尿管结扎处上方剪一小口，向肾脏方向分别插入充满生理盐水的插管，用线结扎固定插管，即可见尿液从插管滴出，可以收集。

3. 提鼠采集尿液（即反射排尿法）

鼠类被人抓住尾巴提起即出现排尿反射，小鼠的这种反射最明显，可以利用这一反射收集尿液。当鼠类被提起尾巴排尿后，尿滴挂在尿道外口附近的被毛上，可迅速用吸管或玻璃管接住尿滴。

4. 膀胱插管采集

腹部手术同输尿管插管。将膀胱翻出腹外后，用线结扎膀胱颈部，阻断其与尿道的通路。然后在膀胱顶部避开血管剪一小口，插入膀胱漏斗，扎线固定。注意不要紧贴膀胱后壁而堵塞输尿管。下端接乳胶管插入带刻度的容器内以收集尿液。

（二）大小鼠粪便的收集

近年来，随着肠道菌群研究的逐渐变热，如何收集动物粪便对开展研究有重要帮助。采集动物粪便需要遵循以下原则：采集容器应干净无菌；采集器具应使用一次性无菌用品；可以采用应激排便收集粪便；采集的粪便应收集于带盖无菌离心管内；收集的样本应立即－80℃保存（收集的样本可置于干冰上转移至－80℃），干冰运输；粪便样本采集在一天的同一时段进行（最好是早晨），避免微生物组成在同一天不同时间内发生变化。

1. 代谢笼收集法

代谢笼是粪尿分离装置。它用于收集实验动物自然排出的尿液，是一种特殊设计的为采集实验动物各种排泄物质的密封式饲养笼。除了尿液外，通过特殊设计可以收集粪便、采集呼出的二氧化碳。

2. 应激排便收集法

固定小鼠（或大鼠），将其尾部提起，用手指轻轻按压小鼠（或大鼠）下腹部，收集新鲜粪便于对应编号的若干无菌 EP 管中，每管分装 2~3 颗，－80℃保存，干冰运输。注意，操作过程中，应避免激怒动物，以免发生意外。

3. 自然排便收集法

将个体小鼠放置于高压灭菌或无菌的小鼠笼子中（无需垫料）；允许大鼠和小鼠自然排便，用牙签或无菌镊子收集排出粪便于 1.5mL 无菌 EP 管中，小心闭合管盖，更换牙签或镊子进行下一次采样，直至所有老鼠粪便收集完成；带有粪便的管子立即置于－80℃保存，并可长期保存。需要长途运输样本时，采用足够的干冰进行运输，确保样本始终处于冷冻状态。

> **实验小贴士**
>
> 大量研究表明肠道菌群与肥胖、糖尿病、肝脏疾病、心脑血管疾病、肾病、获得性免疫缺陷综合征（简称艾滋病）、肿瘤、孤独症、抑郁症等多种疾病密切相关，在人类健康和疾病中的作用至关重要，肠道菌群已经成为一系列代谢性疾病防控的新方向。运用代谢组学检测肠道菌群代谢物的动态变化，可清晰展示肠道菌群在宿主中的代谢状态，可以更加直观地研究肠道菌群与疾病发生发展的关系，从而为疾病的预防和治疗，提高宿主的健康水平提供新的思路。对肠道菌群的研究已经成为未来精准医疗的重要方向，对肠道菌群代谢物的研究也将极大地推动精准医学的进步。

第三节 实验动物的手术操作

一、实验动物的麻醉

1. 吸入麻醉

小鼠、大鼠常用乙醚吸入麻醉。将 5～10mL 乙醚浸湿的脱脂棉铺放在玻璃容器底部,随即将动物放在该容器的网状隔板上,盖上盖,约 20～30s 动物进入麻醉状态。亦可将浸湿乙醚的棉团放入小烧杯中,扣置在动物的口鼻部,让其吸入麻醉。

2. 注射麻醉

注射麻醉是最常用的麻醉方法。常用药物有巴比妥类、氨基甲酸乙酯(也称作乌拉坦)等。可根据动物的特点、实验目的和手术过程选择药物。其用法和用量可参考表 2-3-1。

表 2-3-1 常用注射麻醉药物用法与特点

药物及浓度	动物	给药途径	剂量/(mg/kg)	维持时间/h
戊巴比妥钠 (30g/L)	狗	i.v. 或 i.p.	30～35	1～4
	猫、兔、大鼠	i.p.	40	1～4
硫喷妥钠 (50g/L)	狗	i.v.	15～50	1/4～1/2
	兔	i.v.	15～80	1/4～1/2
	猫	i.v.	25～50	1/2～1
	大鼠	i.p.	50	1/2～1
乌拉坦 (200g/L)	兔	i.v.	1000	2～4
	大鼠	i.p.	1000～1500	2～4
	猫	i.p.	1000	2～4
氯醛糖	狗、兔	i.v.	60～100	5～6
	大鼠	i.p.	50～80	5～6
	猫	i.m.	34	5～6

3. 注意事项

配制注射用麻醉剂,一般用蒸馏水,也可用生理盐水。硫喷妥钠溶液不稳定,应现用现配。静脉麻醉时,剂量要准确,浓度要适中,注射速度要缓慢、均匀。冬季做实验时,应将药液加温到动物体温水平。密切观察动物眼睑、角膜及趾反射,避免麻醉过深引起动物死亡。

二、导尿管插管

1. 膀胱插管

在进行动物尿量的定量测定时,一般采用膀胱插管法。

麻醉并仰卧位固定动物，剪去耻骨联合以上、下腹部毛，于耻骨联合上方沿正中线做皮肤切口2～3cm，即可看见腹白线。沿腹白线切开或用止血钳及小镊子在腹白线两侧夹住肌肉轻轻提起，用手术剪剪开一小口，然后左手食指和中指从小口伸入腹腔并分开，右手用手术剪在两指间向上、向下剪开腹腔。此时如果膀胱充盈则易辨认，如果膀胱空虚则可根据解剖部位和膀胱外形找到。轻轻将膀胱移出腹腔，在膀胱顶部血管少的地方剪一切口，将准备好的膀胱插管插入膀胱，尽量使漏斗状的插管口对准输尿管在膀胱的入口处，但不要紧贴膀胱后壁而堵塞输尿管，然后在膀胱外于漏斗状的缩小处结扎稳妥，膀胱插管的另一端连接至计滴器。手术结束后，用湿热生理盐水纱布盖好手术创口。

2. 输尿管插管

在动物的腹部耻骨联合上方正中做一个2～3cm长的皮肤切口，切开腹壁，将膀胱移至腹外，辨认膀胱和输尿管的解剖位置，分离一侧输尿管附近的组织，穿两根线备用，其中一根结扎，用左手小指托起输尿管，在另一根结扎线上方用眼科剪与输尿管成锐角做"V"形切口剪开输尿管壁，将充满生理盐水的输尿管插管向肾脏方向插入并结扎固定，将插管的另一端连至计滴器上。手术结束后，用湿热生理盐水纱布盖好手术创口。

三、家兔气管插管

待家兔麻醉后，以仰卧位固定于兔手术台上，用粗剪刀剪去颈部的毛。根据动物大小在颈正中线从甲状软骨下至胸骨上缘做5～7cm切口。止血钳纵向钝性分离皮下组织，可见到胸骨舌骨肌，将玻璃分针或止血钳插入左右两侧胸骨舌骨肌间隙内，钝性分离肌肉，并将两条肌肉向两外侧牵拉，以充分暴露气管。再用止血钳将气管与背侧的结缔组织和食管分离，游离气管约5cm并在气管下方穿线备用（穿线时注意将气管与大血管、神经分开）。提起结扎线，用手术刀或手术剪于甲状软骨下1cm处的气管两软骨环之间做一倒"T"形切口，气管上的切口不宜过大或过小，以不超过气管直径的1/3为宜。如气管内有出血或分泌物可用棉球擦净，用组织镊夹住气管切口的一角，将气管插管由切口处向胸腔方向插入气管腔内，用备用线结扎并固定在气管插管分叉处，以防"Y"形插管脱落（图2-3-1）。

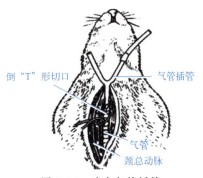

图2-3-1 家兔气管插管

四、家兔颈总动脉插管

待家兔麻醉后，以仰卧位固定于兔手术台上，用粗剪刀剪去颈部的毛。正中切开颈部皮肤，分离气管。气管表面被胸骨舌骨肌和胸锁乳突肌所覆盖，胸骨舌骨肌与气管紧紧相贴且与气管走向一致，胸锁乳突肌向侧面斜行，止血钳分离肌肉组织，在气管的一侧将皮肤和肌肉提起外翻，即可见与气管平行的颈动脉鞘。用浸润生理盐水的纱布顺着血管走向轻轻拭去血液后，用止血钳细心分离血管鞘膜，用玻璃分针轻轻分离颈总动脉与神经之间的结缔组织，分离出3～4cm长的颈总动脉，在其下穿两根线备用，动脉插管前应尽可能将动脉分离得长些。

分离好颈总动脉后，尽量靠近头部用线结扎，待血管内血液充分充盈后，在动脉的近心端，用动脉夹暂时夹闭，以阻断动脉血流。另一根线打一活结，于近头端一侧，用左手拇指和中指拉住结扎线头，食指从血管背后将血管轻轻托起，右手持眼科剪在靠近头端结扎线处与血管呈45°做一"V"形切口，切口约为血管直径的1/3，先将已准备好的动脉插管从切口处向心脏方向插入动脉约2cm，结扎此线；再将插管固定于动脉血管内，并将余线结扎于插管的固定环上以防止滑脱，注意固定插管的位置，以免扭转（图2-3-2）。此时轻轻松开动脉夹，导管内液体可随心跳而波动，确认无渗血后，取出动脉夹。

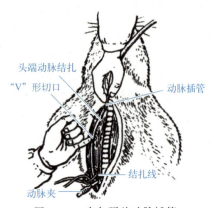

图2-3-2　家兔颈总动脉插管

五、家兔颈静脉插管

待家兔麻醉后，以仰卧位固定于兔手术台上，用粗剪刀剪去颈部的毛。沿颈正中线切开皮肤，上起甲状软骨，下至胸骨上缘，做5～7cm切口。也可用组织镊轻轻提起两侧皮肤，在距离胸骨上1cm的正中线处剪开皮肤约1cm的切口，用止血钳钝性分离筋膜，再用剪刀剪开皮肤5～7cm。用止血钳提起皮肤并分离结缔组织，向外牵拉皮肤，可清晰见到位于颈部皮下、胸锁乳突肌外缘的颈外静脉。沿血管走向，用止血钳钝性分离皮下筋膜，暴露血管3～5cm，并在血管的远心端穿两根线备用。用动脉夹夹闭颈外静脉近心端，待血管充盈后再结扎远心端，于结扎线前侧的位置用眼科剪做"V"形切口剪开血管（约为血管直径的1/3或1/2），用眼科镊挑起血管切口，将静脉插管（连同输液装置）插入血管内2cm左右，用备用的线结扎插管，并在插管处打一活结绕插管两圈固定。如果要进行中心静脉压测定，则先要测定远心端结扎处到右心房或胸腔大静脉的距离，并在插管上做好标记，插管插入标记处后结扎。一般情况下，插管插入静脉的深度为6～7cm。

> **实验小贴士**
>
> 手术过程中所造成的出血必须及时止住。完善的止血方法不仅可以防止继续出血，还可以使术野清楚地暴露，有利于手术的顺利进行。止血的方法有：钳夹止血法、压迫止血法、烧烙止血法和结扎止血法。肌肉的血管丰富，肌肉组织出血时要与肌肉一同结扎。为了避免肌肉组织出血，在分离肌肉时，若切口与肌纤维的方向一致，应钝性分离；若方向不一致，则应采用两段结扎，从中间切断的方法。

第四节　实验药品

一、给药剂量的确定

在观察一种药物对实验动物的作用时，给药剂量是实验开始时应确定的一个重要问题。如剂量太小，作用不明显；剂量太大，又可能引起动物中毒致死。给药剂量可以按下列方法来确定。

① 根据有关文献、实验教材、实验参考书等提供的药物剂量确定给药剂量。由于药物批号不同、动物和环境条件的差异，必要时可通过预实验调整用药剂量。

② 根据临床常用有效剂量换算成实验动物剂量。

a. 对于新药剂量的确定，先用少量小鼠试验，粗略地探索中毒剂量或致死剂量，然后用小于中毒量的剂量或致死量的若干分之一作为应用剂量，一般可取 1/10～1/5。用大动物进行实验时，开始剂量可采用鼠类剂量的 1/15～1/2，之后再根据动物的反应调整剂量。

b. 植物药粗制剂的剂量多按生药折算；化学药品可参考化学结构相似的已知药物，特别是其结构和功能都相似的药物剂量。

c. 根据实验动物的反应来调整用药剂量。确定剂量后，如第 1 次实验的作用不明显，动物也没有中毒的表现，可以加大剂量再次实验。如出现中毒现象，作用也明显，则应降低剂量再次实验。一般情况下，在适宜的剂量范围内，药物的作用常随剂量的加大而增强。所以有条件时，最好同时用几个剂量做实验，以便迅速获得关于药物作用的较完整的资料。如实验结果出现剂量与作用强度之间毫无规律的情况时，则更应慎重分析。

d. 确定动物给药剂量时，要考虑给药途径的不同。以口服量设为 1 时，灌肠量应为 1～2，皮下注射量为 0.3～0.5，肌内注射量为 0.2～0.3，静脉注射量为 0.25。

e. 确定动物给药剂量时，要考虑动物的年龄大小和体质强弱。一般来说，确定的给药剂量是指成年动物的给药剂量，对于幼小动物或体质弱的动物，剂量应适量减少。

二、实验动物与人用药量的换算

人与动物对同一药物的耐受性是相差很大的。一般说来，动物的耐受性要比人大，也就是单位体重的用药量动物比人要大。人的各种药物的用量在很多书上可以查得，但动物用药量可查的书较少，而且动物用的药物种类远不如人用的那么多。因此，必须将人的用药量换算成动物的用药量。可按以下方法进行人与不同种类动物之间药物剂量的换算。

1. 按体表面积直接计算

(1) 人的体表面积计算法　计算我国人的体表面积，一般认为许文生氏公式较适用，即：

$$A(体表面积, m^2) = 0.0061 \times 身高(cm) + 0.0128 \times 体重(kg) - 0.1529$$

(2) 动物的体表面积计算法　此类方法有许多种，在需要由体重推算体表面积时，一般认为 Meeh-Rubner 氏公式较适用，即：

$$A(m^2) = K \times (W^{2/3}/10000)$$

式中　W——体重，g；

　　　K——常数，随动物种类而不同。小鼠和大鼠为 9.1、豚鼠 9.8、家兔 10.1、猫 9.8、狗 11.2、猴 11.8、人 10.6（上列 K 值各家报道略有出入）。应当指出，这样计算出来的表面积还是一种粗略的估计值，不一定完全符合每个动物的实测数值。

例：某利尿药大鼠灌胃给药时的剂量为 250mg/kg，试粗略估计狗灌胃给药时可以使用的剂量。

解：实验用大白鼠的体重一般为 200g，其体表面积（A）为

$$A = 9.1 \times (200^{2/3}/10000) = 0.0311 m^2$$

250mg/kg 的剂量如改以 mg/m^2 表示，即为

$$(250 \times 0.2)/0.0311 = 1608 mg/m^2$$

实验用狗的体重一般为 10kg，其体表面积（A）为

$$A = 11.2 \times (10000^{2/3}/10000) = 0.5198 m^2$$

于是狗的试用剂量为 $1608 \times 0.5198/10 = 84 mg/kg$

2. 按 mg/kg-mg/m² 转换因子计算

即按剂量（mg/kg）×甲动物转换因子/乙动物转换因子计算。mg/kg 的相应转换因子可由表 2-4-1 查得（即按 mg/m^2 计算的剂量）。

3. 按每千克体重占体表面积相对比值计算

各种动物的"每千克体重占体表面积相对比值"（简称体表面积比值），见表 2-4-1。例子同上。

解：250×0.16(狗的体表面积比值)/0.47(大鼠的体表面积比值)=85mg/kg(狗的试用剂量)

表 2-4-1　不同种类动物间剂量换算时的常用数据

动物种类	Meeh-Rubner 公式的 K 值	体重 /kg	体表面积 /m²	mg/kg-mg/m² 转换因子	每千克体重占体表面积相对比值
小鼠	9.1	0.018	0.0066	2.9	1.0 (0.02kg)
		0.02	0.0067	3.0	
		0.022	0.0071	3.1	
		0.024	0.0076	3.2	

续表

动物种类	Meeh-Rubner公式的 K 值	体重/kg	体表面积/m²	mg/kg-mg/m²转换因子		每千克体重占体表面积相对比值
大鼠	9.1	0.10	0.0196	5.1	粗略值 6	0.47 (0.20kg)
		0.15	0.0257	5.8		
		0.20	0.0311	6.4		
		0.25	0.0761	6.9		
豚鼠	9.8	0.30	0.0439	6.8	粗略值 8	0.40 (0.40kg)
		0.40	0.0532	7.5		
		0.50	0.0617	8.1		
		0.60	0.0697	8.6		
家兔	10.1	1.50	0.1323	11.3	粗略值 12	0.24 (2.0kg)
		2.00	0.1608	12.4		
		2.50	0.1860	13.4		
猫	9.0	2.00	0.1571	12.7	粗略值 14	0.22 (2.5kg)
		2.50	0.1324	13.7		
		3.00	0.2059	14.6		
狗	11.2	5.00	0.3275	15.3	粗略值 19	0.16 (10.0kg)
		10.00	0.5199	19.2		
		15.00	0.6812	22.0		
猴	11.8	2.00	0.1878	10.7	粗略值 12	0.24 (3.0kg)
		3.00	0.2455	12.2		
		4.00	0.2973	13.5		
人	10.6	40.00	1.2398	32.2	粗略值 35	0.08 (50.0kg)
		50.00	1.4386	34.8		
		60.00	1.6246	36.9		

4. 按人和动物间体表面积折算的等效剂量比值表计算

等效剂量比值见表 2-4-2，例子同上。

解：12kg 狗的体表面积为 200g 大白鼠的 17.8 倍。该药大白鼠的剂量为 250mg/kg，200g 的大白鼠需给药 $250 \times 0.2 = 50$mg。

于是狗试用剂量为 $50 \times 17.8/12 = 74$mg/kg。

表 2-4-2 人和动物间按体表面积折算的等效剂量比值表

项目	小鼠(20g)	大鼠(200g)	豚鼠(400g)	家兔(1.5kg)	猫(2.0kg)	猴(4.0kg)	狗(12kg)	人(70kg)
小鼠(20g)	1.0	7.0	12.25	27.8	29.7	64.1	124.2	378.9
大鼠(200g)	0.14	1.0	1.74	3.9	4.2	9.2	17.8	56.0
豚鼠(400g)	0.08	0.57	1.0	2.25	2.4	5.2	4.2	31.5
家兔(1.5kg)	0.04	0.25	0.44	1.0	1.08	2.4	4.5	14.2

续表

项目	小鼠 (20g)	大鼠 (200g)	豚鼠 (400g)	家兔 (1.5kg)	猫 (2.0kg)	猴 (4.0kg)	狗 (12kg)	人 (70kg)
猫(2.0kg)	0.03	0.23	0.41	0.92	1.0	2.2	4.1	13.0
猴(4.0kg)	0.016	0.11	0.19	0.42	0.45	1.0	1.9	6.1
狗(12kg)	0.008	0.06	0.10	0.22	0.23	0.52	1.0	8.1
人(70kg)	0.0026	0.018	0.031	0.07	0.078	0.16	0.82	1.0

5. 按人与各种动物以及各种动物之间用药剂量换算

已知 A 种动物每千克体重用药量，欲估算 B 种动物每千克体重用药剂量时，可先查表 2-4-3，找出折算系数（W），再按下式计算：

B 种动物的剂量（mg/kg）＝W×A 种动物的剂量（mg/kg）

例：已知某药对小鼠的最大耐受量为 20mg/kg（20g 小鼠用 0.4mg），需折算为家兔用药量。

解：查表 2-4-3，A 种动物为小鼠，B 种动物为家兔，交叉点为折算系数 $W=0.37$，故家兔用药量为 $0.37×20mg/kg=7.4mg/kg$，1.5kg 家兔用药量为 11.1mg。

表 2-4-3　动物与人体的每千克体重剂量折算系数表

W		A 种动物或成人						
		小鼠 (0.02kg)	大鼠 (0.2kg)	豚鼠 (0.4kg)	兔 (1.5kg)	猫 (2kg)	犬 (12kg)	成人 (60kg)
B 种动物或成人	小鼠(0.02kg)	1.0	1.6	1.6	2.7	3.2	4.8	9.01
	大鼠(0.2kg)	0.7	1.0	1.14	1.88	2.3	3.6	6.25
	豚鼠(0.4kg)	0.61	0.87	1.0	1.65	2.05	3.0	5.55
	兔(1.5kg)	0.37	0.52	0.6	1.0	1.23	1.76	2.30
	猫(2.0kg)	0.30	0.42	0.48	0.81	1.0	1.44	2.70
	犬(12kg)	0.21	0.28	0.34	0.56	0.68	1.0	1.88
	成人(60kg)	0.11	0.16	0.18	0.304	0.371	0.531	1.0

三、药物浓度与给药容量的确定

决定了药物的给药剂量以后，应该配制成何种浓度？这时应先了解供试动物的相应给药途径的最适给药容量，通过计算可得到答案。

例：已知给家兔麻醉时静脉注射戊巴比妥钠的适当剂量为 25mg/kg，宜将戊巴比妥钠配成何种浓度的溶液？

解：家兔静脉注射时的最适给药剂量为 1mL/kg。因采用戊巴比妥钠 25mg/kg 的剂量，即所配溶液中必须每 1mL 含戊巴比妥钠 25mg，换算成体积浓度为 2.5%（即每 100mL 中含 2.5g 戊巴比妥钠）。

在需要按照预定剂量利用现成药液给药时，又该怎样计算每个动物应当给予的药液容量呢？见下例。

例：给小鼠腹腔注射盐酸吗啡的剂量为 15mg/kg，现有药物的浓度为 0.1%，22g 体重的小鼠应注射此种药液多少毫升？

解：按 15mg/kg 剂量计算，22g 体重的小鼠应给药 15×22/1000＝0.33mg。0.1% 浓度的药液是指每 100mL 中含 0.1g（100mg），即每 1mL 中含 1mg。0.33/1＝0.33，因此，22g 体重的小鼠注射此种药液 0.33mL。

四、常用药品的配制方法

1. 常用麻醉剂

（1）巴比妥类　戊巴比妥钠为白色粉末，常配成 1%～3% 水溶液。硫喷妥钠为浅黄色粉末，其水溶液不稳定，故需在使用前临时配制成 2.5%～5% 溶液。

（2）乌拉坦　作用温和，易溶于水，使用时配成 10%～25% 溶液。

（3）氯醛糖　溶解度较小，常配成 1% 水溶液。使用前需先在水浴锅中加热，使其溶解，但加热温度不宜过高，以免降低药效。实验中常将氯醛糖与乌拉坦混合使用。以加温法将氯醛糖溶于 25% 乌拉坦溶液内，使氯醛糖浓度为 5%。

2. 常用抗凝剂

（1）枸橼酸钠　为无色结晶或白色结晶性粉末，无臭，味咸，在空气中微具潮解性，易溶于水，不溶于乙醇。抗凝作用较弱，且碱性较强，不适宜化学测定血样的抗凝剂。

① 3.8% 枸橼酸钠水溶液：一般按 1∶9 的比例（即 1 份溶液 9 份血液），可用于红细胞沉降速度测定和动物急性血压实验。

② 5%～6% 枸橼酸钠水溶液：可用于狗的急性血压实验。家兔则需用 5% 的浓度。

③ 复方枸橼酸钠水溶液：可用于猫的急性血压实验，其配方为枸橼酸钠 5.6g、枸橼酸 0.5g 和葡萄糖 2.9g，蒸馏水定容至 100mL。

（2）肝素　为白色或类白色无定形粉末，无味或几无味，有引湿性，易溶于水，不溶于乙醇、丙酮等有机溶剂。肝素抗凝作用强，体内体外均有效。市售肝素钠注射液每毫升含肝素 12500U（相当于肝素钠 125mg，即 1mg＝100U）。

① 体外抗凝：取 1% 肝素钠 0.1mL，均匀地浸湿试管壁，放入 80℃ 左右的温箱中烤干备用，每管可使 10mL 血液不凝固。

② 体内抗凝：静脉注射剂量为 500～1000U/kg。

3. 常用生理溶液

种类繁多，其成分、含量有差异，适用的组织亦有区别。表 2-4-4 列出的几种生理溶液，配制简便，适用组织较多，在药理实验中较常用。

表 2-4-4　常用生理溶液及配制

成分	生理盐水	Ringer 液			Locke 液	Tyrode 液	Krebs 液	Dcjalon 液
NaCl	6.5	9.0	9.2	9.0	8.0	6.6	9.0	6.5	8.0
KCl			0.42	0.42	0.2	0.35	0.42	0.14	0.2
$CaCl_2$			0.24	0.24	0.2	0.28	0.06	0.12	0.2

续表

成分	生理盐水		Ringer液			Locke液	Tyrode液	Krebs液	Dcjalon液
$NaHCO_3$			0.15	0.5	1.0	2.1	0.5	0.2	1.0
NaH_2PO_4					0.05			0.01	0.05
KH_2PO_4						0.162			
K_2HPO_4									
$MgCl_2$						0.1	0.005		0.1
$MgSO_4 \cdot 7H_2O$						0.294			
葡萄糖			1~2.5	1.0	1.0	2.0	0.5	1.0	1.0
O_2			含氧	含氧	含氧	含氧	含氧		含氧
CO_2									
加蒸馏水至	1000	1000	1000	1000	1000	1000	1000	1000	1000
用途	冷血动物	温血动物	温血动物心脏	温血动物心肌	温血动物小肠	哺乳动物骨骼肌、豚鼠气管	大鼠子宫	冷血动物脏器	温血动物小肠

注：表中固体单位为g，液体单位为mL。

药理学实验用的生理溶液，应对维持动物内环境的稳定性有利，并对离体器官和组织的正常功能没有不良影响。其具有以下特点。

(1) 等渗透压　动物种类不同，体液渗透压也不完全相同，如冷血动物与温血动物体液渗透压差别很大。配制任何生理溶液，应与实验所用动物的体液渗透压相等。

(2) pH值稳定　生理溶液pH值一般保持在7.0~7.8，偏酸或偏碱都会影响组织器官的功能。生理溶液pH值应在动物生理pH值范围内，并加入稳定pH值的缓冲对，如KH_2PO_4/K_2HPO_4或$Na_2CO_3/NaHCO_3$等。

(3) 离子平衡　不同动物的组织器官需要不同的电解质成分。应根据所用动物的组织器官特点，选择不同的生理溶液。

(4) 含有营养物质　如生理溶液中加入一定量的葡萄糖，可为组织提供能量；细胞培养液中需加入多种氨基酸和血清等。

溶液配制的注意事项：

① 凡溶液中含有$NaHCO_3$、$CaCl_2$，均应事先分别溶解，然后再加至其他成分已经充分溶解的溶液中，否则易产生沉淀。

② 葡萄糖应临用前加入溶液，尤其是气温较高时，以免变质长菌。

（蒋红艳）

拓展　常用实验动物的生殖和生理常数

指标	青蛙	蟾蜍	小鼠	大鼠	豚鼠	家兔	狗
适用体重	30g	30~60g	18~25g	180~250g	0.3~0.6kg	1.5~3kg	8~15kg
性成熟年龄/月	—	—	2~3	2~3	6	5~8	10~12
妊娠期/日	—	—	18~21	20~30	53	29~35	58~63

续表

指标	青蛙	蟾蜍	小鼠	大鼠	豚鼠	家兔	狗
寿命/年	2～8	6～7	2～3	3～4	6～8	4～8	8～10
平均体温(肛温)/℃	变温动物	变温动物	37～39	38.5～39.5	37.8～39.5	38.5～39.7	37.5～39.7
血压(颈动脉)/kPa	2.7～8	4～8	12.6～16.7	13.3～16	10～16	13.3～17.3	16～18.7
呼吸/(次/min)	2.7～120	不定	136～216	100～150	100～150	50～80	10～30
心率/(次/min)	30～60	36～70	520～780	200～360	230～350	120～150	80～120
总血量(占体重)/%	4.2～4.9	5	8.3	7.4	5.8	8.7	5.6～8.3
白细胞/($\times 10^9$/L)	2.4～3.9	2.4	10～15	5～15	5～16	7.42～11.5	6～12
红细胞/($\times 10^{12}$/L)	0.38～0.64	4～6	5.8～9.3	8～11	5.2～5.9	5.32～6.84	5～8
血红蛋白/(g/100mL)	7.2～10.5	8	14.5	15	15	11.7	11.7～15
血小板/(万/mm^3)	0.85～3.9	0.3～0.5	15.7～26	10～30	11.6	26～30	13～32
凝血时间	—	5min	24～40s	3min	5min	7.5～10.2s	6.5～9s
总胆固醇/(mg/100mL)	—	—	52～83	53～82	18～67	15～67	122～227
24h 尿量/L	约体重的1/3	—	—	0.05	0.04～0.1	0.2	—
血糖(全血)/(mg/100mL)	—	—	121～133	91～124	95～151	112～156	82～100
血钙/(mg/100mL)	—	—	9.7～11.7	9.4～10.7	10.5～12.6	11～16	9.5～12
血钾/(mg/100mL)	—	—	27～29	20～26	26～35	11～20	15～19
血钠/(mg/100mL)	—	—	324～372	330～359	325～343	350～375	340～380

第三章 药理学常规实验

第一节 药理学总论实验

药理学是一门实验性学科,根据实验对象不同可分为临床前药理学(基础药理学)和临床药理学。前者是以动物为研究对象,在严格控制实验条件的前提下,从整体、器官、组织、细胞和分子水平上观察和研究药物的作用和作用机制,进行药效和安全性评价;后者是以人体为研究对象,研究药物对机体的药物效应动力学(简称药效学)、药物代谢动力学(简称药动学)及其不良反应等,以指导临床合理用药。

药理学包括药效学和药动学。药效学是研究药物对机体的作用、作用机制以及药物剂量与效应之间关系的规律。药效学既是药物作用的理论基础,也是临床合理用药的依据。

药物对机体的作用主要有两类,即兴奋和抑制。有些药物可使机体原有的生理功能加强,称为兴奋;有些则使生理功能减弱,称为抑制。如咖啡因可兴奋呼吸中枢,阿托品可使胃肠道平滑肌松弛。

药物作用于机体时,根据其作用部位的不同,可分为局部作用和全身作用。药物无需吸收而在用药部位所呈现的作用,称为局部作用,如口服氢氧化铝在胃内产生的中和胃酸作用。吸收作用又称为全身作用,是指药物吸收进入血液循环,而后分布到机体有关部位所呈现的作用,如口服阿司匹林产生的解热镇痛作用。

药动学是研究机体对药物作用的过程,即研究药物在体内转运及代谢变化的过程。其表现为体内药物浓度随时间变化规律,影响到药物作用的强度及(或)性质。药动学是药理学的一个重要组成部分,基本过程是吸收、分布、代谢及排泄。药代动力学以动物为实验对象的研究方法大致可分为两类,一是离体实验,如肝药酶与药物代谢、血浆蛋白结合率研究;二是在体实验,如血药浓度测定,根据各时间点的浓度值,拟合出血药浓度-时间曲线,求得一系列药动学参数。

> **实验小贴士**
>
> 药理学是连接药学与医学、基础医学与临床医学的桥梁学科,在新药发现中占有重要地位。在临床前研究中,有药物的合成(或有效成分提取)、制剂、质量标准制

订、急慢性毒性和药理药效等内容。每一项都是在国家药品监督管理局（NMPA）制定的指导原则下进行的。药理学的作用就是阐明药物作用效果及机制，为临床应用提供理论依据。以屠呦呦发现青蒿素为例，首先解决了低温提取（乙醚工艺）的问题，然后提取的青蒿素要制成片剂或注射剂需要解决溶解性和稳定性等问题，还要在动物身上考察其毒性，以及研究它在体内外杀灭疟原虫的原理。考察药物毒性以及研究其作用原理就是药理学的任务。现代药理学的研究热点主要有：受体三级结构、受体及其亚基的克隆和结构、受体与配体的三维构象及结合机制、高选择性受体及其亚型的配体、基因敲除技术等。随着分子生物学和细胞生物学的发展、结构生物学的兴起，药理学研究将更富有活力，将为人类提供更多高效、安全的新药。

药物进入机体产生作用的过程，往往会受到许多因素的影响，如药物剂量、剂型及给药途径，给药时间、间隔和疗程，联合用药与药物相互作用等药物因素，还有年龄、性别、个体差异及病理状态等机体因素等均会影响药物的作用。如肝药酶诱导剂和抑制剂均可影响药物代谢，因此，通过实验理解药物作用的基本规律和血药浓度的动态变化规律、常用药动学参数等，了解影响药物作用的因素，对于合理用药具有重要意义。

实验一　药物的基本作用

【目的】　了解药物的兴奋作用和抑制作用、局部作用和吸收作用。

【原理】　药物的基本作用包括兴奋作用和抑制作用、局部作用和吸收作用。普鲁卡因注射于坐骨神经周围可以产生传导阻滞，剂量过大或直接注入血管可导致中毒，主要表现为中枢先兴奋后抑制，如烦躁不安、惊厥、昏迷、呼吸抑制等表现。本实验是利用普鲁卡因局部注射、肌内注射和硫喷妥钠耳缘静脉注射，观察家兔四肢站立行走、痛觉反应、惊厥及抑制等不同表现，以此区分药物的基本作用。

【材料】　器材：5mL、10mL注射器，动物秤。试剂：5%普鲁卡因、2.5%硫喷妥钠溶液。动物：家兔，雌雄不限，体重2～2.5kg。

【方法】　取家兔1只，称重。先观察正常活动情况，如四肢站立和行走姿态，然后用针刺其后肢，测其有无痛觉反射。于一侧坐骨神经周围（使兔作自然俯卧式，在尾部坐骨棘与股骨头间摸到一凹陷处），注射入5%普鲁卡因1mL/kg，观察同侧后肢有无运动和感觉障碍；待作用明显后（2～3min），再将5%普鲁卡因1mL/kg（50mg/kg）注射入肌肉（后肢大腿）。待出现中毒症状（惊厥），立即由耳缘静脉缓慢注射2.5%硫喷妥钠至肌肉松弛为止（约0.5mL/kg）。

【结果】　将观察结果记录于表3-1-1。

表 3-1-1 药物的基本作用实验结果

给药情况	四肢站立或行走	痛觉反应	惊厥情况
给药前			
第一次注射普鲁卡因			
第二次注射普鲁卡因			
注射硫喷妥钠			

【注意事项】
① 测试家兔痛觉反射应针刺后肢踝关节处，轻重适中。
② 确定坐骨神经部位时，要将后肢拉直，在坐骨棘与股骨头之间摸到一凹陷处即是，注射部位尽量靠近股骨头，如针尖插到骨骼可稍微回退一点。
③ 硫喷妥钠应缓慢注射（1min 左右），过快可引起呼吸抑制而致死。

【思考题】
① 药物的兴奋作用与抑制作用有哪些表现？
② 哪些表现是药物的局部作用？哪些表现是药物的吸收作用？

实验小贴士

口服和注射给药分别属于消化道和注射部位的吸收。局部用药主要是引起局部作用，例如涂擦、撒粉、喷雾、含漱、湿敷、洗涤、滴入等。灌肠、吸入、植入、离子透入、舌下给药、肛门和阴道给药等方法，虽用于局部，目的多在于引起吸收作用。

实验二　药物剂量对药物作用的影响

不同剂型及给药途径对药物作用的影响

【目的】 观察同一药物不同剂量对药物作用的影响。了解药物剂量与药物作用的关系。学习小鼠的捉拿及腹腔注射给药方法。

【原理】 药物效应与剂量在一定范围内成正比，称为剂量-效应关系，药物效应的强弱呈连续增减的变化，可用具体数量或最大反应的百分率表示的称为量反应；如果药理效应不随药物剂量或浓度呈连续性量的变化，表现为反应性质的变化，称为质反应。一般药物剂量过小，药物作用不明显；剂量过大，则可能出现不良反应，甚至毒性反应。药物剂量的大小决定血药浓度的高低，从而决定药理作用强弱。

【材料】 器材：5mL 注射器、动物秤。试剂：0.2%、0.4%、0.8% 戊巴比妥钠。动物：小鼠 3 只，雌雄不限，体重 18～22g。

【方法】 取小鼠 3 只，分别称重、标记，将小鼠分别放入 3 个大烧杯中，观察小鼠正常时的活动情况。给各鼠分别腹腔注射不同剂量戊巴比妥钠：甲、乙、丙三只小鼠分别注射浓度为 0.8%、0.4% 和 0.2% 戊巴比妥钠，给药量 0.1mL/10g（体重）。将小鼠放入 3 个大烧杯中，密切观察及记录给药前后出现的反应，如小鼠活动情况、翻正反射等，并记录出现反应的时间。

【结果】 比较三只小鼠活动变化情况、翻正反射消失和恢复时间，并记录实验结果于表 3-1-2。

表 3-1-2　不同给药剂量对戊巴比妥钠作用的影响

分组	体重/g	给药量/(0.1mL/10g)	给药前表现	给药后活动情况	翻正反射消失时间	翻正反射恢复时间
甲		0.8%戊巴比妥钠				
乙		0.4%戊巴比妥钠				
丙		0.2%戊巴比妥钠				

【注意事项】
① 药物必须注射到腹腔，给药量要准确。
② 密切观察三只小鼠用药前后出现的反应严重程度和发生快慢。
③ 本实验也可用苯巴比妥钠代替戊巴比妥钠。

【思考题】
① 不同剂量对药物作用的影响，在临床用药中有何意义？
② 什么是药物安全范围？它对药物应用有何重要性？

实验小贴士

翻正反射亦称复位反射，一般指动物处于异常体位时所产生的恢复正常体位的反射，是动物睡眠作用的客观指标，若翻正反射消失则证明动物进入睡眠状态。本实验以小鼠为实验对象，小鼠处于异常体位超过 1min 未恢复正常体位即可判断翻正反射消失，则小鼠该次处于异常体位的时间点，即为翻正反射消失时间。潜伏期＝翻正反射消失时间－给药时间，持续期＝翻正反射恢复时间－翻正反射消失时间。

实验三　给药途径对药物作用的影响

【目的】 观察硫酸镁不同给药途径所产生的药理作用的区别。

【原理】 硫酸镁因给药途径不同而产生不同的药理作用。口服给药，其硫酸根离子、镁离子在肠道难被吸收，产生的肠内容物高渗又可抑制肠内水分的吸收，增加肠腔容积、扩张肠道，刺激肠蠕动，有导泻的作用。静脉注射硫酸镁后，体内的镁离子和钙离子化学性质相似，镁离子可特异地竞争钙离子受体，拮抗钙离子的作用。从而抑制中枢及外周神经系统，使骨骼肌、心肌、血管平滑肌松弛，导致肌肉松弛作用和降压作用，临床上主要用于缓解子痫、破伤风等的惊厥症状。硫酸镁注射的安全范围狭窄，浓度过高可导致呼吸抑制、血压骤降和心搏骤停。中毒时应立即进行人工呼吸，并缓慢注射氯化钙或葡萄糖酸钙加以对抗。

一、家兔实验法

【材料】 器材：灌胃管、兔开口器、兔固定箱、磅秤、1mL 注射器。试剂：5%硫酸镁注射液、2.5%氯化钙溶液。实验动物：家兔 2 只，雌雄不限，体重 2~2.5kg。

【方法】 取家兔 2 只，标记，分别称其体重，观察各兔正常情况（肌张力、呼吸、大小便、活动等）。甲兔给硫酸镁 500mg/kg（即 2mL/kg）灌胃，乙兔给硫酸镁 500mg/kg 耳缘静脉注射（需要缓慢注射），观察各兔所出现的症状及症状发生的时间。

【结果】 观察各兔出现四肢瘫痪、呼吸困难、排便等反应和时间，并记录实验结果（表 3-1-3）。

表 3-1-3　不同给药途径对硫酸镁作用的影响

兔号	体重/kg	给药量/(mg/kg)	给药途径	给药前表现	给药后表现	潜伏期/s
甲						
乙						

【注意事项】
① 耳缘静脉注射时防止药液外漏。
② 静脉注射作用出现较快，注意观察与记录。

> **实验小贴士**
>
> 家兔灌胃要点：①实验最好两人配合完成，其中一人先将兔固定，另一人将开口器固定于兔口中，压住舌头，然后将灌胃管（常用导尿管代替）从开口器的小孔插入兔口中，再沿上腭壁顺食管方向送入胃内，插入动作要轻、慢，边插边密切关注动物的反应。②将灌胃管的外端浸入水中，如有气泡逸出，则说明灌胃管误入气管，需拔出重新插，插好后将注射器连于灌胃管慢慢将药液推入，如很通畅，动物不挣扎，则说明已进入胃内。③为避免灌胃管内残留药液，需再注入 5mL 生理盐水，然后拔出灌胃管，取下开口器。

二、小鼠实验法

【材料】 器材：鼠笼、1mL 注射器、小鼠灌胃针头、小烧杯、电子秤。试剂：10%硫酸镁（含水）溶液。动物：小鼠 2 只。

【方法】 取小鼠 2 只，称重，标记，观察小鼠的一般活动情况（呼吸、肌张力及大小便）。1 号鼠用 10%硫酸镁溶液 0.1mL/10g 肌内注射；2 号鼠用 10%硫酸镁溶液 0.1mL/10g 灌胃。

【结果】 观察两只小鼠给药后行为活动有何变化，并记录实验结果（表 3-1-4）。

表 3-1-4　不同给药途径对硫酸镁作用的影响

鼠号	体重/g	剂量/(mg/10g)	给药途径	给药后表现
1				
2				

【注意事项】

① 掌握正确的小鼠灌胃操作技术，若遇阻力应退出后再插，以免误插气管或插破食管，前者可致窒息，后者可出现同腹腔注射时的吸收症状，甚至死亡。

② 硫酸镁注射后作用出现较快，需注意观察与记录。

【思考题】

① 分析不同给药途径对药物作用的影响。

② 同一药物在相同剂量下，以不同给药途径给药会出现哪些不同的药物反应？

实验四　肝功能状态对药物作用的影响

【目的】　学会肝功能损伤实验模型的建立方法。观察肝功能受损时对戊巴比妥钠效应的影响，分析肝功能状态对药物作用的影响。

【原理】　戊巴比妥钠主要经肝脏代谢，肝功能状态能影响其作用的强弱和作用时间的长短。四氯化碳是一种肝脏毒物，能严重损伤肝脏，使用此药建立中毒性肝损伤模型，可以观察肝功能状态对戊巴比妥钠镇静催眠作用的影响。

【材料】　器材：电子秤、1mL 注射器、鼠笼。试剂：5％四氯化碳油溶液、0.3％戊巴比妥钠注射液、生理盐水。动物：小鼠 4 只，雌雄不限，体重 18～22g。

【方法】　取小鼠 4 只，称重标记，其中 2 只在实验前 48h 皮下注射 5％四氯化碳油溶液 0.1mL/10g（体重），建立肝功能受损的实验动物模型（四氯化碳组）。另 2 只皮下注射等容积的生理盐水（对照组）。实验时给 4 只小鼠分别腹腔注射 0.3％戊巴比妥钠注射液 0.15mL/10g（体重），观察各组小鼠的痛觉反应（以手掐鼠尾，如痛觉反应存在可有挣扎或竖尾反应）及翻正反射消失情况。

【结果】　分别观察并记录注射四氯化碳组与对照组痛觉反应消失时间及翻正反射消失时间和恢复时间。并记录实验结果（表 3-1-5）。

表 3-1-5　肝功能状态对戊巴比妥钠作用的影响

组别	鼠号	体重/g	痛觉反应消失时间/min	翻正反射消失时间/min	翻正反射恢复时间/min
四氯化碳组	1				
	2				
对照组	3				
	4				

【注意事项】

① 注意观察记录小鼠翻正反射的消失与恢复时间，如翻正反射减弱或消失说明小鼠的活动状况差。

② 若室温在20℃以下，应给小鼠保暖，否则动物将因体温下降、代谢减慢而不易苏醒。

【思考题】

① 为什么肝功能受损的小鼠用戊巴比妥钠后，麻醉时间延长？

② 肝功能不全患者在临床用药时注意哪些问题？

实验小贴士

肝损伤是各种肝脏疾病的病变结果，对肝损伤的防治目前仍是一个严峻的课题。通过建立实验性肝损伤动物模型，研究肝病的发生机制，筛选保肝药物，探索保肝作用原理，具有重要的现实意义。四氯化碳肝损伤模型仅仅是肝损伤动物模型中的一种，肝损伤动物模型大概分为以下几类。①化学性肝损伤动物模型：以四氯化碳、萘基异硫氰酸酯、D-氨基半乳糖、二甲基亚硝胺、硫代乙酰胺等药物建立的肝损伤动物模型。②药物性肝损伤模型：对乙酰氨基酚、四环素等药物性肝损伤模型。③免疫性肝损伤动物模型：卡介苗、异种血清等免疫性肝损伤动物模型。

实验五　肝药酶诱导剂及抑制剂对戊巴比妥钠催眠作用的影响

【目的】 观察肝药酶诱导剂苯巴比妥和肝药酶抑制剂氯霉素对戊巴比妥钠催眠作用的影响，加深对肝药酶知识点的理解和掌握。

【原理】 苯巴比妥可诱导肝药酶活性，使戊巴比妥钠在肝微粒体的氧化代谢加速，药物浓度降低，表现为戊巴比妥钠药理作用减弱、催眠潜伏期延长、睡眠时间缩短。氯霉素则相反，能抑制肝药酶活性，致戊巴比妥钠药理作用增强、催眠潜伏期缩短，睡眠时间延长。

【材料】 器材：电子天平、秒表、注射器（1mL）。试剂：生理盐水、0.75%苯巴比妥钠、0.5%氯霉素、0.5%戊巴比妥钠。动物：小鼠6只，雌雄不限，体重18～22g。

【方法】

① 取小鼠6只，随机分为肝药酶诱导组（甲），肝药酶抑制组（乙）和对照组（丙），每组2只小鼠。甲组按75mg/kg腹腔注射苯巴比妥钠，乙组及丙组均按10mg/kg腹腔注射生理盐水，每天一次，共两天。

② 于第三天，甲、乙、丙三组分别腹腔注射50mg/kg戊巴比妥钠，但乙组腹腔注射前半小时腹腔注射50mg/kg氯霉素。

③ 观察小鼠反应，记录各组小鼠腹腔注射时间，翻正反射消失及恢复时间，计算戊巴比妥钠催眠潜伏期（从腹腔注射该药到翻正反射消失的间隔时间）及睡眠时间（从

翻正反射消失到翻正反射恢复的间隔时间）。上述数据记入表 3-1-6 内。

【结果】 分别观察并记录于表 3-1-6。

表 3-1-6 肝药酶诱导剂及抑制剂对戊巴比妥钠催眠作用的影响

分组	鼠号	体重/g	药物名称及剂量	翻正反射消失时间/min	睡眠时间/min
诱导组（甲）	1				
	2				
抑制组（乙）	1				
	2				
对照组（丙）	1				
	2				

【注意事项】

① 0.5％氯霉素溶液的配制：以干燥注射器吸取市售氯霉素注射液（0.25g/2mL）1mL，加入 24mL 蒸馏水中，边加边振摇，充分混匀后即成。若稀释液有结晶析出，可在水浴中温热溶解后使用，吸取氯霉素注射液的注射器应预先干燥，否则，氯霉素可能在注射器中析出结晶，并堵塞注射器针头。该溶液亦可采用琥珀氯霉素酸钠粉针剂配制，其每支 0.69g（相当于纯氯霉素 0.5g），加蒸馏水 100mL 溶解即成。

② 实验中，室温不宜低于 20℃，否则，由于温度较低，戊巴比妥钠代谢减慢，动物不易苏醒。

实验小贴士

肝药酶是"肝脏微粒体混合功能酶系统"的简称。此酶系是光面内质网上的一组混合功能氧化酶系，主要能催化许多结构不同药物氧化过程的氧化酶系。其中最重要的是细胞色素 P450（CYP450）单氧化酶系。P450 是一类亚铁血红素-硫醇盐蛋白的超家族，它参与内源性物质和包括药物、环境化合物在内的外源性物质的代谢。其他有关的酶和辅酶包括：还原型辅酶Ⅱ（NADPH）CYP450 还原酶、细胞色素 b5、磷脂酰胆碱和 NADPH 等。许多药物或其他化合物可以改变肝药酶的活性，能提高酶活性的药物称为"药酶诱导剂"，反之称为"药酶抑制剂"。

【思考题】

① 试从理论上解释苯巴比妥钠及氯霉素对戊巴比妥钠睡眠时间的影响。

② 试讨论肝药酶诱导剂及肝药酶抑制剂与其他药物合用时，将会产生的药物相互作用以及临床应注意的问题。

实验六 不同溶剂对药物的溶解性的影响

【目的】 观察红霉素在不同溶剂中的溶解性。充分认识正确选择溶剂的重要性，加深对配伍禁忌概念的理解。

【原理】 配伍禁忌指药物在体外配伍，直接发生物理性的或化学性的相互作用，会影响药物疗效或发生毒性反应。临床中常见溶剂选取不当引起配伍禁忌。本实验中，利用乳糖酸红霉素粉针剂在三种不同溶剂中的溶解情况，加深学生对配伍禁忌的理解。

【材料】 乳糖酸红霉素粉针3瓶（每瓶0.3g）、0.9%氯化钠注射液、5%葡萄糖注射液、注射用水2支、5mL注射器3支。

【方法】 将乳糖酸红霉素粉针编为甲、乙、丙号，然后甲瓶加入0.9%氯化钠注射液，乙瓶加入5%葡萄糖注射液，丙瓶加入注射用水，均为6mL。振摇3～5min后观察是否溶解。

【结果】 将观察到的溶解情况记录在表3-1-7中。

表3-1-7 不同溶剂对药物的溶解性的影响

瓶号	溶剂	溶解情况
甲	生理盐水	
乙	5%葡萄糖溶液	
丙	注射用水	

【注意事项】 加入不同溶剂溶解乳糖酸红霉素粉剂时，振摇不要太剧烈，否则不容易观察。

【思考题】
① 由实验结果可以看出不合理的配伍用药会对患者构成哪些危害？
② 阐明为什么红霉素在两种溶剂中的溶解度不同。

实验小贴士

一般将配伍禁忌分为物理性的（不多见）和化学性的（多见）两类。临床上合并使用数种注射液时，若产生配伍禁忌，会使药效降低或失效，甚至可引起药物不良反应。因此，临床合并用药时，必须参考临床配伍禁忌表，避免药物不良反应。

实验七 酚磺酞（PSP）药代动力学参数的测定（单次给药法）

【目的】 测定酚磺酞（PSP）在家兔体内药代动力学参数（消除速率常数K，血浆半衰期$t_{1/2}$，表观分布容积V_d，总清除率CL），提高对药物代谢动力学参数的理解。

【原理】 酚磺酞（phenolsulfonphthalein，PSP），又名酚红。静脉注射后，不在体内代谢，主要经肾近曲小管分泌排出，属于一室模型一级动力学消除。一级动力学代谢的药物，具有转运或消除速率与血药浓度成正比的特点，即：单位时间内转运或消除某恒定比例的药量。PSP在碱性环境中变为红色，可用分光光度计于560nm处进行定量测定。

PSP药代动力学参数测定

根据药物代谢动力学特性，将房室数目分作一室（单室）、二室乃至多室模型。一室模型是指给药后，药物一经进入血液循环，即均匀分布至全身，因而把整个身体视为一个房室。一室模型的血药浓度-时间曲线如图 3-1-1 所示。

【材料】 器材：注射器、分光光度计、离心机、EP管、10mL 试管、移液器、常用药理动物实验手术器械（手术刀、止血钳、眼科手术镊子、钝形玻璃分针、动脉插管等）、手术线、兔台、固定家兔的绳子、酒精棉球。试剂：0.6% 酚磺酞、25% 乌拉坦、稀释剂、1mol/L NaOH、肝素液等，试剂配制方法见表 3-1-8。动物：家兔 1 只，雌雄不限，体重 2~2.5kg。

表 3-1-8 PSP 药代动力学参数测定试剂配制

品名	剂量	浓度	用量	配制
乌拉坦	1g/kg	25%	3.5~4mL/kg	称取乌拉坦 25g 加生理盐水（NS）充分溶解定容到 100mL
0.6% 酚磺酞溶液	2.4mg/kg	0.6%	0.4mL/kg	取 0.6g PSP 加稀释液至 100mL
稀释液				取 29mL 生理盐水加 1mL NaOH（1mol/L）
NaOH		1mol/L		称取 4g NaOH 加蒸馏水至 100mL，充分溶解
PSP 标准液		40μmol/L		称取 4.248mg PSP（$M=354$），加 1mol/L NaOH 30mL，溶解后加生理盐水到 300mL

【方法】

① 取正常成年家兔 1 只，称重后，用 25% 乌拉坦（3.5mL/kg）耳缘静脉麻醉（慢慢推），仰卧，固定于兔板上，切开颈部皮肤，暴露颈浅静脉，从其下缘穿一线，插管（管中注满肝素）并固定，备取血时用（图 3-1-2）。

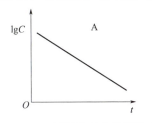

图 3-1-1 一级消除动力学药物血药浓度与时间关系曲线

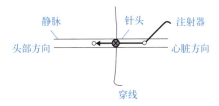

图 3-1-2 家兔颈浅静脉插管示意图

② 给药：耳缘静脉注射 0.6% PSP 溶液，按 0.4mL/kg 给药，注射前及注射后 5min、10min、15min、25min 分别用含肝素的注射器从颈浅静脉取血 12 滴（约 1mL），置于备好的离心试管内，离心（1500r/min）10min。

③ 样品处理：取血浆上清 0.1mL + PSP 标准液（浓度为 40μmol/L）0.1mL，加稀释液 1.9mL，于 560nm 处比色，记录光密度。（以稀释液调零）

【结果】 将测定的光密度（OD）值记录于表 3-1-9。

表 3-1-9　PSP 药代动力学参数的测定

时间	0min	5min	10min	15min	25min
OD					
C_t/(mg/L)					
$\lg C_t$					

药代动力学相关参数计算方法：

① 由于 PSP 的分子量为 354，所以

PSP 血浆浓度 C_t(mg/L)=[(OD$_{给药后}$－OD$_{给药前}$)/OD$_{标准品}$]×40×354×10^{-3}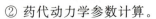

② 药代动力学参数计算。

a. 将计算所得 5min、10min、15min 及 25min 的血浆浓度取对数，用 Excel 软件进行直线回归，求出 a、b、r 值（图 3-1-3）。

$$\lg C_t = \lg C_0 - Kt/2.303$$

式中，图 3-1-3 回归曲线的截距 $a = \lg C_0$，斜率 $b = -K/2.303$

$$K = -2.303b$$
$$t_{1/2} = 0.693/K$$
$$C_0 = 10^a$$

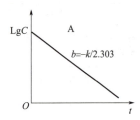

图 3-1-3　药物血药浓度（lgC）与时间（t）关系直线回归

$V_d = D_0/C_0$（D_0 为用药剂量，C_0 为起始血药浓度）

$$CL = V_d K$$

其中：K 为消除速率常数；$t_{1/2}$ 血浆半衰期，V_d 表观分布容积，总清除率 CL。

b. 计算药代动力学参数（并注明各个参数的单位）。

【注意事项】

① 取血结束时，软管连接上注射器，并将注射器中的肝素推入软管内，恰好填充整个软管即可，以免凝血。取血时，软管中的肝素流入试管中，起到抗凝作用。血液流入试管后，应及时摇匀，以防凝血。一侧颈浅静脉取血失败时，可取另一侧浅静脉。抽血时间要准确。

② 离心管注意调平衡，否则离心机易弄脏、损坏。

③ 分光光度计调零：以稀释液调零。

【思考题】阐述药代动力学参数包括消除速率常数 K、血浆半衰期 $t_{1/2}$、表观分布容积 V_d、总清除率 CL 的概念及其临床意义。

实验小贴士

血药浓度-时间曲线　药物在体内的吸收、分布、代谢和排泄是一个连续变化的动态过程，可用体内药量或血药浓度随时间变化来表示这一动态过程。在给药后不同时间采血，测定血药浓度，以血药浓度为纵坐标，时间为横坐标，可绘出血药浓度-时

间曲线,简称药-时曲线,也称为时-量曲线。非静脉途径给药的药-时曲线,见图 3-1-4。一般可分为三期:潜伏期、持续期和残留期。

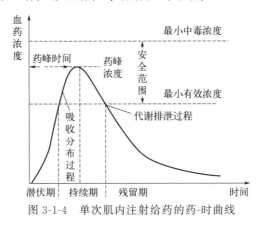

图 3-1-4 单次肌内注射给药的药-时曲线

(向 敏)

第二节 传出神经系统药物实验

传出神经是指将中枢神经系统的冲动传至效应器以支配效应器活动的一类周围神经。传出神经广泛分布于全身各组织器官,当神经冲动到达神经末梢时,通过神经末梢释放的神经递质,作用于所支配的组织器官上的受体而发挥生理作用。

按照解剖学分类,传出神经系统包括植物神经和运动神经。植物神经主要支配心脏、平滑肌和腺体等效应器,根据产生效应的不同,植物神经又可分为交感神经和副交感神经。副交感神经兴奋时,心脏受到抑制,血管扩张,血压下降,胃肠道和支气管平滑肌兴奋,腺体分泌增加,瞳孔缩小。交感神经兴奋时,产生的效应与上述相反。一般来说,交感神经对心肌和小血管影响占优势,而副交感神经对平滑肌、腺体影响较明显。运动神经自中枢出发后,不更换神经元,直接到达所支配的骨骼肌。

传出神经系统药物的基本作用有直接作用和间接作用两种。

1. 直接作用于受体

某些传出神经系统药物能直接与胆碱受体或肾上腺素受体结合而产生激动或阻断受体的效应。如去甲肾上腺素激动 α、β 受体,产生与去甲肾上腺素(NA)相似的作用;阿托品阻断 M 受体,产生与乙酰胆碱(ACh)相反的作用。

2. 影响递质

某些药物可影响递质在体内的过程而产生效应。

（1）影响递质的生物合成　如密胆碱可以抑制乙酰胆碱的生物合成，但目前无临床应用价值，仅作为药理学研究的工具药。

（2）影响递质的生物转化　有些药物如新斯的明通过抑制胆碱酯酶而减少 ACh 水解，使突触间隙的 ACh 含量增加，激动胆碱受体而发挥拟胆碱作用。

（3）影响递质的贮存、释放　某些药物如麻黄碱和间羟胺可促进 NA 的释放而发挥拟肾上腺素作用，可乐定则通过抑制 NA 释放发挥作用。有些药物可通过影响 NA 的再摄取和贮存而发挥作用，如利血平抑制囊泡对 NA 的再摄取，使囊泡内的 NA 逐渐减少以致耗竭，影响突触的化学传递，发挥抗肾上腺素的作用。

由于传出神经系统药物涉及的面较广，使得其药理实验方法较多。在方法和原理上，主要是围绕神经递质、受体及由此产生的效应进行。药物对受体方面的作用研究，常常采取整体或离体动物实验模型，观察药物的效应。如用 M 受体激动剂毛果芸香碱或 M 受体阻断剂阿托品滴注家兔瞳孔，观察瞳孔变化。用去甲肾上腺素的缩血管作用模型，验证去甲肾上腺素对 α 受体激动作用。通过乙酰胆碱及肾上腺素拟似药与阻断剂对麻醉家兔血压的影响，来判定其对相应受体的作用。采取离体肠模型，利用 M 受体激动剂和拮抗剂对胃肠道平滑肌作用的影响，加深对这类药物相互作用关系的理解。药物影响传出神经递质的主要环节有递质的合成、释放、摄取和转化，这类的实验方法亦很多，其主要思路是利用工具药（递质或拟递质物质），观察药物是否阻断了神经兴奋引起的反应，但并不影响工具药的作用，并由此分析药物对递质的作用环节。

总之，传出神经系统的药理实验方法很多，在这里主要要求学生掌握和了解一些常用的实验。

实验八　传出神经系统药物对家兔瞳孔的影响

【目的】　观察拟胆碱药、抗胆碱药及拟肾上腺素药对兔瞳孔的影响，并分析后两类药物散瞳孔作用的机制。

【原理】　传出神经系统药物激动或拮抗胆碱能受体 M 或者肾上腺能受体 α，或者抑制胆碱酯酶，引起瞳孔开大肌或括约肌的收缩与舒张。

【材料】　器材：兔固定箱一个、手电筒一支，测瞳尺一把。试剂：1%硫酸托品溶液、1%硝酸毛果芸香碱溶液、0.5%水杨酸毒扁豆碱溶液、1%盐酸苯肾上腺素溶液。动物：家兔 2 只，雌雄不限，体重 2～2.5kg。

【方法】　按照如下步骤进行试验。

① 取家兔 2 只，标记后放入兔固定箱内，剪去眼睫毛，在自然光线下测量并记录两眼正常瞳孔直径大小，并用手电筒光检测对光反射。然后按下列顺序向家兔的结膜囊内各滴药 2 滴。甲兔：左眼滴 1%硫酸阿托品；右眼滴 1%硝酸毛果芸香碱。乙兔：左眼滴 1%盐酸苯肾上腺素；右眼滴 0.5%水杨酸毒扁豆碱。

② 滴药 10min 后，在同样强度的光线下，再分别测量并记录两兔左右眼瞳孔大小。

如滴硝酸毛果芸香碱和水杨酸毒扁豆碱的瞳孔已明显缩小,则在滴硝酸毛果芸香碱的眼内再滴硫酸阿托品,在滴水杨酸毒扁豆碱的眼内再滴盐酸苯肾上腺素溶液,10min后再观测瞳孔变化。

【结果】 将结果填入表3-2-1。

表3-2-1 传出神经系统药物对家兔瞳孔的影响

家兔号	药品	瞳孔大小/mm		对光反射	
		给药前	给药后	给药前	给药后
甲	左 阿托品				
	右 毛果芸香碱				
	再滴阿托品				
乙	左 苯肾上腺素				
	右 毒扁豆碱				
	再滴苯肾上腺素				

【注意事项】

① 测量瞳孔时不能刺激角膜,光照强度及角度须前后一致,否则将影响结果。
② 滴药量要准确,在眼内停留时间要一致,以确保药液充分作用。
③ 实验动物应为一周内未用过眼药的动物。

【思考题】

① 从实验结果分析阿托品和苯肾上腺素扩瞳机制有何不同。
② 实验结果能否证明毛果芸香碱和毒扁豆碱缩瞳机制之不同?

实验九 传出神经系统药物对动物腺体分泌的影响

【目的】 观察毛果芸香碱和阿托品对动物腺体分泌的影响并分析其作用机制及临床意义。

【原理】 传出神经系统药物激动或拮抗M胆碱受体,引起唾液腺分泌或抑制。

【材料】 器材:兔手术台、剪刀、注射器、针头。试剂:6.5%乌拉坦、0.1%硝酸毛果芸香碱、1%硫酸阿托品。动物:家兔2只,雌雄不限,体重2~2.5kg。

【方法】

① 取家兔2只,称重标号。分别用6.5%乌拉坦10mL/kg灌胃(可产生镇静作用,且补充水分后有利于唾液分泌)。15min后,甲兔耳缘静脉注射硫酸阿托品2mg/kg(按0.2mL/kg给药);乙兔静注等容量生理盐水。给药15min后,两兔再分别静注硝酸毛果芸香碱溶液0.2mg/kg(按0.2mL/kg给药)。

② 甲、乙兔分别放置在兔固定箱内,在兔嘴下各放一漏斗和量筒。收集由嘴角滴下的唾液,比较两兔用药后10min、20min、30min的唾液量。

【结果】 将实验结果记录于表3-2-2。

表 3-2-2 药物对家兔唾液腺分泌的影响

家兔号	体重/kg	药物		唾液分泌量/mL		
		首次	15min 后	10min	20min	30min
甲		硫酸阿托品	硝酸毛果芸香碱			
乙		生理盐水	硝酸毛果芸香碱			

【注意事项】

① 实验前 24h 内应供足家兔的饮水量或用青草喂养。

② 有些家兔可能血中含分解阿托品的酶而对阿托品不敏感，故实验前需筛选敏感家兔。

【思考题】

① 试述阿托品对腺体分泌的影响及其作用机制，以及其临床意义。

② 试述毛果芸香碱对腺体分泌的影响及其作用机制，以及其临床意义。

实验十　有机磷酸酯类中毒及其解救

有机磷酸酯类中毒及其解救

【目的】 练习家兔捉拿法及兔耳静注法，观察有机磷酸酯类中毒的症状，比较阿托品与解磷定对有机磷酸酯类中毒的解救。

【原理】 有机磷酸酯类可经胃肠道、呼吸道、皮肤和黏膜吸收，进入机体后，即与胆碱酯酶结合，生成难以水解的磷酰化胆碱酯酶，使胆碱酯酶失去水解乙酰胆碱的能力，造成乙酰胆碱在体内大量积聚，引起一系列中毒症状，包括 M 样症状、N 样症状和中枢症状。阿托品可以通过阻断 M 受体解除 M 样症状，解磷定通过使胆碱酯酶复活，中和有机磷酸酯类而解毒。

【材料】 器材：磅秤 1 台，5mL 注射器 1 支、10mL 注射器 2 支、量瞳尺 1 把、75% 酒精棉球。试剂：5% 敌百虫、2.5% 碘解磷定注射液、0.1% 硫酸阿托品注射液。动物：家兔 3 只，雌雄不限，体重 2～2.5kg。

【方法】

① 取健康家兔 3 只，分别称重并标记，观察记录兔活动情况、唾液分泌、肌紧张度、有无排便、测量瞳孔大小、呼吸频率等指标。

② 分别由耳缘静脉给各兔均注射 5% 敌百虫溶液 2mL/kg，观察指标变化情况（20min 没反应，可追加 5% 敌百虫 0.5mL/kg）。

③ 待家兔瞳孔明显缩小、呼吸浅快、唾液大量分泌、骨骼肌震颤、大小便失禁时，甲兔耳缘静脉注射 0.1% 硫酸阿托品注射液 1mL/kg、乙兔耳缘静脉注射 2.5% 碘解磷定注射液 2mL/kg、丙兔耳缘静脉注射 0.1% 硫酸阿托品注射液 1mL/kg 和 2.5% 碘解磷定注射液 2mL/kg，观察记录指标的变化。

【结果】 将结果填入表 3-2-3。

表 3-2-3　有机磷酸酯类中毒及解救

兔号	用药前后	瞳孔直径/mm	呼吸频率	唾液分泌	有无大小便	肌震颤与否
甲	给药前					
	5%敌百虫后					
	0.1%硫酸阿托品后					
乙	给药前					
	5%敌百虫后					
	2.5%解磷定后					
丙	给药前					
	5%敌百虫后					
	0.1%硫酸阿托品后					
	2.5%解磷定后					

【注意事项】
① 注意把握动物的解救时机。
② 认真观察记录家兔各项指标，给药剂量务必准确。

【思考题】
① 比较阿托品和解磷定解救有机磷农药中毒的效果，并分析其作用机制。
② 简述有机磷中毒的临床表现及抢救方法。

> **实验小贴士**
>
> 　　有机磷酸酯类简称有机磷，主要包括常用的农业杀虫药对硫磷（1605）、甲拌磷（3911）、内吸磷（1059）、敌敌畏（DDVP）、乐果、敌百虫、马拉硫磷（4049）等。本类药物毒性很大，在生产和使用过程中必须加强管理，避免人畜中毒。经口中毒者，应首先洗胃，然后再以硫酸镁导泻。洗胃可用碱性溶液（2%碳酸氢钠或0.9%氯化钠注射液）或氧化剂（0.02%高锰酸钾溶液），也可用温水，应反复应用，直至洗出液中无有机磷酸酯类的特殊气味为止。但是，敌百虫口服中毒者不能用碱性溶液洗胃，因敌百虫在碱性溶液中可转化为毒性更强的敌敌畏；对硫磷中毒不能用高锰酸钾溶液洗胃，因其能转变成对氧磷而增强毒性。经皮肤吸收中毒者，应脱去污染衣物，用温水或肥皂水清洗皮肤。

实验十一　去甲肾上腺素的缩血管作用

【目的】　观察去甲肾上腺素的缩血管作用，联系其临床用途。

【原理】　去甲肾上腺素是作用于α受体的拟肾上腺素药，主要兴奋血管的α受体，对血管的β受体的作用很微弱，故能使血管收缩而外周阻力明显增高，使血压升高。

【材料】　器材：蛙板、手术剪刀、镊子、止血钳、滴管。试剂：

去甲肾上腺素的缩血管作用

0.01%去甲肾上腺素。动物：蟾蜍或牛蛙。

【方法】 取蟾蜍（或牛蛙）一只，破坏脑脊髓，固定四肢于蛙板上，打开腹部皮肤，找出小肠的肠系膜，观察肠系膜血管的粗细后，拍照。滴1∶10000去甲肾上腺素溶液一滴于肠系膜上，约3min后，再观察血管的粗细有何变化（拍照）。比较滴注去甲肾上腺素前后血管粗细、血流量的变化。

【结果】 将结果填入表3-2-4。

表 3-2-4　去甲肾上腺素的缩血管作用

动物（蟾蜍）	体重	滴注药物	血管状况（粗细、颜色变化）
给药前		—	
给药后		去甲肾上腺素	

【注意事项】

① 破坏蟾蜍脑脊髓时，注意防护，不要让蟾蜍喷射的蟾酥液进入眼睛，如果发生，可用自来水冲洗。

② 蟾蜍打开腹部后，在找小肠肠系膜时，动作要轻，小心翻找肠系膜血管。

【思考题】

① 去甲肾上腺素有哪些药理作用和临床用途。

② 阐释肾上腺素升压作用的翻转现象。

> **实验小贴士**
>
> 　　去甲肾上腺素是由去甲肾上腺素能神经末梢释放的主要递质。药用的是人工合成品，化学性质不稳定，见光易失效，在中性尤其是碱性溶液中，极易氧化成浅红色或棕色而失效，在酸性溶液中相对稳定。口服后在胃肠道内全部被破坏，皮下注射后吸收差，且易发生局部组织坏死；临床上一般采用静脉滴注。静脉给药后起效迅速，停止滴注后作用时效维持1～2min。主要在肝内代谢，一部分在各组织内，依靠儿茶酚氧位甲基转换酶（COMT）和单胺氧化酶作用，转为无活性的代谢产物。经肾排泄，极大部分为代谢产物，仅微量以原形排泄。临床主要用于休克和低血压。口服可用于上消化道出血。

实验十二　传出神经系统药物对离体肠管的作用

【目的】 学习离体动物胃肠平滑肌器官实验方法；观察药物对离体家兔回肠的作用。

【原理】 胃肠道平滑肌的收缩反应主要由副交感神经控制，胃肠道平滑肌上富含M胆碱受体，M受体激动剂和拮抗剂可明显影响胃肠道平滑肌的收缩反应。

传出神经系统药物对离体肠管的作用

利用M受体激动剂和拮抗剂对胃肠道平滑肌作用的影响，加深对这类药物相互作用关系的理解。

【材料】 器材：BL-420生物信号采集与处理系统（Medlab）、恒温平滑肌槽、哺乳类动物手术器械、张力换能器、双凹夹、培养皿、注射器、丝线等。试剂：台氏液、0.001％氯乙酰胆碱溶液、0.01％盐酸肾上腺素溶液、0.5％硫酸阿托品溶液。动物：家兔1只，雌雄不限，体重2～2.5kg。

【方法】

(1) 安装调试实验装置　安装恒温平滑肌槽并调试好BL-420生物信号采集与处理系统。

(2) 取材　取家兔1只，左手执其髂上部，右手握木槌向其枕骨部猛击致死。迅速剖腹，取十二指肠、空肠及回肠，置于盛有冷台氏液的器皿中，沿肠壁剪去肠系膜，并将肠管剪成数段，轻轻压出肠内容物，再换冷台氏液继续冲洗肠管数遍，最后将肠管剪成2～3cm的小段备用。

(3) 制备离体肠管标本　取备用兔肠一段，两端分别作穿透肠壁（单侧或双侧）的缝合结扎并留线。

(4) 联接安装离体肠管实验装置　浴槽与恒温电热器联接，恒温电热器中的水温保持在(38±0.5)℃。离体肠管标本一端用线扎于L型通气管上，放入盛有30mL台氏液的浴槽内，固定L型通气管。标本另一端用线与压力换能器相连，后者联通BL-420生物信号采集与处理系统。向浴槽内缓慢输入氧气气泡（2个/s）。

(5) 调试实验系统　打开相应软件，选择"实验/药理学专用实验/离体肠管实验（兔）；工具/坐标滚动；等等"，并正确设置参数（时间常数为直流，灵敏度3g，滤波频率10Hz，采样频率200Hz，扫描速度1s/div），显示离体肠管活动曲线，并调节基础张力至2g左右。

(6) 给药　用注射器依次向浴槽内加入下列药物，观察并记录曲线变化。需换液时，均用水温为37～38℃台氏液连冲3次（每次进液保留时间2min），再加入30mL台氏液，待曲线基本恢复且描记一段基线后，再加下一种药液。

① 记录一段正常情况下的小肠运动曲线（表3-2-5）。

② 反复冲洗三次后，加入0.001％氯乙酰胆碱溶液0.1mL，当肠管收缩显著时，立即描记小肠运动曲线（表3-2-5）。

③ 反复冲洗三次后，滴加0.5％硫酸阿托品溶液0.1mL，描记曲线变化，1min后，再滴加入0.001％氯乙酰胆碱溶液0.1mL，描记小肠运动曲线（表3-2-5）。

④ 反复冲洗三次后，滴加0.01％盐酸肾上腺素溶液0.1mL，描记小肠运动曲线（表3-2-5）。

【结果】

表3-2-5　药物对家兔离体肠肌的影响

用药顺序	剂量	肠肌肉运动曲线变化	
		收缩	松弛
正常情况	—		
0.001％氯乙酰胆碱	0.1mL		

续表

用药顺序	剂量	肠肌肉运动曲线变化	
		收缩	松弛
0.5%硫酸阿托品 ＋ 0.001%氯乙酰胆碱	0.1mL 0.1mL		
0.01%盐酸肾上腺素	0.1mL		

【注意事项】

① 实验前24h家兔禁食不禁水，以使肠腔无粪便。

② 浴槽温度控制好，保持在（38±0.5）℃，通气泡1~2个/s（气流过快会影响换能器）。调节肠肌的张力，否则均可影响肠肌的收缩功能及对药物的反应。

③ 结扎肠管两端时，切勿扎闭肠腔，否则会影响药物作用强度。

④ 给药时药液必须快速注入台氏液里，不可直接滴于肠管上或沿浴槽管壁滴下，不要碰线。

⑤ 每次待基线稳定后，再给药。给药后，标记好改变的曲线。

⑥ 每次换药前，需用台氏液洗三次。

⑦ 先打开换能器的电源，再打开电脑中的Medlab程序。

⑧ 线的松紧要适度（有一定的紧度），线不要太长，否则消耗力矩太大。

【思考题】

① 阿托品对肠肌有何作用？通过何种方式产生作用？临床上有什么意义？

② 根据本实验提示说明，使离体平滑肌保持其收缩和舒张功能需要哪些基本条件？

实验小贴士

著名的植物分类学家林奈以能够切断命运之线，掌控生死的命运女神阿特罗波斯，为一种植物命名，这就是著名的茄科植物——颠茄（*Atropa belladonna* L.）。"belladonna"是个俗称，在意大利文当中，"bella"是美丽的意思，而"donna"则是女郎，合起来就是"美丽的女郎"。因为用煮过颠茄根的水来滴眼睛的话，就可以使瞳孔扩大，眼睛就会显得很漂亮，该俗称由此得来。如果仅仅是外用，那还不足以置人于死地。要是将颠茄的根内服，其毒性极强，以至于中世纪的谋杀者纷纷用颠茄作为毒药来毒杀他人。1831年，德国药剂师曼恩开始对颠茄进行精确的研究，并从颠茄的根中分离得到一种生物碱，为其命名为阿托品。

实验十三　传出神经系统药物对血压的影响

【目的】 掌握家兔血压的测定方法。观察乙酰胆碱及肾上腺素拟似药与阻断剂对家兔血压、心率的影响及其相互作用，并判定其对受体的作用。

【原理】 传出神经系统药物激动或拮抗肾上腺能受体 α、β，引起血管收缩或舒张、心脏兴奋或者抑制，引起血压、血流动力学改变。

传出神经系统药物对血压的影响

【材料】 器材：兔台、哺乳类手术器械（粗剪刀 1 把、手术剪 1 把、眼科剪 1 把、止血钳 2 把、眼科镊 1 个、动脉夹 1 个）、压力换能器、多道生理记录仪、心电导联线、Pclab 生物信号采集系统、丝线一段、头皮针 2 个、三通阀 1 个、注射器（1mL、2mL、5mL、10mL）。试剂：含 1% 肝素的生理盐水、20% 乌拉坦、$5×10^{-5}$g/mL 肾上腺素、$5×10^{-5}$g/mL 去甲肾上腺素、$5×10^{-5}$g/mL 异丙肾上腺素、$1×10^{-5}$g/mL 和 $1×10^{-3}$g/mL 乙酰胆碱、1% 酚妥拉明、1% 阿托品、0.5% 普萘洛尔。动物：家兔 1 只，雌雄不限，体重 2.5～3.0kg。

【方法】

(1) 动物麻醉　取家兔一只，称重，耳缘静脉注射 20% 乌拉坦 5～6mL/kg 使之麻醉，保留静脉通道，仰卧固定于手术台上。

(2) 手术并安装实验装置

① 静脉通道内缓慢给予生理盐水，确保静脉通道的通畅。

② 连接压力换能器：分离一侧颈总动脉，将充满抗凝剂的动脉插管从向近心端插入颈总动脉（通过三通管与经过漏液检查的压力换能器连接。三通管是指只有 1 个方向不通，其余 3 个方向互通。灌注传导液充满整个系统，驱净气体检查各个接点是否漏液，否则血倒灌而堵塞系统；推进后用手指堵住插管接口施加压力以检查是否漏液），结扎固定。压力换能器连于除 1 之外的通道（2 或 3 或 4 通道），并在电脑上选择对应通道。

③ 点击采样，并进行参数设置。压力：纵向放缩 125mV/div；2.000s/div（时间单位）。观察正常血压图。待血压平稳后，即按下列顺序由静脉插管注入药物，每次给药后输入 1mL 生理盐水，使头皮针内的药液全部进入家兔体内。

(3) 给药　先记录正常条件下的平稳血压，然后按下列顺序静脉注射给药，每次给药前后记录血压、心率，观察其变化情况。

① 拟肾上腺素药作用的比较

0.2mL/kg 肾上腺素（α、β 受体激动剂，$5×10^{-5}$g/mL）；

0.2mL/kg 甲肾上腺素（α 受体激动剂，$5×10^{-5}$g/mL）；

0.2mL/kg 异丙肾上腺素（β 受体激动剂，$5×10^{-5}$g/mL，缓注以防血压过度降低）。

② 观察 α 受体阻断药对拟肾上腺素剂作用的影响

0.2mL/kg 1% 酚妥拉明；

0.2mL/kg 肾上腺素（α、β 受体激动剂，$5×10^{-5}$g/mL）；

0.2mL/kg 去甲肾上腺素（α 受体激动剂，$5×10^{-5}$g/mL）；

0.2mL/kg 异丙肾上腺素（β 受体激动剂，$5×10^{-5}$g/mL）。

③ 观察 β 受体阻断剂对拟肾上腺素药作用的影响

1mL/kg 0.5% 普萘洛尔

0.2mL/kg 肾上腺素（α、β受体激动剂，5×10^{-5}g/mL）；

0.2mL/kg 去甲肾上腺素（α受体激动剂，5×10^{-5}g/mL）。

异丙肾上腺素（β受体激动剂，5×10^{-5}g/mL，缓注以防血压过度降低）。

④ 观察拟胆碱药及 M 受体阻断剂对血压的影响

0.2mL/kg 乙酰胆碱 1×10^{-5}g/mL；

0.2mL/kg 1％阿托品＋0.2mL/kg 乙酰胆碱 1×10^{-5}g/mL；

0.2mL/kg 1％阿托品＋1.5mL/kg 乙酰胆碱 1×10^{-3}g/mL。

【结果】 从系统中下载血压曲线，标明所给药物的名称和剂量，分析各药物的相互作用，解释给药后出现的各种生理现象变化。

【注意事项】

① 本实验各组给药顺序都有一定注意，切勿随意更改。

② 分离颈总动脉时，不要用锐器，以免损伤、出血。动物手术操作好、出血少、动脉插管顺利、血压换能器和多道生理记录仪的正确使用是做好本实验的关键。

③ 酚妥拉明是α受体阻断剂，为了观察肾上腺素升压作用的翻转，如一次给药无效，可再给一次，使α受体受到明显的阻断，以便显效。

④ 动脉插管前，要先用肝素生理盐水液充满压力换能器，然后再插管。使用三通管时，要先用肝素冲，以保证管道通畅；并注意要把气泡排空。

⑤ 压力换能器的位置与动物心脏要保持同一水平。每次待曲线正常后，再给药；给药后，标记好改变的曲线。

【思考题】

① 肾上腺素的α、β样作用对血压的影响如何？如何解释它引起的血压先升后降现象？

② 试比较肾上腺素、去甲肾上腺素、异丙肾上腺素对心血管系统作用的异同点。

③ 从本实验的结果论述乙酰胆碱的 M、N 样作用的表现。

④ 依据本实验结果说明乙酰胆碱与阿托品的拮抗作用。

实验小贴士

心脏停搏又称心脏性猝死，是指各种原因引起的心脏突然停止跳动，有效泵血功能消失，引起全身严重缺氧缺血。心脏停搏时的心脏电活动大多是心室纤颤，少数为室性心动过速。心脏停搏最重要的急救措施是国际规范化心肺脑复苏术。使用的主要药物有肾上腺素、利多卡因、碳酸氢钠、血管收缩药、血管舒张药和其他心脏兴奋剂等。其中肾上腺素是目前被公认为最有效且被广泛用于抢救心脏骤停患者的首选药，配合利多卡因消除心室纤颤或室性心动过速，再合用阿托品可解除迷走神经对心脏的抑制，上述三者合称为抢救心脏停搏的"新三联"用药，静脉给药的同时，可行心外按摩、挤压，形成人为的血液循环，促进药物通过血液循环到达心肌而发挥药效。

（刘竞天）

第三节 中枢神经系统药物实验

人体和高等动物的生理功能主要依赖神经和内分泌（体液）两大系统进行调节。其中，中枢神经系统（central nervous system，CNS）起主导和协调作用，以维持内环境的稳定和对环境变化做出即时反应。中枢神经系统包括位于椎管内的脊髓和位于颅腔内的脑，是神经系统的主要组成组分。中枢神经系统内含有大量神经元，神经元间有多种形式的突触联系，并由多种神经递质传递信息，通过激活相应的受体与离子通道和逐级放大的细胞内信号转导通路相偶联，从而介导复杂的调节功能。神经递质由神经末梢释放，作用于突触后膜受体，导致离子通道开放，并形成兴奋性突触后电位或抑制性突触后电位。中枢神经递质包括乙酰胆碱（acetylcholine，ACh）、去甲肾上腺素（noradrenaline，NA）、多巴胺（dopamine，DA）等，也包括 P 物质、阿片肽、谷氨酸、γ-氨基丁酸（γ-aminobutyric acid，GABA）等。中枢神经系统功能虽然非常复杂，但就其功能水平而言，不外乎兴奋和抑制。因此可以将作用于中枢神经系统的药物分为两大类，即中枢兴奋药和中枢抑制药。中枢神经兴奋时，其兴奋性自弱到强表现为失眠、不安、幻觉、妄想、躁狂、惊厥等；中枢抑制则表现为镇静、抑郁、睡眠、昏迷等。药物可对中枢某种特殊功能产生选择性作用，如镇痛、抗精神病、解热等。虽然不同的中枢神经系统药物的作用机制各异，但几乎所有的中枢神经系统药物都以神经元传递信息的突触作为靶点，通过影响神经元间信息传递改变中枢神经系统的功能，产生药理作用，如影响递质的合成、储存、释放和灭活过程，或者直接激动或阻断受体等。

中枢神经系统药物包括全身麻醉药、镇静催眠药、镇痛药、抗癫痫和抗惊厥药、抗精神失常药、中枢兴奋药等。目前，考察药物对中枢神经系统的作用可通过在体实验，也可以利用离体器官或者细胞实验。整体实验中，常选用的动物有家兔、大鼠、小鼠。例如，经电刺激或尼可刹米等中枢兴奋药物可诱发小鼠惊厥，而中枢抑制药如地西泮、戊巴比妥钠等具有抗惊厥作用；抗精神失常药氯丙嗪可干扰体温调节中枢，致使小鼠体温随环境而变化，而解热镇痛药阿司匹林可减少体温调节中枢前列腺素（prostaglandin，PG）释放，从而降低体温。本节主要通过在体实验，建立疼痛、呼吸抑制、惊厥等模型，对作用于中枢神经系统的药物进行药理作用的验证。

实验十四 药物对动物自发活动的影响

【目的】 了解镇静催眠药物的筛选方法及地西泮的中枢抑制作用。

【原理】 自发活动是动物的生理特征，自发活动的多少往往表现其中枢兴奋或抑制作用状态。镇静催眠药等中枢抑制药均可明显减少小鼠的自发活动。自发活动减少的程度与中枢抑制药的作用强度成正比。

【材料】 器材：小鼠自主活动仪、注射器、动物秤。试剂：0.05%地西泮溶液、生理盐水。动物：小鼠6只，雌雄不限，体重18～22g。

【方法】 取活动度相近的小鼠6只，随机分为2组，编号，称重。将甲组小鼠置于小鼠自主活动仪的盒内，使其适应环境约5min。然后开始计时，观察并记录5min后数码管上显示的数字，作为给药前的对照值。将小鼠取出，腹腔注射0.05%地西泮0.1mg/10g（体重）。给药后30min、45min将小鼠放回盒内，按上述方法记录活动量1次。

将乙组小鼠先按上法测试5min内的自发活动计数，然后腹腔注射生理盐水0.2mL/10g，同样观察并记录30min、45min的活动情况，与甲组小鼠作比较。并按下列公式分别计算给药组30min、45min自发活动抑制率。

$$自发活动抑制率=\frac{对照组活动次数-给药组活动次数}{对照组活动次数}\times100\%$$

【结果】 将观察结果记录于表3-3-1。

表 3-3-1　地西泮对小鼠自发活动的影响

鼠号	体重	药物及剂量	5min 内活动次数（活动+站立）		
			给药前	给药后 30min	给药后 45min
1					
2					
3					
4					
5					
6					

【注意事项】

① 本实验对环境要求严格，需要环境特别安静，有条件者可在隔音室内进行，避免声、光等刺激，室温宜在20～25℃。

② 动物活动与饮食条件、昼夜及生活环境等有密切关系，观察自发活动最好多方面条件相近。

③ 动物宜事先禁食12h，以增加觅食活动。

④ 捉拿小鼠时动作宜轻柔，避免过度刺激引起小鼠活动增多而影响实验结果。

【思考题】

① 用本方法测定小鼠自发活动应注意哪些问题？

② 测定动物自发活动适用于哪些药物的评价？其原理是什么？

实验小贴士

睡眠是人类重要的生理过程，由慢波睡眠和快波睡眠2个时相组成：①慢波相又称非快速眼动睡眠（NREMS）。由浅入深可分为嗜睡期、浅睡期、中度睡眠期、熟睡期4个时期。一般持续60～90min。②快波相又称快速眼动睡眠（REMS）。此相眼球快速运动，各种感觉功能进一步减退，难以唤醒，肌张力、腱反射降低，此相睡眠程度最深。一般持续25min。两个时相交替出现，形成睡眠周期，对于恢复躯体的疲劳十分重要。

实验十五 镇痛药的镇痛作用——尾闪法

【目的】 学习光热疼痛动物模型的建立方法,观察吗啡的镇痛效应。

【原理】 鼠尾光热测痛实验,又称尾闪实验,是一种用热作刺激的急性伤害性知觉疼痛的实验。用小型聚光灯产生一定强度的光束,通过透镜聚焦照射大鼠尾巴,使鼠尾局部升温产生疼痛,当超过动物忍耐的痛阈时动物就产生有效的甩尾逃避,以大鼠的甩尾潜伏期作为痛反应指标来评价镇痛药的镇痛效应。

【材料】 器材:电子秤、辐射热测痛仪、大鼠固定筒、秒表或计时器、注射器。试剂:1‰盐酸吗啡溶液、生理盐水。动物:大鼠4只,雌雄不限,200~250g。

【方法】

① 取大鼠4只,随机分为2组,分别称重、标记。

② 将大鼠装入特制的固定筒内,尾部暴露于外,实验前先用75%乙醇擦净鼠尾,墨汁涂于尾部的下1/3处作为光刺激点的标志,调节固定辐射热测痛仪的焦距,并在聚焦的鼠台挡板上作一标记。测痛时,使鼠尾的光刺激点标记与挡板上标记对映重合,使测痛的鼠尾部位对准透镜焦点,稍待动物安静后即可进行致痛实验。

③ 启动发热光源,开始用秒表或计时器计时,从照射开始到甩尾反应的潜伏期(tail-flick latency,TFL)作为痛阈。调整光源的强度,使大多数大鼠的TFL在3~4s,如果没有躲避反射,则把实验终止时间设定为10s或以TFL升高150%为限,以免皮肤烫伤。实验开始时先测3次,每次间隔5min,取其均值为基础痛阈(基础TFL)。

④ 甲组按2mg/kg皮下注射盐酸吗啡溶液,乙组注射等量生理盐水。在给药后15min、30min及60min时,测试TFL,以观察药物镇痛的时效关系。

【结果】 记录各大鼠的TFL,按式(3-1)计算最大镇痛效应百分率,或式(3-2)计算痛阈提高率,评定药物镇痛强度。将结果汇总于表3-3-2。

$$最大镇痛效应百分率 = \frac{给药后 TFL - 基础 TFL}{光照截止时间 - 基础 TFL} \times 100\% \qquad (3-1)$$

$$痛阈提高率 = \frac{给药后 TFL - 基础 TFL}{基础 TFL} \times 100\% \qquad (3-2)$$

式(3-1)主要考虑了光照截止时间固定为某一数值(如10s)对镇痛效应计算的影响。若每一动物光照截止时间取该动物基础TFL的2倍进行实验,则式(3-1)转化为式(3-2)。

表3-3-2 吗啡对大鼠光热甩尾反应的影响

分组	编号	体重/g	基础 TFL/s	给药后 TFL/s			最大镇痛效应百分率或痛阈提高率/%		
				15min	30min	60min	15min	30min	60min
甲	1								
	2								

续表

分组	编号	体重/g	基础TFL/s	给药后TFL/s			最大镇痛效应百分率或痛阈提高率/%		
				15min	30min	60min	15min	30min	60min
乙	3								
	4								

【注意事项】

① 光热刺激鼠尾法，常选用尾部的下1/3处作为测痛点，但反复连续测定时，须将测痛部位稍加挪动，防止局部烫伤而影响测痛结果。测定次数亦不宜过多。

② 由于鼠尾表面积很大，易于散热，因此给药前鼠尾温度应同室温相近。若室温明显改变时，尾温发生相应变化，随着尾温的升高，则甩尾阈值降低。故实验时一般将室温保持在（20±1）℃。

③ 剔除基础痛阈少于2s或大于10s的反应过敏或迟钝动物。

【思考题】

吗啡为何种镇痛药？其镇痛的机制和特点是怎样的？

实验小贴士

尾闪试验也叫鼠尾光照测痛实验，是一种用热作刺激的急性伤害性知觉疼痛的实验，即用热刺激动物（鼠类）的尾巴，当其尾部受到伤害性刺激时会产生明显的躲避反应，这是一种脊髓的屈曲反射。该疼痛模型最早由D'Amour和Smith在1941年描述，它可测试轻度麻醉的动物而且不受动物运动协调性的影响，因而比热板试验具有一定的优越性。但是尾闪试验的尾巴温度可能会影响实验结果，容易造成假阳性或假阴性，试验最终的行为反应可能也较为复杂（如舔其后爪）。光热法仪器装置简单，反应灵敏，重复性好。本法适于筛选麻醉性镇痛药，对弱效镇痛药如阿司匹林用本法实验则出现阴性结果。光热法中以大鼠甩尾法比较灵敏，反应恒定，操作方便，故使用最多。但由于甩尾反应纯粹是一种脊髓反射，因此骨骼肌松弛药也会出现阳性结果，应加以注意。

实验十六　镇痛药的镇痛作用——热板法

【目的】 学习利用热板法建立小鼠疼痛模型的方法，观察吗啡的镇痛作用。

【原理】 各种伤害如热刺激引起的疼痛性刺激，通过感觉纤维传入脊髓，最后到达大脑皮层感觉区而引起疼痛。中枢性镇痛药如吗啡等通过抑制或减少痛觉的传入而达到镇痛作用。本实验属于热刺激致痛模型。小鼠的足底无毛，皮肤裸露，将小鼠放在预热至（55±0.5）℃的热板上，其舔后足现象可作为出现疼痛反应的指标。以产生疼痛反应的潜伏期为痛阈值，通过测定给药前后痛阈值的变化，可用于评价药物的镇痛作用。

【材料】 器材：智能热板仪、注射器、动物秤、秒表。试剂：1％盐酸吗啡溶液、苦味酸、生理盐水。实验动物：小鼠6只，体重18～22g，雌性。

【方法】

① 动物的筛选：将热板温度调至（55±0.5）℃，将小鼠放置于热板上至出现舔后足或抬后足并回头为止，此段时间作为该鼠的正常痛阈值（即基础痛阈值）。共测2次，每次间隔5min。凡平均时间小于5s、大于30s或跳跃者则弃之不用。记录预选合格小鼠的正常痛阈值。

② 分组及给药：取预选合格小鼠6只，随机分为2组，每组3只。第一组腹腔注射生理盐水0.1mL/10g；第二组腹腔注射0.1％盐酸吗啡0.1mL/10g。

③ 测定给药后的痛阈：分别于各组小鼠给药后的第15min、30min、60min和90min逐一测定其痛阈值。如60s内仍无舔后足反应者，应立即取出，以免烫伤，痛阈以60s计。

【结果】 按下列公式计算痛阈提高百分率。将给药前后各组小鼠痛阈值的平均值和痛阈提高百分率填入表3-3-3。

$$痛阈提高百分率 = \frac{给药后痛阈值均值 - 给药前痛阈均值}{给药前痛阈均值} \times 100\%$$

表 3-3-3　吗啡对小鼠热板法致痛的影响

组别	给药前平均痛阈值/s	给药后平均痛阈值/s				痛阈提高百分率/%			
		15min	30min	60min	90min	15min	30min	60min	90min
生理盐水									
吗啡									

【注意事项】

① 热板法个体差异大，动物实验应预先筛选，一般以疼痛反应在30s以内为敏感鼠，可供实验用。一旦小鼠出现典型的痛反应后立即从热板仪上拿走，用药后如60s内没有反应的也应拿走，以免造成烫伤。

② 本实验需选用雌性小鼠。雄性小鼠遇热时睾丸易下垂，阴囊触及热板而致反应过敏，影响结果。

③ 本实验受室温影响较大，以15～20℃为宜。

④ 热板温度应准确保持在（55±0.5）℃。温度过低，小鼠反应迟钝；温度过高，反应敏感，易产生跳跃反应。

⑤ 正常小鼠一般放到受热平板上10～15s内出现不安、举前肢、舔前足、踢后肢、跳跃等现象，但这些动作均不作为痛指标，只有舔后足才作为疼痛的指标。

实验小贴士

药物镇痛作用筛选的致痛方法有物理（光、热、机械）和化学方法，其中的扭体法和热板法为常用的药物镇痛作用的筛选实验方法。扭体法常作为药物外周镇痛作用的经典筛选实验方法，本方法敏感、简便、重现性好，多用于解热镇痛药物的筛选。热板法常作为药物具有中枢镇痛作用的实验方法，主要用于筛选麻醉性镇痛药，并不适用于筛选解热镇痛药，且热板法装置简便、对小鼠损伤小、实验动物可反复利用。

【思考题】
① 试述吗啡的作用及临床应用。
② 简述吗啡的临床不良反应。

实验十七 镇痛药的镇痛作用——扭体法

【目的】 学习化学刺激动物疼痛模型的建立方法，观察吗啡（或哌替啶）、阿司匹林的镇痛作用。

【原理】 常用的镇痛药物包括中枢性镇痛药和解热镇痛药。中枢性镇痛药通过激动中枢阿片受体，阻止痛觉冲动向脑内传递；解热镇痛药的镇痛作用机制主要是抑制局部前列腺素合成，减轻某些疼痛的产生。两类药物作用机制不同，镇痛强度和作用特点也明显不同。本实验属化学刺激致痛模型。将乙酸等化学刺激物质注入小鼠腹腔内，刺激脏层和壁腹膜，引起深部的、大面积而持久的炎性疼痛，致使小鼠产生扭体反应，表现为腹部内凹，躯干与后肢伸展，臀部高起等。该反应在注射后15min内出现频率高，故以注射后15min内发生的扭体次数或发生反应的小鼠数为疼痛定量指标，以此评价药物的镇痛作用。

【材料】 器材：动物秤、1mL注射器、鼠笼。试剂：0.1%盐酸吗啡或0.4%盐酸哌替啶、1%阿司匹林、6%乙酸溶液、生理盐水、3%苦味酸溶液。动物：小鼠6只，体重18～22g，雌雄不限。

【方法】 取小白鼠6只，随机分为3组，每组2只，称重、编号。第一组腹腔注射生理盐水0.1mL/10g；第二组腹腔注射0.1%盐酸吗啡或0.4%盐酸哌替啶0.1mL/10g；第三组腹腔注射1%阿司匹林0.1mL/10g。给药30min后，各鼠均腹腔注射0.6%乙酸溶液0.2mL/只，观察并记录腹腔注射乙酸溶液后15min内各小鼠产生扭体反应的次数。

【结果】 汇总各组实验结果，记于表3-3-4，并按下式计算药物镇痛百分率。

$$镇痛百分率=\frac{对照组平均扭体次数-给药组平均扭体次数}{对照组平均扭体次数}\times100\%$$

表3-3-4 药物对乙酸所致小鼠扭体反应的影响

组别	鼠号	体重/g	首次扭体出现时间/min	平均扭体次数/(次数/15min)	镇痛百分率/%
生理盐水	1				
	2				

续表

组别	鼠号	体重/g	首次扭体出现时间/min	平均扭体次数/(次数/15min)	镇痛百分率/%
吗啡（或哌替啶）	3				
	4				
阿司匹林	5				
	6				

【注意事项】

① 0.6%乙酸溶液需现用现配，装于密闭容器中，以免挥发后浓度不准。

② 本实验也可以用酒石酸锑钾溶液代替乙酸溶液，但必须新鲜配制，放置过久易致作用减弱。

③ 小鼠的体重会影响到扭体反应的次数，体重过轻，扭体反应出现率亦低，要求体重均匀，在18～22g。

④ 室温在20℃为宜，当室温过低时，小鼠的扭体反应次数会减少。

⑤ 因动物导致扭体反应次数个体差异较大，因此，实验时动物数量越多，结果越可靠。

【思考题】 联系实验结果，比较吗啡（或哌替啶）与阿司匹林的镇痛作用机制、特点及临床应用。

实验十八 吗啡的呼吸抑制作用及其解救

【目的】 观察尼可刹米对吗啡所致呼吸抑制的解救作用，联系其临床应用。

【原理】 治疗量的吗啡可激动延髓呼吸中枢的阿片受体，降低呼吸中枢对CO_2的敏感性，使呼吸频率减慢、潮气量降低、每分通气量减少。随着剂量增大，呼吸抑制作用增强，呼吸麻痹是吗啡中毒致死的主要原因。尼可刹米为呼吸兴奋药，能直接兴奋延髓呼吸中枢，提高呼吸中枢对CO_2的敏感性，还能刺激颈动脉体化学感受器，反射性兴奋呼吸中枢，对吗啡引起的呼吸抑制效果好。

吗啡的呼吸抑制作用及其抢救

【材料】 器材：生物信号采集处理系统、兔手术台、呼吸换能器、保护电极、Y型气管插管、纱布、乳胶管、注射器（1mL、20mL）、哺乳类动物手术器械一套。试剂：30g/L戊巴比妥钠溶液（或200g/L氨基甲酸乙酯溶液）、10g/L盐酸吗啡溶液、100g/L尼可刹米溶液、生理盐水、液体石蜡。动物：家兔，体重2～3kg，雌雄兼用。

【方法】

① 实验系统参数设置：连接流量头与气管插管，流量头连接呼吸换能器，换能器输出线接生物信号采集处理系统第1通道。点击"实验"菜单，选择"呼吸运动调节"，仪器参数为第1通道时间常数为直流，滤波频率30Hz，灵敏度50～100mL/s，采样频

率 800Hz，扫描速度 1s/div，连续单刺激方式，刺激强度 5～10V，刺激波宽 2ms，刺激频率 30Hz。

② 动物准备：将家兔称重后置于兔固定箱内，取鼻插管一端涂以液体石蜡，慢慢插入家兔一侧鼻孔，鼻插管另一端与呼吸换能器相连，调节鼻插管插入角度与深度，使呼吸曲线有明显波动。用胶布固定鼻插管。

③ 实验观察记录正常呼吸曲线后，由耳缘静脉注射 10g/L 盐酸吗啡溶液 1～2mL/kg，观察呼吸频率及幅度。待频率明显减慢，幅度显著降低时，立即由耳缘静脉注射 100g/L 尼可刹米溶液 0.5～1mL/kg，观察并记录呼吸变化。

【结果】 将实验结果记录于表 3-3-5。

表 3-3-5　吗啡呼吸抑制的作用及其解救作用

观察项目	给药前	注射吗啡后	注射尼可刹米后
呼吸曲线			
呼吸频率/(次/min)			

【注意事项】

① 吗啡注射速度宜先快后慢，剂量应根据呼吸抑制情况调节，一旦呼吸幅度明显下降应立即停止给药。

② 尼可刹米药液应预先准备好，以便及时抢救，但注射速度不宜过快，以免引起惊厥。

【思考题】

① 尼可刹米注射剂量过大、速度过快可引起惊厥，此时可用何药解救？

② 尼可刹米对哪些原因引起的呼吸抑制效果好？

> **实验小贴士**
>
> 长期反复应用阿片类药物易产生耐受性和药物依赖性。前者是指长期用药后，中枢神经系统对其敏感性降低，需要增加剂量才能达到原来的药效；后者表现为生理依赖性，停药后出现戒断症状甚至意识丧失，患者出现病态人格，有明显强迫性觅药行为。耐受性和依赖性可能与血脑屏障对药物的通透性降低和机体产生的对抗物质有关。蓝斑核是阿片类成瘾重要的调控部位，发生戒断反应时放电频率增高。蓝斑核去甲肾上腺素能神经元的变化与吗啡成瘾及戒断症状有直接关系，吗啡戒断时，受抑制的蓝斑核突然活跃，放电增强，伴随去甲肾上腺素释放增加，导致戒断反应的发生。

实验十九　地西泮的抗惊厥作用

地西泮的抗惊厥作用

【目的】 观察地西泮的抗惊厥作用，联系其临床用途。

【原理】 惊厥系物理、化学或精神性的刺激所引发的全身骨骼肌不自主的强烈收缩，常见于小儿高热、破伤风、癫痫大发作、子痫和中枢兴奋药中毒等。惊厥动物模型的制备主要有两种，即物理方法和化学方法。物理方法是指使用电刺激、听觉刺激、光刺激等诱导惊厥发作；化学方法指应用大剂量的化学药物使动物中枢神经系统过度兴奋来引起惊厥反应，常用的药物有士的宁、尼可刹米、戊四氮、印防己毒素等。化学物质引起惊厥法操作简单，不需要特殊仪器设备。本实验采用药物诱发惊厥模型，所用的致惊厥药为中枢神经兴奋药尼可刹米，大剂量可诱发惊厥。抗惊厥药为镇静催眠药地西泮，可促进中枢 GABA 与 $GABA_A$ 受体的结合，产生超极化抑制性突触反应，从而产生抗惊厥作用。

【材料】 器材：电子秤、玻璃钟罩、注射器。试剂：2.5%尼可刹米溶液、0.5%地西泮溶液、生理盐水。动物：小鼠4只，体重18~22g，雌雄不限。

【方法】 取小鼠4只，随机分为两组，称重，编号，置于玻璃钟罩中观察小鼠正常活动。甲组腹腔注射0.5%地西泮溶液0.05mL/10g；乙组腹腔注射等量生理盐水。10min后，两组均腹腔注射2.5%尼可刹米溶液0.2mL/10g。观察有无惊厥发生（以后肢强直为惊厥指标），记录惊厥发生的潜伏期（给予尼可刹米后出现第一次阵挛性惊厥发作的时间）、惊厥持续时间和小鼠死亡时间。实验观察时间为30min。

【结果】 将实验结果记录在表3-3-6中。

表 3-3-6　地西泮抗尼可刹米致小鼠惊厥作用

动物分组	编号	惊厥潜伏期/min	惊厥持续时间/min	死亡时间/min
甲组	1			
	2			
乙组	3			
	4			

【注意事项】
① 给药后应保持室内安静，避免刺激实验动物。
② 腹腔注射在小鼠下腹部，切勿进针过深损伤内脏，否则小鼠可能因内脏出血而死，影响实验进行。

【思考题】
① 尼可刹米过量易引起惊厥，为什么？
② 地西泮抗惊厥的主要机制是什么？

实验小贴士

小鼠腹腔注射要点：①左手固定小鼠，呈头低腹高位；②针尖与皮肤呈45°夹角，在左或右侧下腹部进针，针尖刺入腹腔时应有落空感；③进针后可略抽回针头2mm，贴着腹腔壁轻轻推液；④注射结束后，不宜太快抽回针头，否则漏液过多，对于小剂量的注射影响较大。

实验二十　苯妥英钠与苯巴比妥钠的抗惊厥作用

【目的】　学习电刺激致惊厥动物模型的建立方法，观察苯妥英钠和苯巴比妥钠对电惊厥的保护作用。

【原理】　以超强电刺激动物头部，可诱导动物产生全身强直性惊厥，呈现前肢屈曲、后肢伸直类似癫痫大发作的表现，可作为抗癫痫的动物模型，常用于抗癫痫药物的筛选实验或用于已知抗癫痫药物的对比实验。苯妥英钠为常用的抗癫痫药，临床主要用于癫痫局限性发作和癫痫大发作，可治疗癫痫持续状态。苯巴比妥钠为镇静催眠药，同时具有较强的抗惊厥作用；临床上主要用于治疗癫痫局限性发作、癫痫大发作及癫痫持续状态。本实验制作电惊厥动物模型，观察苯妥英钠和苯巴比妥钠对电惊厥的保护作用。

【材料】　器材：电刺激仪、电子秤、注射器。试剂：生理盐水、0.5%苯妥英钠溶液、0.5%苯巴比妥钠溶液。动物：小鼠，体重18～22g，雌雄不限。

【方法】

①实验参数设置和动物筛选：设置电刺激仪参数为电惊厥模式，单次，8Hz，80V。将输出电刺激的鳄鱼夹用生理盐水蘸湿，分别夹在小鼠双耳上（或一端夹住小鼠双耳间皮肤，另一端夹住下颌皮肤）。启动电刺激，当小鼠出现前肢屈曲、后肢伸直的惊厥反应时，立即停止电刺激，记录电刺激参数及刺激时间作为惊厥阈值。若未能诱发惊厥反应，可将参数设置为8Hz，100V或4Hz，80V再测试。小鼠出现惊厥反应的为模型合格动物，用于本实验的药物效应观察。

②分组：用上述方法筛选9只合格小鼠，称重，标记。将小鼠按照刺激参数强弱排序配对。随机分为3组（生理盐水、苯妥英钠、苯巴比妥钠组），每组3只。

③给药：分别腹腔注射0.5%苯妥英钠、0.5%苯巴比妥钠及生理盐水，给药量均为0.15mL/10g，记录给药时间。

④观察：给药后40min，观察动物活动情况，并使用给药前相同刺激参数，再次电刺激小鼠，观察并记录各鼠是否出现惊厥反应。逐渐增大电压，直至小鼠出现强直性惊厥，测出给药后的惊厥阈值。

【结果】　整理实验结果，按表3-3-7记录实验结果，并进行统计学处理，比较给药前后三组间的惊厥阈值是否有差异。

表3-3-7　苯妥英钠和苯巴比妥钠的抗电惊厥作用

动物分组	动物编号	给药前惊厥阈电压/V	给药后惊厥阈电压/V	惊厥反应出现情况
生理盐水	1			
	2			
	3			
苯妥英钠	4			
	5			
	6			

续表

动物分组	动物编号	给药前惊厥阈电压/V	给药后惊厥阈电压/V	惊厥反应出现情况
苯巴比妥钠	7			
	8			
	9			

【注意事项】

① 引起惊厥的刺激电流参数，因动物的个体差异，需要通过实验而测得，以避免电刺激过大而造成动物死亡。

② 夹住两鼠耳的鳄鱼夹严防短路，以免引起刺激器的损坏。

③ 动物惊厥发生后，应立即断电，并迅速用洗耳球对着小鼠口鼻吹气，辅助呼吸，以防止小鼠因窒息死亡。

④ 对动物进行超强电刺激时，人体切勿接触动物，以保安全。在刺激完毕后，一定要调回至电压最低处，以免发生事故。

【思考题】

① 从用药后动物活动改变情况及电刺激后的反应，比较苯巴比妥钠与苯妥英钠作用的特点。

② 目前抗惊厥药物共有哪些种类？各种药物在临床应用上有何异同？

实验小贴士

惊厥是由中枢神经系统过度兴奋而引起的骨骼肌不自主和不协调的抽搐。常用电刺激或声刺激等引起的实验性惊厥来筛选抗癫痫药。目前广泛应用的电惊厥法有最大电休克发作和精神运动性发作两种方法。最大电休克发作被认为是很好的癫痫大发作实验模型，因此本法主要是用来筛选抗大发作药物。

实验二十一　氯丙嗪的降温作用

【目的】　了解发热动物模型的制备及筛选方法，观察氯丙嗪对体温的作用特点。

【原理】　恒温动物具有完善的体温调节机制。当外界环境温度改变时，下丘脑的体温调节中枢通过调节产热和散热过程维持体温的相对恒定。氯丙嗪能阻断体温调节中枢的多巴胺受体，抑制调节中枢而使体温调节失灵，使体温随着外界环境温度的改变而变化。氯丙嗪不仅能降低发热小鼠的体温，配合物理降温，还能降低正常小鼠的体温。当外界环境温度低于机体正常体温时，可使实验动物的体温降到正常水平以下。因此，测定不同环境下正常及发热小鼠的体温，可观察其对体温的调节作用。

【材料】　器材：注射器、肛温表、动物秤、冰箱。试剂：0.03％氯丙嗪溶液、生理盐水、液体石蜡（或凡士林）、1％的2,4-二硝基苯酚。动物：小鼠，体重18～22g，雌雄不限。

【方法】

① 测量基础体温：取小鼠若干，编号，左手固定小鼠，翻转使其腹部朝上。将肛温表的水银柱甩到35℃以下，末端涂少许液体石蜡（或凡士林），插入小鼠肛门（深度约0.5cm，水银头端完全进入即可），3min后取出，记录肛温表读数。挑选出体温介于36.6～38.3℃的合格小鼠。

② 发热模型的制作：选体温合格的正常小鼠至少10只，背部皮下注射1％2,4-二硝基苯酚0.03mL/10g，分别于给药后0.5h、1h和1.5h测量其体温，挑选升温较显著的动物进行下一步实验。

③ 氯丙嗪对发热小鼠体温的影响：取升温动物6只，按体温随机分配至氯丙嗪组及生理盐水组，每组3只；分别腹腔注射0.03％氯丙嗪溶液0.1mL/10g和等量生理盐水。将两组动物按体温相近程度两两匹配，分别置于3种不同温度的环境（40℃干燥箱、室温和－5℃冰柜）中。分别于0.5h和1h后各测体温1次，观察给药前后不同时间小鼠的体温变化。

④ 氯丙嗪对正常小鼠体温的影响：取正常体温小白鼠6只，分为2组，分别腹腔注射0.03％氯丙嗪溶液0.1mL/10g和等量生理盐水。如上操作，分别置于40℃干燥箱、室温和－5℃冰柜中。于0.5h和1h后各测体温1次，比较给药前后不同时间小鼠的体温变化。

【结果】 将实验结果填入表3-3-8和表3-3-9。

表3-3-8 氯丙嗪对发热小鼠体温的影响

环境	氯丙嗪组			生理盐水组		
	0h	0.5h	1.5h	0h	0.5h	1.5h
高温						
室温						
低温						

表3-3-9 氯丙嗪对正常小鼠体温的影响

环境	氯丙嗪组			生理盐水组		
	0h	0.5h	1.5h	0h	0.5h	1.5h
高温						
室温						
低温						

【注意事项】

① 每次测定体温前，必须将肛温计甩至35℃以下，也可用电子体温计测定。

② 测定体温时，肛温计插入肛门的深度和时间应一致。

③ 小鼠的正常体温一般为36.6～38.3℃。

【思考题】 结合实验结果，试述氯丙嗪降温的作用机制、特点及临床意义。

（田冲冲）

第四节　局部麻醉药物实验

局部麻醉药简称局麻药，是一类能在用药的局部可逆性地阻断神经冲动的产生和传导，在意识清醒状态下，使局部感觉特别是痛觉暂时消失，利于手术的药物。局麻作用消失后，局部神经传导功能恢复正常，同时对各类组织无损伤性影响。局麻药低浓度时能阻断无髓鞘感觉神经、无髓鞘自主神经节后纤维冲动的产生和传导，较高浓度时对有髓鞘感觉神经、运动神经和中枢神经均有阻断作用。

如果局麻药从给药部位吸收入血或意外注入血管内，达到一定浓度时可产生全身作用，具体表现为对中枢神经系统的作用是先兴奋后抑制。局麻药被吸收后，首先抑制中枢抑制性神经元，出现中枢兴奋，表现为眩晕、烦躁不安、肌肉震颤等，进而可发展为神志错乱及惊厥；随后再抑制中枢兴奋性神经元，引起中枢神经系统广泛抑制，可导致昏迷、心脏骤停、呼吸麻痹，严重者可因呼吸衰竭而死亡。故中毒时应注意维持呼吸。

实验二十二　盐酸普鲁卡因的传导麻醉作用

【目的】 观察盐酸普鲁卡因的传导麻醉作用，了解其临床用途。

【原理】 将局部麻醉药注入神经干或神经干丛周围组织，阻断神经冲动传导，使用药局部组织痛觉消失。

【材料】 器材：毁髓针、压板、蛙腿夹、计时器、丝线、手术剪、铁支架、双面夹、铁夹、小烧杯、玻璃分针、脱脂棉。试剂：2%盐酸普鲁卡因溶液、0.5%盐酸溶液。动物：青蛙或蟾蜍1只。

【方法】 取青蛙或蟾蜍1只，用毁髓针从枕骨大孔刺入向上破坏大脑。俯卧位固定于蛙板上，纵向剪开右侧股部皮肤，在股二头肌与半膜肌之间的沟内分离出坐骨神经，穿一细线备用。用铁夹夹住下颌，悬挂在铁支架上。分别将两足趾浸入盛有0.5%盐酸溶液的小烧杯中，观察左右后肢的屈反射并记录反射时间（从足趾浸入盐酸溶液到开始缩腿所需时间），出现反应后立即用清水洗去足趾上的盐酸溶液。

轻轻提起穿在右侧神经干下的细线，在其下垫一小玻璃纸，将神经干与周围肌肉隔开，然后用一条细棉布包住坐骨神经，在棉布上滴几滴2%盐酸普鲁卡因溶液，5~6min后，再将两足趾分别浸入盐酸溶液中，测定并记录两后肢屈反射时间。

【结果】 将观察结果记录于表3-4-1。

表 3-4-1　普鲁卡因的传导麻醉作用

药物	后肢	用药后屈反射时间/s
未用药	左	
	右	
盐酸普鲁卡因	左	
	右	

【注意事项】

① 用清水洗去足趾上盐酸溶液时，应用干纱布将足趾上的水擦干。

② 将后肢浸入盐酸溶液时，应将整个趾蹼浸入，浸入面积每次应一致。

③ 注意本实验中蟾蜍或青蛙只破坏大脑，不要破坏脊髓。

【思考题】

① 盐酸普鲁卡因局麻作用的特点及临床应用是什么？

② 什么是传导麻醉？具有传导麻醉作用的药物有哪些？

实验二十三　局部麻醉药的毒性作用比较

【目的】　比较普鲁卡因与丁卡因的毒性。

【原理】　普鲁卡因与丁卡因均为局麻药。普鲁卡因对黏膜的穿透力弱，一般不作表面麻醉，主要用于浸润麻醉。丁卡因穿透力及麻醉作用均比普鲁卡因强，且作用持久，主要用于表面麻醉。但丁卡因毒性大，为普鲁卡因的10倍，故一般不用于浸润麻醉，误注入血液中可能导致死亡。

【材料】　器材：1mL 注射器、针头、铁丝笼、天平。试剂：1%普鲁卡因溶液、1%丁卡因溶液。动物：小鼠2只，18～22g，雌雄不限。

【方法】　取大小相近两只小鼠，称其体重，观察正常反应，分别腹腔注射1%普鲁卡因溶液和1%丁卡因溶液各0.05mL/10g（体重），观察两鼠反应，兴奋、惊厥、昏迷、呼吸抑制等，并记录发生反应的时间。

【结果】　将观察结果记录于表 3-4-2。

表 3-4-2　局部麻醉药的毒性作用比较

动物	药品	记录现象
甲	1%普鲁卡因溶液	
乙	1%丁卡因溶液	

【注意事项】

① 捉拿小鼠时，注意捉拿手法，防止被小鼠咬伤。

② 选取参与实验的小鼠体重不宜差距过大。

【思考题】　普鲁卡因与丁卡因的局麻作用特点及临床应用是什么？

> **实验小贴士**
>
> **局麻药的应用范围**
>
> ① 表面麻醉：适用于鼻、口腔、喉、气管、支气管、食管、泌尿生殖道等黏膜部位的浅表手术。
>
> ② 浸润麻醉：常用于浅表小手术，如脓肿切开的小手术。
>
> ③ 传导麻醉：常用于四肢及口腔手术。
>
> ④ 蛛网膜下腔麻醉：（腰麻）适用于下腹部和下肢手术。
>
> ⑤ 硬膜外麻醉：用于颈部到下肢特别是上腹部手术。

（夏盟恺）

第五节　抗炎类药物实验

炎症是临床上常见的一种综合性病理变化，也是机体对炎性刺激的一种保护性反应，它的特征表现主要为红、肿、热、痛和功能障碍。抗炎性药物有以糖皮质激素为代表的甾体类抗炎药和非甾体类解热镇痛抗炎药（如阿司匹林、对乙酰氨基酚等）。药理实验的研究中，常通过致炎剂诱导动物、组织或细胞来制备炎症模型，以模拟人体炎症性疾病的发生与发展。致炎剂种类多、机制也各不相同，理想的致炎剂应具备精确定量、作用恒定、对炎症模型个体差异小等特点，常用的有二甲苯、醋酸等。实验性炎症模型常用哺乳动物，并根据模型差异而用不同种属的动物，如过敏性炎症多用豚鼠，足趾肿胀模型多用大鼠。本章主要以大鼠足趾肿胀、小鼠耳壳浮肿及溶血性红细胞等炎症模型制备为基础，来观察糖皮质激素类药物对它们的影响，以评价其抗炎作用。

实验二十四　地塞米松对实验大鼠足趾肿胀的影响

【目的】观察地塞米松对大鼠足趾肿胀的影响，了解地塞米松的抗炎效果。

【原理】卡拉胶是常用的致炎剂，将一定剂量注入大鼠足趾内，可引起水肿等炎症反应，通过测量肿胀部位的面积、大小等指标，可观察足趾炎症的程度。地塞米松是临床常用的长效糖皮质激素，具有抗炎、免疫抑制、抗过敏和抗休克等作用，可以抑制炎症局部的肿胀，发挥抗炎作用。

【材料】器材：动物秤、1mL和5mL注射器、灌胃针头、皮尺。试剂：0.5％地塞米松溶液、苦味酸、1％卡拉胶（无菌生理盐水配制，先溶胀，再加热溶解备用）、生理盐水。动物：SD大鼠，雄性，体重150～180g。

【方法】 取大鼠4只，称重，用苦味酸标号，随机分为甲组鼠（药物组）和乙组鼠（对照组）。用游标卡尺测量各鼠右后足趾周长作为致炎前情况（至少测量3次，取平均值），之后甲组鼠腹腔注射给予0.5%地塞米松注射液50mg/kg，乙组鼠腹腔注射给予等量的生理盐水。30min后，两组鼠右后足趾皮下注射1%卡拉胶0.1mL，测量注射0.5h、1h、2h、3h、4h、5h的足趾周长。按如下公式计算不同时间内的足趾肿胀率和抑制率。

$$足趾肿胀抑制率=\frac{对照组足趾平均周长-用药组足趾平均周长}{对照组足趾平均周长}\times100\%$$

$$足趾肿胀率=\frac{致炎后足趾平均周长-致炎前足趾平均周长}{致炎前足趾平均周长}\times100\%$$

【结果】 将致炎前与致炎后各时间点的足趾周长结果记录于表3-5-1中。

表 3-5-1 地塞米松对卡拉胶诱发大鼠足趾肿胀的影响

组别	剂量	编号	足趾周长/mm						
			致炎前	0.5h	1h	2h	3h	4h	5h
对照组（生理盐水）	—	1							
		2							
药物组（地塞米松）	50mg/kg	1							
		2							

【注意事项】
① 实验中所用的致炎剂卡拉胶，用无菌生理盐水当天配制，使用前置于4℃冰箱保存。
② 最好选用雄性大鼠，以避免雌性大鼠体内雌激素对地塞米松抗炎作用的干扰。
③ 每次测量大鼠足趾周长时，部位要固定。

【思考题】
① 卡拉胶是如何使大鼠足趾产生肿胀的？
② 地塞米松抑制大鼠足趾肿胀的机制与环节是什么？

实验小贴士

药理实验中的致炎剂有多种，包括酵母、琼脂、右旋糖酐、甲醛、鸡蛋清、酵母液等。不同致炎剂所用的浓度不同，需要给药的剂量也不同，要根据致炎剂的种类进行选择。鸡蛋清、5-羟色胺（5-HT）、组胺、缓激肽等在注入后约30分钟肿胀可达高峰，右旋糖酐1小时达高峰，消退快，属于短效致炎剂。甲醛则需要24小时才达高峰，维持约2周，属于长效致炎剂。而酵母、琼脂、卡拉胶等属于中效致炎剂，其中卡拉胶应用最广。卡拉胶常用作动物急性非特异性炎症模型的致炎剂，为聚合物，其单位为角叉双糖，由1分子D-半乳糖及1分子3,6-脱水-D-半乳糖构成。纯品为无色无定形粉末。溶于热水，部分溶于冷水。大鼠足跖注射1%卡拉胶0.05～0.1mL后，可使大鼠形成足跖非特异性炎症。

实验二十五　糖皮质激素对炎症毛细血管通透性的影响——小鼠耳片法

【目的】　观察糖皮质激素药物（氢化可的松）对二甲苯所致小鼠耳壳肿胀及毛细血管通透性的影响。

【原理】　二甲苯等致炎剂可引起局部组织毛细血管通透性增加、水肿等炎症反应。静脉注射伊文思（Evans）蓝染液后，若炎症部位染液渗出而着色，其深浅可反映毛细血管通透性的情况。使用氢化可的松等糖皮质激素类药物，若能减轻炎症部位染液着色，则反映该药物可减少毛细血管通透性、减轻组织水肿而有抗炎作用。

【材料】　器材：1mL注射器、打孔器（直径9mm）、天平。试剂：0.6%氢化可的松溶液、0.2%伊文思蓝溶液、二甲苯、生理盐水。动物：小鼠10只，雄性，体重18~22g。

【方法】　取小鼠10只，随机均匀分为两组（实验组和对照组），称重并标记。实验组小鼠腹腔注射0.6%氢化可的松溶液0.1mL/10g，对照组小鼠腹腔注射等量生理盐水。1h后两组小鼠尾静脉注射0.2%伊文思蓝溶液20mg/kg，之后将二甲苯0.05mL滴于各组小鼠右耳（左耳不滴，留作对照），记录滴二甲苯时间，同时观察各鼠耳壳的颜色变化，记录耳壳蓝染的初现时间及蓝染深度。2h后将小鼠颈椎脱臼处死，沿耳廓基部剪下两耳，用直径9mm的打孔器，分别在左、右耳的相同部位打下一圆形耳片，称取耳片重量并求出同一小鼠左右耳片重量之差作为肿胀度。然后分别汇集两组结果，比较组间差异的显著性。

【结果】　将实验结果记录于表3-5-2中。

表3-5-2　氢化可的松对二甲苯所致小鼠耳肿胀及毛细血管通透性的影响

组别	鼠号	耳片重量/mg			耳壳蓝染	
		左耳	右耳	差值	初现时间	深度（60min）
对照组	1					
	2					
	3					
	4					
	5					
药物组	1					
	2					
	3					
	4					
	5					

【注意事项】

① 二甲苯滴涂部位应一致，并与最后打耳片的部位吻合。

② 应使用锋利的打孔器。

【思考题】 分析糖皮质激素药物抗炎作用的特点和机制。

实验二十六　糖皮质激素对红细胞的保护作用

【目的】 通过氢化可的松对红细胞保护实验的观察，来验证糖皮质激素对红细胞的保护作用。

【原理】 皂素可与红细胞膜上的胆固醇结合，破坏膜的稳定性而使红细胞溶解。糖皮质激素通过抗炎作用，对细胞膜起保护作用，从而对抗溶血。

【材料】 器材：离心机、离心管、试管、试管架、吸管、滴管、量杯、注射器等。试剂：0.5%氢化可的松溶液、0.9%生理盐水、皂素溶液（或桔梗煎剂，或远志煎剂）。动物：家兔1只，雌雄不限，1.5~2kg。

【方法】

① 2%红细胞混悬液的制备：取抗凝试管1支（5或10mL均可），进行家兔心脏采血，之后加入3~4倍血量体积的生理盐水冲洗、摇匀、离心（3000r/min，10min），反复多次，直至离心后上清不见红色，之后用生理盐水配制成2%红细胞混悬液。

② 溶血实验：另取3支玻璃试管（10mL），标为甲、乙、丙，各加入2%红细胞混悬液3mL后，甲管再加生理盐水1mL，乙管加生理盐水0.5mL，丙管加0.5%氢化可的松溶液0.5mL。摇匀，放置10min后，乙、丙管各加入预摸索出浓度的有效皂素溶液0.5mL，混匀。放置10~15min，观察各管有无溶血发生。

【结果】 将观察的实验结果记录于表3-5-3中。

表3-5-3　氢化可的松对红细胞的保护作用

试管号	2%红细胞溶液/mL	生理盐水/mL	0.5%氢化可的松/mL	皂素溶液/mL	溶血现象
甲	3	1	—	—	
乙	3	0.5	—	0.5	
丙	3	—	0.5	0.5	

【注意事项】 皂素溶液最低溶血浓度约为0.0625%，桔梗煎剂最低溶血浓度约为4%，但要在实验前预试确定。

【思考题】

① 氢化可的松对红细胞保护作用的机制是什么？

② 肾上腺皮质激素对红细胞膜保护作用有何理论和实际意义？

> **实验小贴士**
>
> 最低皂素溶血浓度测定　取试管8~10支，各加入生理盐水1mL，之后往第一管加入1%皂素液1mL，混匀后吸出1mL放入第二管，摇匀，按此法逐一稀释，可

依次配制原浓度 1/2、1/4、1/8、1/16（即 0.5％、0.25％、0.125％、0.0625％、0.03125％）的皂素稀释液。另取试管 8～10 支，编号，各加入 2％红细胞混悬液 3mL，生理盐水 0.5mL，然后分别吸取上述各管皂素稀释液 0.5mL，依次对号加入试管中（即 1 号加入第一管皂素稀释液 0.5mL，2 号管加入第二管皂素稀释液 0.5mL……），混匀。观察 10～15min，根据各管溶血情况，即可找出最低的皂素溶液浓度。

（聂利华）

第六节　利尿药与脱水药实验

利尿药是一类直接作用于肾脏，抑制肾小管对水、钠的重吸收，并促进水、钠的排泄，使尿量增加的药物。临床用于治疗各种类型的水肿，也可用于高血压、心功能不全、高钙血症、药物中毒等急需加速排泄的情况。利尿药按照其效能不同分为高效能利尿药、中效能利尿药和低效能利尿药三类。其中高效能利尿药以呋塞米为代表，主要作用于髓袢升支粗段的皮质部和髓质部，通过抑制肾脏的浓缩功能和稀释功能而产生强大的利尿作用。中效能利尿药以氢氯噻嗪为代表，主要作用于远曲小管近端，通过抑制肾脏的稀释功能而产生温和持久的利尿作用。低效利尿药以螺内酯为代表，主要作用于集合管和远曲小管，通过拮抗醛固酮产生保钾排钠的利尿作用。

利尿药的动物实验方法包括急性实验和慢性实验两大类。前者一般是直接从输尿管或膀胱收集尿液，适用于狗、猫、家兔等较大的动物，实验可在较短时间内完成，受外界环境影响也较小。后者一般是用代谢笼收集小动物尿液数小时，称为"代谢笼实验法"，适用于大鼠、小鼠。两种方法各有优缺点，可以根据实验要求进行选择。在利尿药筛选实验中常用的动物为大鼠和狗，其次为家兔和小鼠。对人体有利尿作用的药物大多可在大鼠实验中获得较好的利尿效果，因此，实验动物多采用大鼠，必要时用狗作进一步的验证或深入研究。因家兔价廉易得，某些初筛实验也可用家兔代替狗进行。

实验二十七　呋塞米的利尿作用

一、肾脏输尿管插管法

【目的】　练习兔耳静注法；观察药物对排尿量的影响，掌握利尿试验方法。

【原理】　呋塞米为高效能利尿药，主要作用于髓袢升支粗段的皮质部和髓质部，通过抑制肾脏的浓缩功能和稀释功能而产生强大的利尿作用。

【材料】 器材：兔手术台、10 号导尿管、兔灌胃器、输尿管插管、注射器、烧杯、量筒、丝线等。试剂：20%乌拉坦溶液、1%呋塞米溶液。动物：家兔（雄性）1只，体重 2~2.5kg。

【方法】 取雄性家兔 1 只，称重后置于兔箱中，灌胃给温水 40mL/kg，耳缘静脉注射 20%乌拉坦溶液 5.0mL/kg 麻醉。

背位固定后剪去下腹部毛，于耻骨联合上方切开皮肤 4~5cm，并沿腹白线剪开肌肉，暴露膀胱，分离出两侧输尿管，结扎膀胱端，向肾脏方向行输尿管插管，并用细线结扎固定。将最初 5min 内滴出的尿液弃去，待滴速稳定后，在插管下接一量筒，先记录下正常尿量（mL/2min）。

经耳缘静脉注入 1%呋塞米溶液 0.5mL/kg，记录给药后 20min 内尿量变化。

【结果】 将观察结果记录于表 3-6-1。

表 3-6-1 呋塞米的利尿作用

兔号	体重/kg	给药量/(mg/kg)	给药前尿量/(mL/2min)	给药后不同时间(min)尿量/(mL/2min)									
				2	4	6	8	10	12	14	16	18	20
甲													

【注意事项】

① 插胃管时，避免将胃管误插入气管。当胃管插入后，可将导管的外端放入水中，如有气泡，则说明插入气管中，需要取出导管重插。

② 插导尿管时，插入深度应适当。为避免导尿管不畅，可在导尿管的尖端两侧各剪一个小孔。

【思考题】

① 呋塞米的作用特点及临床应用是什么？
② 呋塞米的药物作用机制是什么？

二、导尿管插管法

【目的】 练习兔耳静注法；观察呋塞米的利尿效果，分析其作用机制，联系其临床应用。

【原理】 同上。

【材料】 器材：磅秤、兔解剖台、导尿管、100mL 量筒、胶布。试剂：液状石蜡、1%呋塞米溶液。动物：家兔，雄性，体重 2.5~3.0kg。

【方法】 取禁食不禁水的雄性家兔 1 只，称其体重，背位固定于解剖台上。将灌满水并涂过液状石蜡的导尿管插入膀胱（深入 7~9cm），用胶布固定于家兔体上，以防滑脱。压迫兔下腹部，排空膀胱后，导尿管下接一量筒。先观察正常情况下每分钟尿液滴数及半小时尿量，并作记录；然后，由耳静脉缓慢注射 1%呋塞米溶液 0.5mL/kg。给药后 5min 左右，待尿液开始增多时，记录每分钟尿液滴数及半小时尿量，与给药前比较。

【结果】 将观察结果记录于表 3-6-2。

表 3-6-2　呋塞米的利尿作用

项目	给药前	给呋塞米 5min 后
每分钟尿液滴数		
半小时尿量		

【注意事项】

① 实验前家兔应当喂富含水的蔬菜，或以饮用水 20～30mL/kg（体重）给家兔灌胃。

② 插入导尿管动作宜轻缓，以免损伤尿道口。若尿道口受刺激红肿，可局部涂抹 1‰丁卡因溶液。

【思考题】

① 家兔导尿操作过程中应注意些什么问题？

② 简述利尿药物的分类及其代表药物。

实验小贴士

利尿药是指一类能促进体内电解质（钠离子为主）和水分排出而增加尿量的药物，利尿药主要通过影响肾小球滤过、肾小管重吸收和分泌的功能而实现利尿作用，但是主要是影响肾小管的重吸收。饮用水、含乙醇或咖啡因以及茶碱的饮料等均有轻度利尿作用。利尿药主要用于治疗水肿性疾病，与降压药合用治疗高血压，还可促进某些能经肾脏排泄的药物、毒物中毒时的排泄。利尿药在心力衰竭的治疗中起着重要的作用，目前仍作为一线药物广泛用于各种心力衰竭的治疗。

（夏盟恺）

第七节　心脑血管类药物实验

心、脑血管疾病是国内、外最常见的两种严重疾病，其互为因果、密切相关，并相互掩盖或依赖。大量的流行病学资料显示：心脏病是导致脑血管疾病的主要危险因素，心脏病患者发生脑血管疾病的概率是正常人的 9.75 倍；心脏病者易在心脏内形成一些"栓子"，随血液而流动，一部分进入脑血管并造成堵塞，使相应的脑组织得不到血液提供的能量和营养，脑组织因缺少氧和葡萄糖的储备，造成脑组织坏死或损伤。同样，脑血管疾病也可引发心脏疾病。因为控制心、脑血管的神经内分泌中枢都在大脑内，一旦脑血管疾病破坏了这些中枢，轻则出现心电图异常，重则引发心肌缺血、心力衰竭（简称心衰）或心肌梗死。

心血管疾病是危害人类健康的严重疾病，是造成人类死亡的主要原因之一，本系统疾病种类繁多，病因复杂。心血管系统药物的研究受到了很大的重视，开展也很快，临床应用药物众多，包括抗慢性心功能不全药、抗心律失常药、抗心绞痛药、抗高血压药等。该类药物主要作用于心脏或血管系统，改善心脏的功能，调节心脏血液的心输出量，改变血管的舒张收缩状态或循环系统各部分的血液分配。抗心律失常药物是通过修正心动频率和节律的异常来治疗心脏节律紊乱的药物。传统抗慢性心功能不全的药物则以增强心肌收缩力，改善血流动力学变化为主，现代药物则注重保护靶器官、预防和逆转心肌肥厚，增加心肌、血管顺应性，延长患者生存期。抗心绞痛的药物主要通过使得心肌供氧耗氧恢复平衡起到治疗作用。抗高血压药物以调节神经、纠正体液紊乱、减少心排出量和降低外周阻力为主，能使高血压得到良好的控制。

心脑血管药理作为药理学的一个重要组成内容，是以心脑血管解剖、生理、病理生理等为基础，主要研究心血管的信号转导系统、心血管离子通道和受体及高血压、心衰等心血管疾病的生理、病理过程以及药物对它们的作用，其中包括了该领域的最新进展。心血管系统药理的教学内容是整个药理学教学中的难点，在药理学教学中有着十分重要的地位。

目前，用于心脑血管系统药物研究的实验方法主要有抗高血压药物实验法、抗心功能不全实验法、抗心律失常药物实验法、抗心肌缺血实验/再灌注损伤与心肌缺血预适应实验法以及抗动脉粥样硬化药实验法等。既有在体实验，也有离体器官或是细胞实验，常在建立相应实验模型的基础上进行相关药物的作用与机制研究。

整体动物实验中，常选用犬、猫、家兔和大鼠用于药物降压效果观察的实验，高血压实验动物模型的建立可以选用自发性高血压实验动物，也可以采用由各种手段诱发的实验动物模型。猫、家兔、豚鼠、大白鼠和小白鼠常用于药物对机体心电图作用的实验研究，可反映其对心律的影响。常采用三氯甲烷、氯化钡、乌头碱以及肾上腺素等药物对动物进行诱导形成心律失常模型，也可以采用手术（如结扎冠状动脉）结合药物（垂体后叶素等）进行诱导。心肌缺血缺氧的实验研究常用家兔、豚鼠，其中家兔和犬在采用结扎冠状动脉建立心肌梗死模型中应用广泛。也可以采用小鼠等给予普萘洛尔，考察药物对缺氧的耐受情况。离体、在体心脏灌流是研究药物对心脏作用的常用方法，一般用蟾蜍心脏进行实验，研究强心苷对心脏的作用。

本节主要介绍动物离体、在体心脏灌流法，动物心肌缺血与心律失常模型制备，缺氧模型的建立及药物作用的观察等，观察心血管系统药物的作用。

实验二十八　普萘洛尔的抗缺氧作用

【目的】　观察普萘洛尔和异丙肾上腺素对动物缺氧耐受力的影响，分析其抗缺氧的机制，学会小鼠耐缺氧模型的实验方法。

【原理】　组织缺氧的程度受组织的血液供应量和细胞代谢水平的影响，心肌耗氧量大，易导致缺氧，而脑对缺氧的敏感度更高，严重缺氧可造成组织损伤，甚至死亡。异丙肾上腺素是β受体激动剂，可

普萘洛尔的抗缺氧作用

使心肌收缩力加强，心率加快，传导加速，心排出量增加，心肌耗氧量增加。而普萘洛尔是非选择性β受体阻断剂，通过阻断β受体而使心脏的收缩力和收缩速度下降，传导速度减慢，使心脏对运动或应激的反应减弱，耗氧量下降。

【材料】 器材：250mL广口瓶、注射器、秒表、托盘天平、大烧杯。试剂：生理盐水、0.1%盐酸普萘洛尔溶液、钠石灰。动物：小鼠，雌雄不限，体重为18～22g。

【方法】 全班分8组，每个组取250mL广口瓶3个，放入钠石灰15g，以吸收二氧化碳和水分。再取小鼠3只，称重标记。甲鼠腹腔注射0.1%盐酸普萘洛尔溶液0.2mL/10g，乙鼠腹腔注射0.1%硫酸异丙肾上腺素0.2mL/10g，丙鼠腹腔注射生理盐水0.2mL/10g作为对照，给药15min后，将三只小鼠同时分别放入广口瓶中，盖严瓶口（瓶盖可涂凡士林以便盖严），立即记录时间。观察小鼠直至死亡，记录各鼠的存活时间。每组将所记录的数据填入表3-7-1对应的组别内。

【结果】 综合各实验组实验结果，分别计算出给药鼠和对照鼠的平均存活时间，再用下式求得存活延长百分率，用t检验进行统计分析。

$$存活时间延长百分率 = \left(\frac{给药组平均存活时间}{对照组平均存活时间} - 1\right) \times 100\%$$

表3-7-1 普萘洛尔对缺氧小鼠存活的影响（$n=8$）

组别	药物	存活时间								平均存活时间
		1	2	3	4	5	6	7	8	
用药组1	普萘洛尔									
用药组2	异丙肾上腺素									
对照组	生理盐水									

【注意事项】

① 不同实验小组里小鼠雌雄兼可，但是同一小组内的3只小鼠必须是同一性别。

② 所有广口瓶必须等容量，并配有磨口塞。瓶塞涂抹上凡士林后应盖紧，以便密封。

③ 呼吸停止为死亡指标，故应密切观察呼吸变化情况。

【思考题】

① 请简述异丙肾上腺素的药理作用。

② 普萘洛尔抗缺氧的作用机制是什么？

> **实验小贴士**
>
> 影响机体耐受缺氧的因素主要有两个方面：一是机体的代谢耗氧率，基础代谢高，耗氧高，对缺氧的耐受性比较低；寒冷、体力活动、情绪波动等可以增加机体耗氧量，间接使机体对缺氧的耐受性降低。二是机体的代偿能力，包括机体通过呼吸系统代偿的能力；机体通过循环和血液系统的代偿能力。

实验二十九　强心苷对在体蛙心的影响

【目的】　学习在体动物心衰模型制作方法；观察强心苷类药物的强心作用、中毒作用并掌握其解救方法。

【原理】　强心苷是一类具有强心作用的苷类化合物，常用的有地高辛、洋地黄毒苷、毛花苷丙和毒毛花苷K。临床上用于治疗心力衰竭及某些心律失常。

强心苷对在体蛙心的影响

【材料】　器材：BL-410生物实验系统、张力换能器、蛙板、蛙心夹、探针、动脉夹、头皮针、手术器械一套、注射器、丝线等。试剂：1%戊巴比妥钠溶液、0.02%去乙酰毛花苷溶液、0.2%利多卡因溶液、生理盐水。动物：蟾蜍。

【方法】　取蟾蜍1只，称重，用探针从枕骨大孔插入捣毁脑和脊髓，仰位固定于蛙板上。剪去胸部皮肤及胸骨，暴露心脏。剪开腹部肌肉，暴露正中腹壁静脉，插入充有生理盐水的头皮针并以动脉夹固定备用。剪开心包膜，用蛙心夹夹住心尖，蛙心尖另一端用丝线与肌张力换能器相连。用双凹夹将张力换能器固定在铁架台上，调节其高度使丝线松紧适宜。将肌张力换能器导线与机能多媒体BL-410生物实验系统相连接，开启主机开始记录心脏舒缩张力曲线，平衡稳定15min后，记录一段正常的心肌收缩曲线。每隔5min，经腹壁静脉注入1%戊巴比妥钠溶液（0.1mL/10g），观察记录心动曲线，直至出现心衰收缩幅度降至正常的1/2以下，心率减慢或肉眼可见心脏收缩力明显减弱，收缩频率变慢，严重时心脏体积增大，颜色变暗。一旦出现心衰立即注入0.02%去乙酰毛花苷溶液（0.1mL/10g），观察心脏外观及心动曲线变化。待心动曲线恢复正常，再次缓慢注入去乙酰毛花苷溶液（0.2～0.3mL/10g），边注射边观察心脏外观及心动曲线变化，直至再次出现心衰或心衰明显加重，立即注入0.2%利多卡因（0.25mL/10g）。

【结果】　观察心脏外观及心动曲线变化，并记录实验结果于表3-7-2。

表3-7-2　强心苷对在体蛙心的影响

实验项目	频率/(次/min)	收缩幅度
正常心脏的收缩		
1%戊巴比妥钠溶液(0.1mL/10g)		
0.02%去乙酰毛花苷溶液(0.1mL/10g)		
0.02%去乙酰毛花苷溶液(0.2～0.3mL/10g)		
0.2%利多卡因(0.25mL/10g)		

【注意事项】

① 记录时应使心尖端离开胸腔，以免受呼吸干扰，影响结果的准确性。

② 经腹壁静脉注入1%戊巴比妥钠溶液制备在体急性心衰模型时，应缓慢推注，并密切观察，以免心衰过重造成心脏过度抑制而停搏。

③ 首次给予 0.02%去乙酰毛花苷及 0.2%利多卡因给药要迅速，便于及时观察药效。

【思考题】

① 强心苷正性肌力的作用机制是什么？
② 利多卡因抢救强心苷中毒的机制是什么？

实验小贴士

戊巴比妥钠是普遍性中枢抑制药。随剂量由小到大，相继出现镇静、安眠、抗惊厥和麻醉作用。10 倍催眠量时则可抑制呼吸，甚至致死。戊巴比妥钠在非麻醉剂量时主要抑制多突触反应，减弱易化，增强抑制。此作用主要见于 GABA 能神经传递的突触。它增强 GABA 介导的 Cl^- 内流，减弱谷氨酸介导的除极。戊巴比妥钠通过延长氯通道开放时间而增加 Cl^- 内流，引起超极化。较高浓度时，则抑制 Ca^{2+} 依赖性动作电位，抑制 Ca^{2+} 依赖性递质释放，并且呈现拟 GABA 作用。即在无 GABA 时也能直接增加 Cl^- 内流。其诱导心衰的机制为抑制 Ca^{2+} 依赖性动作电位进而抑制心脏收缩功能。

实验三十　强心苷对离体蛙心的影响

【目的】　学习离体蛙心灌流方法；观察强心苷类药物的强心作用、中毒作用，了解其解救方法。

【原理】　作为蛙心起搏点的静脉窦能按一定节律自动产生兴奋。因此，只要将离体蛙心保持在适宜的环境中，在一定时间内仍能产生节律性兴奋和收缩活动。心脏正常的节律性活动需要一个适宜的环境，离体心脏也是如此。离体心脏脱离了机体的神经支配和全身体液因素的直接影响，可以通过改变灌流液的某些成分，观察其对心脏活动的作用。

强心苷对离体蛙心的作用

【材料】　器材：蛙板、探针、蛙心插管、蛙心夹、张力换能器、计算机、双凹夹、长柄木夹、铁支架、滴管、丝线、滑轮。试剂：林格氏液、低钙林格氏液（所含 $CaCl_2$ 量为一般林格氏液的 1/4，其他成分不变）、5%洋地黄溶液、1%氯化钙溶液。实验动物：蟾蜍 1 只。

【方法】

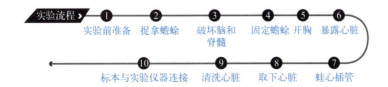

1. 准备工作

取蛙 1 只,用探针破坏脑及脊髓,背位固定于蛙板上。先剪开胸部皮肤,再剪除胸部肌肉及胸骨,打开胸腔,剪破心包膜,暴露心脏。

2. 制备离体蛙心

① 在主动脉分支处下穿一线,打好松结,备结扎套管之用。

② 于左主动脉上剪一"V"形小口,插入盛有林格氏液的蛙心套管,通过主动脉球转向左后方,同时用镊子轻提脉球,向插管移动的反方向拉,即可使套管尖端顺利进入心室。见到套管内的液面随着心搏上下波动后,将松结扎紧并固定在套管的小钩上。用滴管吸去套管内血液,以防止血块堵塞套管。

③ 结扎右侧主动脉,剪断主动脉,持套管提起心脏,自静脉窦以下把其余血管一起结扎(切勿伤及或结扎静脉窦),分离周围组织,在结扎处下剪断血管,使心脏离体。并用林格氏液连续换洗,至无血色,使插管内保留 1.5mL 左右的林格氏液。蛙心解剖示意图见图 3-7-1。

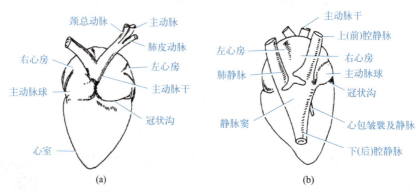

图 3-7-1 (a) 蛙心解剖示意图(正面)和(b) 蛙心解剖示意图(背面)

3. 连接

将蛙心套管固定于铁架台,用带有长线的蛙心夹在心舒期夹住心尖部,将长线连于张力换能器。

4. 记录

打开电脑及 BL-410 系统,在通道中选择"张力"。记录一段正常心脏搏动曲线后,依次换加下列药液。每加一种药液后,密切注意心脏收缩强度、心率、房室收缩的一致性等方面的变化。注意,观察正常的心搏曲线之后,在每次更换药品之前,打开屏幕右下角的特殊实验标记编辑对话框,选择一个已经编辑好的特殊实验标记组或自己新建一个特殊实验标记组或添加一个新的实验标记,然后点击"OK"即可完成实验标记。

① 换入低钙林格氏液。

② 当心脏收缩显著减弱时,向套管内加入 5%洋地黄溶液 0.1~0.2mL。

③ 当作用明显时,再向套管内加入 1%氯化钙溶液 2~3 滴(过量)。

【结果】 观察心脏的收缩曲线,图上注明加药、换药、心率、房室收缩的一致性、心室体积变化等方面的说明。

【注意事项】

① 在整个实验过程中应保持套管内液面高度不变，以保证心脏固定的负荷。

② 在实验过程中，基线的位置、放大倍数、描记速度应始终一致。

③ 在实验中以低钙林格氏液灌注蛙心，使心脏的收缩减弱，可以提高心肌对强心苷的敏感性。

 实验小贴士

强心苷是一类选择性作用于心脏的药物，它能抑制心肌细胞膜上的 Na^+-K^+-ATP酶，调控离子通道，使临近心肌膜处的细胞内 Na^+ 暂时增多，通过 Na^+-Ca^{2+} 交换机制促进钙内流，导致细胞内 Ca^{2+} 增加，从而使心肌收缩力增强，表现为正性肌力和负性频率的作用。而在低钙环境中，心脏心肌收缩力和去极化过程均受到影响。本实验即利用低钙环境造成心功能不全，从而观察强心苷类药物对离体蛙心的作用。

实验三十一　硝酸甘油抗心肌缺血实验

【目的】　学习检测动物心电图的操作方法及垂体后叶素致动物心肌缺血模型的制备方法，观察药物对抗垂体后叶素所致心肌缺血的作用。

【原理】　垂体后叶素静脉注射可使全身血管收缩，其中冠状动脉收缩能引起急性心肌缺血，在心电图上表现为ST段及T波变化。硝酸甘油注射液可解除冠状动脉痉挛，对抗垂体后叶素产生的缩血管效应，使缺血性心电图得到改善。

【材料】　器材：心电图机（或生物信号采集系统）、注射器、大鼠手术台、秒表。试剂：0.5%硝酸甘油注射液、1U/mL垂体后叶素、0.2g/mL乌拉坦溶液。动物：大鼠，体重200～250g，雌雄不限。

【方法】　取大鼠1只，称重，腹腔注射0.2g/mL乌拉坦溶液0.5mL/100g（体重）麻醉，仰位固定于大鼠手术台上。用针状电极分别插入大鼠四肢皮下，连接于动物心电图机上，心电图机的灵敏度调至1mV＝1～2cm，以50～100mm/s纸速描记正常Ⅱ导联心电图一段。大鼠尾静脉注射1U/mL垂体后叶素0.05～0.1mL/100g（剂量为0.5～1U/kg），描记给予垂体后叶素后15s、30s、60s、2min、4min、10min、15min、20min的心电图，观察心率、ST段、T波的变化。判断心肌缺血的指标有：①ST段抬高或压低0.1mV以上。②J点（QRS波与ST段结合点）抬高或压低0.1mV以上。③T波低平（降低原来高度的50%以上）、双向或倒置。上述三条出现其中一条即可诊断为心肌缺血。

另取大鼠1只，按上述操作麻醉后，腹腔注射0.5%硝酸甘油注射液0.2mL/100g

（剂量为 10mg/kg），5min 后同上法尾静脉注射垂体后叶素并记录不同时间的心电图，观察心电图的变化，测量并比较给药前后心电图 ST 段和 T 波降低的变化。

【结果】 将心电图纸进行剪接，将每只大鼠正常及典型变化的心电图粘贴在实验报告上。

【注意事项】

① 给予垂体后叶素后心电图记录要及时，因为垂体后叶素很快就能引起心电图缺血变化。

② 尾静脉推注垂体后叶素时间应恒定且小于 15s。

③ 动物对垂体后叶素的敏感性有差异，剂量应根据其效价调整，进行预试。

【思考题】 抗心肌缺血药物有哪些？各有什么特点？

> **实验小贴士**
>
> 复制心肌梗死模型所选用的动物，大多用哺乳动物，其中最常用的是犬。其他还有兔、小牛、猪、豚鼠、大鼠等。心肌缺血和心肌梗死模型的复制方法有以下几种：①电刺激法；②药物法；③冠脉阻断法。

实验三十二　利多卡因抗氯化钡诱发小鼠室颤的作用

【目的】 学习药物诱发心律失常模型的实验方法；观察利多卡因对氯化钡诱发的心律失常的保护和对抗作用；掌握大鼠静脉给药的方法；了解正常动物的心肌电生理特性。

【原理】 心律失常（arrhythmia）是由窦房结激动异常或激动产生于窦房结以外，激动的传导缓慢、阻滞或经异常通道传导，即心脏活动的起源和（或）传导障碍导致心脏搏动的频率和（或）节律异常。

利多卡因对氯化钡诱发心率失常的治疗作用

心肌组织内形成折返、心肌细胞自律性增高和出现后除极是心律失常发生的主要机制。可由各种器质性心血管病、药物中毒、电解质和酸碱平衡失调等因素引起，部分心律失常也可因自主神经功能紊乱所致。

制备心律失常动物模型的方法通常有药物诱导法、电刺激法、冠状动脉结扎法等，其中药物诱导法由于其实施简便、成功率高，在医学教学和科研工作中得以广泛应用。药物诱发心律失常动物模型的主要机制是提高心肌细胞的自律性，形成一源性或多源性的异位节律。

氯化钡通过增加浦肯野纤维对 Na^+ 的通透性，促进细胞外 Na^+ 的内流，提高舒张期除极速率，诱发室性心律失常。给大白鼠注射氯化钡可产生室性早搏、心动过速和颤动。

【材料】 器材：生物信号记录分析系统、恒温大鼠台、2mL 注射器、1mL 注射器、4 号针头或 4 号小儿头皮针。试剂：10% 水合氯醛、1% 氯化钡溶液、0.5% 利多卡因溶液、生理盐水。动物：大鼠 2 只，雌雄不限，体重 180～220g。

【方法】 取大鼠2只，编号、称重，腹腔注射10%水合氯醛0.3mL/100g体重，麻醉后仰位固定在鼠台上，作股静脉插管以备给药用（亦可用舌下静脉给药）。将大鼠四肢接心电导联电极，记录正常Ⅱ导联心电图，然后按下列顺序给药：①甲鼠股静脉注射1%氯化钡溶液0.2～0.3mL/100g体重，出现心律失常后立即由股静脉注射0.5%利多卡因0.1mL/100g体重，并按上法记录给药后心电图；②乙鼠给等量氯化钡出现心律失常后，立即由股静脉注射生理盐水，并按上述方法记录给药后心电图。

【结果】 列表整理，将心律失常持续时间按处理不同分别记录在表3-7-3（可将全班结果统计进行处理）。剪贴心电图。

表 3-7-3　各组实验动物心律失常持续时间

分组	药物	心律失常持续时间/min
甲	氯化钡＋利多卡因	
乙	氯化钡＋生理盐水	

【注意事项】
① 静脉注射氯化钡溶液不能过快、过量，否则容易导致动物死亡。
② 给药途径可以是股静脉、颈静脉、舌下静脉或尾静脉。
③ 心电图针性电极应该插入大鼠皮下，不能插入肌肉。
④ 用利多卡因拮抗氯化钡诱发心律失常作用时起效快，因此，在推注利多卡因期间应密切观察心电图的变化。

【思考题】
① 氯化钡致心律失常的作用机制是什么？
② 抗心律失常药物作用机制有哪些？
③ 利多卡因属于哪类抗心律失常药物？主要临床用途有哪些？

实验小贴士

此实验麻醉使用水合氯醛可与氯化钡产生协同作用，诱发大鼠出现室性双相性心律失常，所以一般不采用其他药品麻醉。

实验三十三　依达拉奉抗小鼠脑缺血的作用

【目的】 观察依达拉奉对实验性脑缺血模型的影响。掌握小鼠脑缺血模型的造模方法。

【原理】 脑缺血（cerebral ischemia）是指脑的血液供应不足，难以满足脑组织代谢需要，从而产生的一系列症状。临床可表现为头晕、头痛、肢体麻木或短暂的意识丧失，严重者会造成脑功能不可逆的损伤甚至死亡。和脑缺血相关的疾病有短暂性脑缺血发作（TIA）、缺血性脑卒中（脑梗死）、烟雾病、慢性脑供血不足等。

动物脑缺血模型建立通常选用大鼠和小鼠，常见脑缺血模型为全脑缺血模型和局灶性脑缺血模型，本实验采用结扎双侧颈总动脉造成全脑缺血模型开展实验。

【材料】 器材：剪刀、尼龙线、手术器械一套、1mL 注射器。试剂：依达拉奉注射液、0.9% 氯化钠注射液。动物：KM 种小鼠 2 只，雌雄不限，体重 18～22g。

【方法】 取体重为 25～28g 的 KM 种小鼠 2 只，称重标记。甲鼠经尾静脉给予依达拉奉注射液 10mg/kg，乙鼠经尾静脉给予等量生理盐水，等待 30min。两只小鼠使用乙醚麻醉，仰位固定于鼠板上，分离双侧颈总动脉及迷走神经，进行结扎，观察存活时间并汇总全班同学的数据，进行分析。

【结果】 将观察到小鼠存活时间记录在表 3-7-4 中。

表 3-7-4 依达拉奉对脑缺血小鼠存活的影响

鼠号	药物	存活时间
甲	依达拉奉	
乙	生理盐水	

【注意事项】 分离双侧颈总动脉及迷走神经，进行结扎后务必仔细观察小鼠的情况，便于精准记录数据。

【思考题】
① 依达拉奉对脑缺血小鼠的作用及作用机制是什么？
② 小鼠脑缺血过程中的病理改变是什么？

> **实验小贴士**
>
> 依达拉奉是一种脑保护剂（自由基清除剂）。临床研究提示 N-乙酰门冬氨酸（NAA）是特异性的存活神经细胞的标志，脑梗死发病初期含量急剧减少。脑梗死急性期患者给予依达拉奉，可抑制梗死周围局部脑血流量的减少，使发病后第 28 天脑中 NAA 含量较甘油对照组明显升高。临床前研究提示，大鼠在缺血/缺血再灌注后静脉给予依达拉奉，可阻止脑水肿和脑梗死的进展，并缓解所伴随的神经症状，抑制迟发性神经元死亡。机理研究提示，依达拉奉可清除自由基，抑制脂质过氧化，从而抑制脑细胞、血管内皮细胞、神经细胞的氧化损伤。

（黄 逸）

第八节 血液系统药物实验

正常生理情况下，人体的血液中存在凝血系统和抗凝系统两者间的动态平衡，从而使血管内的血液保持正常的流动状态。一旦这种平衡被破坏，就可能出现血栓栓塞性疾病或出血。

血液凝固是由一系列凝血因子参与的蛋白质水解活化的过程，此过程需体内多种凝血因子参与，最终使可溶性的纤维蛋白原变成稳定、难溶的纤维蛋白，网罗血细胞形成凝血块。抗凝血药是指一类通过干扰凝血因子、阻止血液凝固的药物，临床主要用于血栓栓塞性疾病的预防与治疗。肝素通过激活抗凝血酶Ⅲ（AT-Ⅲ）发挥其强大的体内、体外的抗凝血作用，过量易致自发性出血，可用鱼精蛋白解救；香豆素类化学结构与维生素K相似，可竞争性拮抗维生素K，抑制凝血因子合成，发挥体内抗凝血作用，过量出血可用维生素K解救；枸橼酸钠仅用于体外抗凝。纤维蛋白溶解药通过促进纤溶酶原转化成纤溶酶，使纤维蛋白降解，可使急性血栓溶解，病情缓解。临床上主要用于治疗急性血栓栓塞性疾病，但对形成已久的血栓难以发挥作用。阿司匹林等抗血小板药能抑制血小板的聚集，发挥抗血栓作用。

出血是机体凝血功能出现障碍的一种临床表现，止血是个复杂的过程，受血管壁功能、凝血因子和血小板功能等多种因素的影响。止血药又称促凝血药，可通过激活凝血过程的某些凝血因子而用于治疗某些凝血功能低下所致的出血性疾病，包括促进凝血因子生成药、抗纤维蛋白溶解药、促进血小板生成药等。促凝血药应根据药物的作用机制合理选用，维生素K用于维生素K缺乏或凝血酶原过低所致出血；凝血因子制剂主要用于凝血因子缺乏时的补充治疗；氨甲环酸用于纤溶亢进所致出血。

采取体外法，观察药物对凝血时间和纤溶时间的影响，实验方法简单直观，可以用于药物的初筛。体内法是对实验动物采取一定方式造模，模拟人体出血或凝血的病理状态，然后用促凝血药或抗凝血药物进行实验性治疗，用以观察和分析药物的作用。比如给小鼠灌服双香豆素可以形成低凝血症的疾病模型。

实验三十四　维生素 K_1 对双香豆素抗凝作用的影响

【目的】　学习毛细玻璃管法测定小鼠凝血时间的方法，观察双香豆素的抗凝作用和维生素 K_1 的促凝作用。

【原理】　维生素K为肝脏合成凝血酶原（凝血因子Ⅱ）的必需物质，还参与凝血因子Ⅶ、Ⅸ、Ⅹ的生物合成，从而促进血液凝固。双香豆素为维生素K的竞争性拮抗剂，能使依赖于维生素K的凝血因子Ⅱ、Ⅶ、Ⅸ、Ⅹ的合成受阻，从而发挥抗凝血作用。

药物对双香豆素抗凝作用的影响

【材料】　器材：鼠笼1个、天平1台、灌胃器3支、1mL注射器6支、毛细玻璃管（内径1mm，长度10cm）若干。试剂：0.25%双香豆素溶液、1%维生素 K_1 溶液、0.9%生理盐水。动物：小鼠3只，雌雄不限，体重18～22g。

【方法】　取小鼠3只，称重标记，分为3组。观察小鼠的正常活动，甲鼠、乙鼠给予0.25%双香豆素溶液 0.2mL/10g 灌胃，丙鼠给予 0.9%生理盐水 0.2mL/10g 灌胃。16h后，甲鼠腹腔注射1%维生素 K_1 溶液 0.2mL/10g，乙鼠、丙鼠腹腔注射 0.9%生理盐水 0.2mL/10g。8h后，以毛细玻璃管做眼眶内眦穿刺，取 5cm 血柱，

1min 后折断 0.5cm，然后每隔 30s 折断毛细玻璃管一小截，直至出现凝血丝。记录从毛细玻璃管采血到出现凝血丝的时间。

【结果】 比较 3 只小鼠毛细玻璃管法凝血时间，并记录实验结果于表 3-8-1。

表 3-8-1 维生素 K_1 对双香豆素抗凝作用的影响

分组	体重/g	药物及剂量/(0.2mL/10g)	凝血时间/s
甲		0.25%双香豆素＋1%维生素 K_1	
乙		0.25%双香豆素＋0.9%生理盐水	
丙		0.9%生理盐水＋0.9%生理盐水	

【注意事项】
① 凝血时间可受室温影响，本实验室温最好在 15℃ 左右。
② 毛细玻璃管采血后不宜长时间拿在手中，以免体温影响凝血时间。

【思考题】
① 双香豆素和维生素 K_1 对凝血时间有何影响？其作用机制如何？
② 双香豆素和维生素 K_1 的临床应用有哪些？

实验小贴士

毛细玻璃管法测定小鼠凝血时间：左手固定小鼠，右手持毛细玻璃管，刺入小鼠内眦，血液注满毛细玻璃管后迅速拔出，每隔 30s 折断玻璃管 0.5~1.0cm，并轻轻向左右拉开，观察到有凝血丝出现时，即为小鼠的毛细玻璃管法凝血时间。

实验三十五　阿司匹林对血小板聚集作用的影响

【目的】 观察阿司匹林抗血小板聚集作用，理解血小板活化对血栓形成的作用。

【原理】 在活体的心脏和血管内，血液发生凝固或血液中某些有形成分凝集形成固体质块的过程，称为血栓形成。当心血管内皮细胞损伤后，内皮下胶原组织暴露，在炎症细胞产生的驱化、黏附及细胞因子作用下，血小板黏附在破裂处，黏附后血小板活化，释放血栓素 A_2(TXA_2)、二磷酸腺苷（ADP）、凝血酶等，使血小板聚集，并和凝血终产物纤维蛋白交联，最终导致血栓形成。在血栓形成过程中血小板起关键作用，TXA_2 是活化血小板的重要因素，阿司匹林通过抑制环氧合酶（COX）减少 TXA_2 的合成，发挥抗血小板作用，从而发挥其抗血栓作用。

【材料】 器材：哺乳类动物手术器械一套、兔固定台、动脉插管、细丝线、婴儿秤、注射器（5mL、10mL 各 4 支）、离心管、离心机、兔灌胃器、722 型分光光度计。试剂：阿司匹林结晶（ASP，临用前以 50mmol/L Na_2CO_3 溶解后再用 0.1mol/L HCl 调节 pH7.0）、花生四烯酸（arachidonic acid，ARA）、25%乌拉坦溶液、10mg/L 肝素、生理盐水。动物：家兔 12 只，雌雄不限，体重 2~2.5kg。

【方法】

1. 动物分组

健康家兔12只，随机分成4组，每组3只。生理盐水作为空白对照组；小、中、大ASP用药组，给药剂量分别为10、50和300mg/kg。

2. 取血及样品处理

给药前于颈总动脉取血1mL/次，然后取ASP小、中、大剂量（10、50和300mg/kg）药品，以兔耳缘静脉注射给药后，并于30min、60min、120min和180min取血。各时间点所取血液用3.5mg/mL肝素抗凝（血与抗凝剂的体积比为9∶1），收集于塑料离心管中，以900r/min离心9min，取上清液即为富血小板血浆（PRP），将血浆转移至新的离心管以25000r/min离心10min，沉淀为血小板取上清液得贫血小板血浆（PPP）。

3. 比色

用722型分光光度计560mm波长比色，用PPP 300μL调零，于比色管中加入PRP 300μL，加入诱导剂ARA（终浓度0.35mmol/L）300μL，并记录300s内的最大吸光度值。

【结果】 将实验结果填入表3-8-2。

表3-8-2 阿司匹林对血小板聚集作用实验结果

组别	剂量	最大吸光度			
		30min	60min	120min	180min
对照组					
小剂量组					
中剂量组					
大剂量组					

【注意事项】

① 颈总动脉取血时，应小心操作，避免溶血。

② 各时间点所取抗凝全血，离心后吸取上清液必须非常小心，避免吸取到红细胞影响结果。

【思考题】

① 在分离PRP时，如果吸入红细胞会对实验有何影响？

② 不同剂量阿司匹林的临床药理作用有何区别。

实验小贴士

阿司匹林，这种从3500年前"柳树皮可以止痛"发展而来的药物与青霉素、地西泮并称医药史上三大经典药物，几乎每一次人类出现新的重大疾病，阿司匹林的新作用就会被发现，并被迅速大规模推广。因发现阿司匹林作用机理而获得1982年诺贝尔生理学或医学奖的约翰·瓦内爵士说："尽管阿司匹林是一种古老的药物，但我们每天都可能在它身上发现新的东西"。《阿司匹林的妙用》的作者Eric Metcalf在书中探讨了阿司匹林在乳腺癌、结肠癌、前列腺癌、帕金森病、骨质疏松症等病症的预防和治疗中的最新医学进展。已证实，不同剂量阿司匹林有不同作用，小剂量阿司匹林可以抗血小板聚集，已经在临床应用于预防心脑血管疾病。

实验三十六 枸橼酸钠的抗凝血作用

【目的】 观察枸橼酸钠的抗凝血作用。

【原理】 枸橼酸钠由于枸橼酸根离子与血浆中 Ca^{2+} 形成难解离的可溶性络合物，降低血浆中游离 Ca^{2+} 浓度，从而使血液不易凝固。因枸橼酸根离子在体内被及时氧化，失去络合 Ca^{2+} 的作用，故无体内抗凝作用。

【材料】 器材：试管 2 支、试管架 1 个、2mL 注射器 2 支、棉球若干。试剂：3％枸橼酸钠溶液、0.9％生理盐水。动物：家兔 1 只，雌雄不限，体重 2～2.5kg。

【方法】 取试管 2 支，甲管加 3％枸橼酸钠溶液 0.5mL，乙管加等量的生理盐水。家兔耳缘静脉抽取血液，加入甲、乙两管中，各约 2mL。充分振摇，每隔 30s 倾斜试管 1 次，观察甲、乙两管的血液凝固情况。

【结果】 观察两试管的血液凝固情况，并记录实验结果于表 3-8-3。

表 3-8-3 枸橼酸钠的抗凝血作用实验结果

分组	药物及剂量/(0.2mL/10g)	血液量/mL	血液凝固时间/s
甲	3％枸橼酸钠		
乙	0.9％生理盐水		

【思考题】
① 枸橼酸钠为何只用在体外抗凝而不用在体内抗凝？
② 枸橼酸钠的抗凝作用在临床有哪些应用？

（王锦淳）

第九节 呼吸系统药物实验

喘、咳、痰是呼吸系统疾病的常见症状，三者互为因果关系，或同时出现，或互相加重。平喘药、镇咳药和祛痰药能缓解相应症状，减轻患者痛苦，并防止病情继续严重发展。

支气管哮喘是一种慢性变态反应性炎症性疾病，临床表现主要为突然发作的呼吸困难。其发病机制涉及炎症、变态反应、遗传、药物、环境、精神、心理等诸多因素，基本病理变化是炎症细胞浸润，释放多种炎症介质，引起支气管平滑肌痉挛，伴有呼吸道黏膜充血水肿、腺体分泌亢进，导致气道狭窄或阻塞，患者出现呼吸困难等症状。平喘药是指能控制支气管炎症，松弛支气管平滑肌，缓解或消除哮喘症状的药物。在使用平喘药之前，应积极寻找并避开过敏原，包括药源性哮喘平喘药，如阿司匹林、普萘洛尔等。平喘药包括支气管扩张药、抗炎平喘药和抗过敏平喘药。

咳嗽是呼吸系统受到各种原因刺激时机体产生的保护性反射活动，有利于清除呼吸道痰液和异物，保持呼吸通畅。但频繁的剧烈咳嗽不仅影响患者休息，给患者带来痛苦，还可促进疾病的发展，并引发其他并发症。因此，在针对咳嗽病因的对因治疗同时，有时需应用镇咳药，对痰液黏稠不易咳出者还应配合使用祛痰药。镇咳药根据作用部位的不同可分为中枢性镇咳药和外周性镇咳药。

祛痰药是指能使痰液变稀或黏稠度降低，使痰液易于排出的药物。呼吸道内的痰液刺激气管黏膜可引起咳嗽，黏痰聚积还可使气道狭窄而致喘息，并可加重呼吸道感染。因此，祛痰药还能起到间接镇咳和平喘作用。常用的祛痰药按其作用机制分为痰液稀释药、黏痰溶解药和黏痰调节药。

实验中，常采取化学刺激法、机械刺激法和电刺激法制作咳嗽模型，由于豚鼠对化学刺激和机械刺激都很敏感，刺激其喉上神经即可引起咳嗽，且一般实验室较易得到，因此，豚鼠是筛选镇咳药常用的动物。家兔对化学刺激或电刺激不敏感，很少使用。小鼠和大鼠用化学刺激也能诱发咳嗽。通常先用小鼠、大鼠或豚鼠进行初筛，然后再用猫或狗进行复筛与作用机制分析。筛选祛痰药有直接收集气管分泌液法和测定气管的酚红排泌量法。此外，呼吸道黏膜纤毛运动对于排痰也有重要作用，因此观察纤毛运动也有助于祛痰药的研究和评价。

实验三十七　氨茶碱和异丙肾上腺素的平喘作用

【目的】　观察药物对气管收缩剂的拮抗作用，掌握氨茶碱的平喘作用。

氨茶碱和异丙肾上腺素的平喘作用

【原理】　氨茶碱为茶碱类药物，是常用的支气管扩张药，对支气管平滑肌有直接松弛作用，但其扩张作用不及 β_2 受体激动剂强，起效慢，常用于慢性哮喘的维持治疗。异丙肾上腺素为 β 受体激动剂，能明显舒张支气管平滑肌，抑制组胺等过敏物质释放，平喘作用强大，起效快，常用于急性哮喘。

【材料】　器材：玻璃雾化装置、1mL 注射器 3 支。试剂：2% 乙酰胆碱溶液、0.1% 磷酸组胺溶液、12.5% 氨茶碱溶液、1.25% 异丙肾上腺素溶液、0.9% 生理盐水。动物：豚鼠 3 只，雌雄不限，体重 200～250g。

【方法】　经过筛选的豚鼠 3 只，称重标记，分为 3 组。甲鼠腹腔注射 12.5% 氨茶碱溶液 0.1mL/100g（125mg/kg），乙鼠腹腔注射 1.25% 异丙肾上腺素溶液 0.1mL/100g（12.5mg/kg），丙鼠腹腔注射 0.9% 生理盐水 0.1mL/100g。30min 后，以 400mmHg 的压力喷雾引喘混合液，测定引喘潜伏期。

【结果】　观察小鼠的引喘潜伏期，并记录实验结果于表 3-9-1。

表 3-9-1　氨茶碱和异丙肾上腺素的平喘作用实验结果

分组	体重/g	药物及剂量/(0.1mL/100g)	引喘潜伏期/s
甲		12.5%氨茶碱	
乙		1.25%异丙肾上腺素	
丙		0.9%生理盐水	

【注意事项】
① 豚鼠每天只能测引喘潜伏期一次，如一天内测多次会影响实验结果。
② 实验过程中密切观察豚鼠反应，如见抽搐跌倒，应立即将其取出，以免死亡。

【思考题】
① 异丙肾上腺素和氨茶碱的平喘作用机制分别是什么？
② 异丙肾上腺素和氨茶碱的临床适应证有何不同？

实验小贴士

实验前一天应对豚鼠进行筛选，先用2%乙酰胆碱溶液和0.1%磷酸组胺溶液按照1∶1比例配制引喘混合液，将豚鼠放入玻璃喷雾装置，以400mmHg的压力喷雾引喘混合液，雾化15s，密切观察豚鼠反应，如见抽搐跌倒，应立即将其取出，以免死亡，并记录引喘潜伏期，即从喷雾开始到跌倒的时间。正常豚鼠引喘潜伏期不超过150s，大于150s认为不敏感，不予选用。

实验三十八　可待因的镇咳作用

【目的】 学习用浓氨水引咳的方法，观察可待因的镇咳作用。

【原理】 可待因为阿片类的中枢性镇咳药，可抑制延髓咳嗽中枢，治疗剂量不抑制呼吸，且成瘾性小，副作用小。因其抑制咳嗽反射，痰液不易排出，故仅适用于无痰性干咳。

【材料】 器材：鼠笼1个、天平1台、大烧杯1个、灌胃器2支、1mL注射器2支、棉球若干。试剂：0.5%磷酸可待因溶液、0.9%生理盐水、浓氨水。动物：小鼠2只，雌雄不限，体重18~22g。

【方法】 取小鼠2只，称重标记，分为2组。观察小鼠的正常活动及呼吸情况，甲鼠给予0.5%磷酸可待因溶液0.2mL/10g灌胃，乙鼠给予0.9%生理盐水0.2mL/10g灌胃。给药30min后将小鼠倒扣于大烧杯中，再将注入0.2mL浓氨水的棉球迅速放入烧杯内，观察小鼠是否咳嗽，并记录咳嗽潜伏期以及5min内的咳嗽次数。

【结果】 观察小鼠的咳嗽潜伏期以及5min内的咳嗽次数，并记录实验结果于表3-9-2。

表 3-9-2　可待因的镇咳作用实验结果

分组	体重/g	药物及剂量/(0.2mL/10g)	给药前表现	咳嗽潜伏期/s	咳嗽次数/(5min)
甲		0.5%磷酸可待因			
乙		0.9%生理盐水			

【注意事项】

① 棉球的大小、松紧程度要适中，尽量保持一致。

② 小鼠咳嗽声音很难被听到，应仔细观察。

【思考题】

① 可待因的镇咳作用原理是什么？

② 可待因的临床应用有哪些？使用过程中有哪些用药注意事项？

> **实验小贴士**
>
> 浓氨水为化学刺激物，小鼠吸入后，可刺激其呼吸道感受器，反射性引起咳嗽。咳嗽潜伏期是指从吸入浓氨水（即把棉球放入）开始到第一次出现咳嗽的时间。小鼠咳嗽表现为张口、缩胸、抬头，伴有剧烈的腹肌收缩，有时有咳嗽声，有时没有，必须仔细观察。

实验三十九　氯化铵对小白鼠的祛痰作用

【目的】　学习用酚红呼吸道冲洗来筛选祛痰药的方法，观察氯化铵对小鼠呼吸道酚红排出量的影响。

【原理】　小鼠腹腔注射指示剂酚红后，可部分由支气管黏液腺分泌，氯化铵能增强呼吸道的分泌功能，从而增加由呼吸道黏膜排泄的酚红剂量，因此，可以通过氯化铵对呼吸道内酚红排泄量的影响来观察其祛痰作用。

【材料】　器材：鼠笼1个、天平1台、灌胃器2支、1mL注射器6支、7号针头2支、手术剪、眼科剪、眼科镊、蛙板、图钉、丝线、试管、棉球若干、721型分光光度计1台。试剂：50mg/mL氯化铵溶液、0.005g/mL酚红溶液、5%碳酸氢钠溶液、0.9%生理盐水。动物：小鼠2只，雌雄不限，体重18～22g。

【方法】　取小鼠2只，称重标记，分为2组。观察小鼠的正常活动，甲鼠给予50mg/mL氯化铵溶液0.2mL/10g灌胃，乙鼠给予0.9%生理盐水0.2mL/10g灌胃。30min后，甲、乙两只小鼠分别腹腔注射0.005g/mL酚红溶液0.2mL/10g。30min后，处死小鼠，解剖分离气管，于喉头位置将7号针头插入气管约0.3cm，丝线结扎固定，1mL注射器抽取5%碳酸氢钠溶液0.5mL，来回冲洗呼吸道3次，最后1次将冲洗液抽出注入试管。重复上述操作3次，共冲洗9次，抽得冲洗液1.2～1.5mL，置于试管中，离心，上清液用721型分光光度计于546nm波长读取吸光度OD值。

【结果】 记录吸光度，并计算出相应的气管酚红排出量，记录实验结果于表 3-9-3。

表 3-9-3 氯化铵对小白鼠的祛痰作用

分组	体重/g	药物及剂量/(0.2mL/10g)	OD 值	气管酚红排出量/(μg/mL)
甲		50mg/mL 氯化铵		
乙		0.9%生理盐水		

【注意事项】
① 酚红必须准确注入腹腔内。
② 解剖操作及针头插入气管时应避免损伤血管，以免血液混入冲洗液而干扰比色。
③ 冲洗操作应轻盈连贯，抽取的冲洗液量应一致。

【思考题】
① 氯化铵祛痰作用原理是什么？
② 氯化铵的临床应用有哪些？使用过程中有哪些用药注意事项？

> **实验小贴士**
>
> 酚红在碱性溶液中呈红色，经碳酸氢钠溶液冲洗气管后，可使冲洗液显色，用分光光度计检测 OD 值，比色法测出酚红的排出量，从而检验药物的祛痰作用。

（王锦淳）

第十节 消化系统药物实验

消化系统药物主要有助消化药、抗消化性溃疡药、泻药与止泻药、止吐药、胃药动力与肝胆疾病辅助用药等。药理实验主要是从溃疡病的防治、利胆、药物对胃肠道平滑肌的影响等方面进行研究，以哺乳类动物实验为多见。常以豚鼠、家兔的离体胃肠道平滑肌为模型，研究药物对胃肠平滑肌动力的影响；以家兔、猫、狗麻醉后的在体胆管插管实验，研究药物对胆汁排泄的作用等。本节主要介绍药物对消化性溃疡病的防治实验。

实验四十 氢氧化铝、奥美拉唑、西咪替丁对酒精性胃溃疡的防治作用

【目的】 观察氢氧化铝、奥美拉唑与西咪替丁等药物对酒精所致大鼠胃溃疡的防治作用。

【原理】 消化性溃疡是由多种因素引起的一种常见病。食物粗糙、辛辣，非甾体类药物刺激，以及饮食不规则、幽门螺杆菌感染、胃泌酸功能失常等均会导致胃溃疡，酒精也会刺激胃酸过度分泌而导致胃溃疡，而氢氧化铝、奥美拉唑与西咪替丁等抗消化性溃疡药物具有防治作用。

【材料】 器材：手术剪、手术镊、持针钳、手术缝线等常用手术器械，注射器，灌胃针，天平，大鼠手术台。试剂：氢氧化铝凝胶、奥美拉唑、西咪替丁注射液、无水乙醇、乙醚、生理盐水、1%的福尔马林液、2%碘酊及75%酒精。动物：SD大鼠10只，雌雄不限，体重200～250g。

【方法】

① 取SD大鼠10只，随机分为5组（A～E），每组2只，称重并标记，分笼饲养，禁食48h，不禁水。

② 取大鼠用乙醚浅麻醉，仰位固定于手术板上，剪去腹部被毛，用2%碘酊及75%酒精消毒皮肤。自剑突下切开腹壁约1.5cm，用钝头的镊子将胃引出腹腔，避开肠系膜血管，在幽门和十二指肠的交接处作结扎。将胃放回原位，缝合腹壁，将大鼠放于鼠笼内，禁食、禁水。

③ 分组进行给药，A组大鼠灌胃给予氢氧化铝凝胶5mL/只，B组灌胃给予奥美拉唑5mg/kg，C组皮下注射西咪替丁注射液250mg/kg，D、E两组灌胃给予生理盐水。之后，除E组外，其余各组大鼠再灌胃给予1mL无水乙醇。手术后18h，颈椎脱臼法处死各组大鼠，剪开腹壁，在贲门部结扎，取出胃，立即泡于1%的福尔马林液中5min，取出用滤纸吸干。沿大弯切开胃，用清水轻轻漂洗胃体，平铺于玻璃板上，在显微镜下观察胃黏膜的溃疡情况，用计数板（2mm×2mm的小方格）测量各组大鼠胃黏膜的总面积、溃疡个数与面积，统计分析数据，比较差异。

【结果】 将观察结果记录于表3-10-1。

表3-10-1 药物对酒精性胃溃疡的作用

分组	分别给药	无水乙醇	胃黏膜的总面积	溃疡个数及面积
A	氢氧化铝	1mL	—	—
B	奥美拉唑	1mL	—	
C	西咪替丁	1mL		
D	生理盐水	1mL		
E	生理盐水	0mL		

【注意事项】

① 手术前的绝对饥饿是造成溃疡的必要条件。应将大鼠关在架空的铁丝鼠笼内，以防其吞食粪粒及铺垫物。

② 结扎幽门时应避开血管，以免妨碍胃肠道的血液循环。

③ 用镊子夹取胃部时，动作要柔和，以免损伤组织器官。

【思考题】 分别阐述氢氧化铝、奥美拉唑、西咪替丁防治胃溃疡的机制。

> **实验小贴士**
>
> 幽门螺杆菌，英文名 Helicobacter pylori，简称 Hp。是革兰阴性、微需氧的细菌，生存于胃部及十二指肠的各区域内。它会引起胃黏膜轻微的慢性发炎，是导致胃及十二指肠溃疡与胃癌的元凶。澳大利亚科学家巴里·马歇尔和罗宾·沃伦，因发现 Hp，获得了 2005 年诺贝尔生理学或医学奖。
>
> Hp 是一种单极、多鞭毛、末端钝圆、螺旋形弯曲的细菌。长 2.5～4.0μm，宽 0.5～1.0μm。幽门螺杆菌是微需氧菌，环境氧要求 5%～8%，在大气或绝对厌氧环境下不能生长。幽门螺杆菌对生长条件要求十分苛刻。1983 年首次从慢性活动性胃炎患者的胃黏膜活检组织中分离成功，是目前所知能够在人胃中生存的唯一微生物种类。

（聂利华）

第十一节 降糖药实验

糖尿病（diabetic mellitus，DM）是由遗传和环境因素共同作用引起的以高血糖为主要特征的内分泌代谢性疾病，伴有糖尿、口渴多饮、多尿和多食现象，是因体内胰岛素绝对或相对不足所致。糖尿病主要有 1 型和 2 型两种类型，其中 2 型糖尿病占糖尿病总数的 90% 以上。1 型糖尿病多见于青少年，其胰岛素分泌缺乏，必须依赖胰岛素治疗。2 型糖尿病多见于中老年人，主要是由胰岛素相对缺乏和机体对胰岛素的敏感性下降即胰岛素抵抗引起的。糖尿病需终身治疗，治疗目标是使血糖正常化，防止或减少并发症，提高生活质量。需在控制饮食和适当运动的基础上，使用胰岛素和口服降血糖药进行正规综合治疗。

糖尿病的动物模型比较多，主要有自发性的 DM 动物模型和诱导性 DM 动物模型。自发性模型绝大多数采用有自发性糖尿病倾向的近交系纯种动物，正常饲养条件下可自发成模。包括 1 型 DM 模型（胰岛素依赖型糖尿病）：BB 大鼠、LETL 大鼠、NOD 小鼠；2 型 DM 模型（非胰岛素依赖型糖尿病）：ob/ob 小鼠和 db/db 小鼠、KK 小鼠、ZDF 大鼠、GK 大鼠、ZDF 大鼠。诱导性 DM 模型包括手术诱导 DM 动物模型和化学药物诱导 DM 模型，该模型的制备主要以破坏胰腺 β 细胞的死亡为主要途径，从而引起高血糖。该模型主要使用药物为链脲佐菌素（STZ）和四氧嘧啶，链脲佐菌素诱导 DM 模型在药物研究中比较常见。制备 DM 动物模型的其他方法还包括高脂高糖加链脲佐菌素、高能饮食诱导建立 2 型动物模型、转基因和基因敲除模型等，每个模型都各自有优缺点，可以根据研究需要选择适当的 DM 模型。

实验四十一 胰岛素的过量反应及其解救

【目的】 观察胰岛素过量导致低血糖反应及解救方法,验证胰岛素对血糖的影响;练习小鼠的捉拿及腹腔注射给药方法。

胰岛素的过量反应及其解救

【原理】 胰岛素是由 β 细胞分泌的一种蛋白质激素,其主要生理功能是降低血糖,能明显增加葡萄糖的利用率,加速葡萄糖的氧化酵解,抑制糖原分解等。给小鼠注射大量胰岛素之后,可导致血糖降低,引起低血糖性反应。

【材料】 器材:托盘天平、注射器、超级恒温水浴、大烧杯、秒表。试剂:普通胰岛素注射剂、25%葡萄糖溶液、生理盐水。动物:小鼠,雌雄不限,体重 18~22g。

【方法】 取小鼠 2 只,分别称重、标记为甲、乙,甲为实验组,乙为对照组。给实验组小鼠腹腔注射 8~10 万 U/10g 胰岛素溶液,对照组小鼠注射等量的生理盐水。给药后的两只小鼠同时放入烧杯,将烧杯整体放入 37~38℃ 的恒温水浴箱中,观察小鼠的神态、姿势及活动等情况,并记录时间。当实验组小鼠出现明显低血糖反应时,给甲鼠注射 25%葡萄糖注射液 1mL 进行解救,乙鼠不进行解救处理,观察两鼠的反应。

【结果】 比较甲、乙鼠的活动情况,并记录实验结果于下表。

表 3-11-1 胰岛素的降糖作用

分组	体重/g	药物及剂量/mL	给药前表现	给药后活动情况	出现反应的时间	是否注射葡萄糖	解救后反应
甲							
乙							

【注意事项】
① 小鼠在实验前 18~24h 禁食。
② 密切观察小鼠用药前后出现的反应严重程度和发生快慢。
③ 实验温度:夏季可为室温,冬季最好将注射胰岛素的小鼠放在 37~38℃ 环境中保温。温度过低,反应出现较慢。

【思考题】
① 胰岛素的药理作用和临床用途有哪些?
② 胰岛素过量会引起什么不良反应?如何抢救?

实验小贴士

低血糖症(hypoglycemia)是由多种病因引起的血葡萄糖(简称血糖)浓度过低所致的一组临床综合征。一般以成人血浆血糖浓度(血浆真糖,葡萄糖氧化酶法测定)<2.8mmol/L,或全血葡萄糖<2.5mmol/L 为低血糖。儿童低血糖诊断标准比

> 成人值低 1.11mmol/L，但是否出现临床症状，个体差异较大。
>
> 低血糖症治疗包括两方面：一是解除低血糖症状，二是纠正导致低血糖症的各种潜在原因。对于轻中度低血糖，口服糖水、含糖饮料，或进食糖果、饼干、面包、馒头等即可缓解。对于药物性低血糖，应及时停用相关药物。重者和疑似低血糖昏迷的患者，应及时测定毛细血管血糖，甚至无需血糖结果，及时给予 50％葡萄糖 40～60mL 静脉注射，继以 5％～10％葡萄糖液静脉滴注。神志不清者，切忌喂食，以免窒息。

（李　文）

第十二节　化学治疗药物实验

化学治疗药物是指能在体内抑制或者杀灭各种病原体（包括细菌、病毒、寄生虫、恶性肿瘤细胞等），对机体没有损害或者损害较小的化学物质。化学治疗药物包括抗生素、抗病毒药、抗真菌药、抗寄生虫药和抗肿瘤药。对感染性疾病而言，抗生素占有极其重要的地位。抗生素在发挥抗感染作用同时，也存在或多或少的不良反应，这是临床必须关注的。

病原体对抗菌药物的敏感性不同，同种细菌的不同菌株对同一药物的敏感性亦有差异。测定抗菌药物在体外抑制病原微生物生长的效力，称抗菌药物对细菌的抑菌试验，或称细菌对药物的敏感性试验（简称药敏实验）。药敏试验具有非常重要的意义：①测试结果供临床医师选用抗菌药物时参考，以便合理使用抗菌药物；②为细菌耐药性监测和耐药性变迁提供参考，利用耐药监测结果控制抗菌药物应用，减少耐药菌株的出现，延长新药使用寿命，防止出现超级细菌；③评价抗菌新药物的药效学特征；④对细菌耐药谱分析和分型，有助于某些菌种的鉴定；⑤进行耐药监测，为医院感染控制部门提供防治依据。抗菌药物的不良反应也是药学工作者关注的主要内容。提高疗效、减少不良反应是药学工作的重要目标。

恶性肿瘤是严重危害人类健康的常见病、多发病。由于其病因和机制尚未阐明，一些肿瘤目前尚缺乏有效防治措施。恶性肿瘤的治疗方法有手术治疗、放射治疗、免疫治疗、药物治疗和内分泌治疗等，而且愈来愈强调综合疗法。其中，肿瘤的化学药物治疗（简称化疗）在综合治疗中占有重要地位，但化疗中存在着严重毒性反应和肿瘤细胞耐药性问题，也是导致化疗失败的主要原因。近年来，随着肿瘤分子生物学的发展，以分子靶向药物为代表的新型抗肿瘤治疗手段已经取得良好的进展。抗肿瘤药物的筛选方法繁多，大体上分为体内与体外法两类。每种方法各有其优缺点，用某一种方法难以肯定药物的抗癌作用，当受试样品数量少时，可先以药物对细胞系体外培养的生长抑制作用作为初筛,选用人癌细胞株作初筛可能找出对该癌有效的药物。体外试验只能用于初筛,必须经过动物体内试验才能判断药物的抗癌作用。

实验四十二　硫酸链霉素的毒性反应及氯化钙的对抗作用

【目的】　观察小鼠的链霉素急性中毒症状及氯化钙的解救效应。

【原理】　氨基糖苷类抗生素大剂量静脉滴注或者腹腔注射给药可与神经末梢突触前膜的钙离子结合部位结合,抑制钙离子内流,导致患者出现神经麻痹,表现为四肢软弱无力、血压下降、呼吸困难甚至呼吸停止、死亡。可以使用葡萄糖酸钙或者新斯的明抢救。链霉素属于氨基糖苷类抗生素,其急性中毒主要表现为神经肌肉麻痹。

【材料】　器材:小鼠电子秤1台、1mL注射器2支、大烧杯2个。药物:4%硫酸链霉素注射液、0.9%氯化钠注射液。动物:小鼠,雌雄不限,体重18~22g。

【方法】

① 取体重近似的小鼠2只,称重、标记为甲、乙。观察正常活动、呼吸和肌张力情况。

② 甲鼠腹腔注射1%氯化钙注射液0.1mL/10g,乙鼠腹腔注射0.9%氯化钠注射液0.1mL/10g,待6~7min后,两鼠分别腹腔注射4%硫酸链霉素0.1mL/10g。观察给药后反应。

【结果】　将实验结果记录在表3-12-1中。

表3-12-1　硫酸链霉素的毒性反应及氯化钙的对抗作用

鼠号	体重/g	药物及剂量	用药前活动情况	用药后表现
甲				
乙				

【注意事项】　必须等到药物中毒作用明显后,方可解救。

【思考题】　1%氯化钙注射液为什么能够解救链霉素的急性毒性反应?对其慢性毒性反应是否有效?

> **实验小贴士**
>
> 目前,药物导致耳聋已成为我国聋儿的主要发病原因,已发现耳毒性药物100多种,所以,应该引起高度重视。能诱发药物性耳聋的药物包括抗生素类和非抗生素类,以抗生素类致耳聋最为严重,多见于氨基糖苷类抗生素、万古霉素等。前者如链霉素、庆大霉素、阿米卡星等都有一定耳毒性。非抗生素类如强效利尿剂、普萘洛尔、肼屈嗪等。对于以上药物应避免联合应用、大剂量应用,尤其对于肾功能不全患者,以免发生永久性耳聋。

实验四十三　抗菌药物的体外抗菌试验（药敏试验）

【目的】　熟悉体外抗菌试验操作技术；掌握药物抗菌能力体外测定的常用方法及其用途；掌握无菌操作技能。

【原理】　观察药物是否具有抗菌作用，一般先用体外法初筛，获得阳性结果后再以体内法进行验证。体外测定药物抑菌能力的方法有：琼脂渗透法、试管稀释法、梯度扩散法和自动化仪器法等，其中前面两种是常用方法。琼脂渗透法是利用药物能够渗透至琼脂培养基的性能，将试验菌混入琼脂培养基后倾注成平板；或将试验菌均匀涂于琼脂平板的表面，然后用不同的方法将药物置于已含试验菌的琼脂平板上。根据加药的操作方法不同，有滤纸片法、打洞法、纸条法、挖沟法、管碟法和平板稀释法。其中滤纸片法、纸条法、挖沟法用于定性测定，管碟法和平板稀释法用于定量测定，而打洞法则可根据使用的具体情况来确定是用于定性测定还是定量测定。试管稀释法是把药物稀释成不同的梯度浓度，混入培养基内，加入一定量的试验菌，经适宜温度培养后观察结果，求得药物的最低抑菌浓度（minimum inhibitory concentration，MIC）。

1. 试验菌株

所用细菌应包括主要致病菌。革兰阳性球菌包括金黄色葡萄球菌（产酶与不产酶菌株）、表皮葡萄球菌、链球菌、肠球菌等。革兰阴性球菌如淋球菌等。革兰阴性杆菌包括流感杆菌、肠杆菌科细菌8～10种，铜绿假单胞菌与其他假单胞菌属及不动杆菌属等，厌氧菌包括脆拟类杆菌、消化球菌和消化链球菌等。对临床应用有代表性的菌株数量，创新药应不小于1000株，而且种类必须在20种以上。其他类新药根据新药抗菌谱宽窄可作200～500株。试验时应包括有国际公认质控菌株（如金黄色葡萄球菌ATCC25925，大肠埃希菌ATCC25922和铜绿假单胞菌ATCC27853等）。

2. 培养基

进行药敏试验的培养基有多种，根据实验目的进行选择。MH（Muelkr-Hintop）培养基，即水解酪蛋白琼脂培养基，是国际通用培养基。链球菌、流感杆菌需接种到巧克力琼脂平板或加5%羊血。淋球菌接种到哥伦比亚培养基上。

3. 药物配制

试验样品与阳性对照药品，均应用称重法求出效价并按盐基比例折算出实际效价。所试药物用磷酸缓冲液或灭菌注射用水溶解，配制成溶液。少数难溶药物可加少许相应助溶剂，再用缓冲液或灭菌注射用水稀释至所需浓度。

4. 相关参数测定

最低抑菌浓度（MIC）测定法，采用平皿或试管二倍稀释法测无细菌生长平皿或试管中所含药物的最小浓度即为最小抑菌浓度。

最低杀菌浓度（MBC）测定法，先测出MIC，再依次从未见细菌生长各管培养物分别吸取，倾倒于平皿上，37℃再培养18h，平皿上菌落数小于5个的最小稀释度的药物浓度即为最低杀菌浓度。

杀菌曲线（KCs）实验：将所试菌液约 1×10^5 菌落计数单位（CFU/mL）与抗菌药物混合，定量涂于平皿培养基，孵育后计算其活菌数，并绘制出时间杀菌曲线。实验应设空白对照管与已知药物对照试验。

【材料】 器材：无菌平皿、无菌滤纸片（直径 0.5cm）、镊子、无菌试管、无菌吸管（5mL）、微量移液器、卡尺。试剂：MH 琼脂培养基、无菌生理盐水、肉汤培养基、浓度为 80μg/mL 的诺氟沙星、氧氟沙星、环丙沙星 3 种药液。菌株：已培养 16～18h 的金黄色葡萄球菌（或大肠埃希菌）菌液。

【药敏试验】

一、滤纸片法（圆纸片扩散试验）

本法最大的特点是测定方便、快速。可在同一个含金黄色葡萄球菌平皿内，同时测定诺氟沙星、氧氟沙星和环丙沙星，甚至更多的样品，能做到一菌多药筛试。

【方法】

① 将灭菌平皿底面向上，在底面上画三条放射线，均分为 6 等分，标上 1～6 号。

② 用无菌吸管定量吸取试验菌液 0.1mL，加入 100mL 保温于 45℃ 的琼脂培养基中，摇匀，倾注于无菌平皿中，待其冷凝后，备用。

③ 无菌生理盐水将药物稀释成各种浓度，按倍比稀释的方法稀释备用。

④ 用镊子分别取无菌滤纸片，分别蘸取不同浓度的药液，然后按划好的位置贴在含菌的平板上。

⑤ 将培养皿置 37℃ 培养箱中培养，24h 后观察结果。用卡尺测定每张滤纸片周围的抑菌圈的直径（mm）。

【结果】 将实验结果记录在表 3-12-2 中。

表 3-12-2 药物体外抗菌活性测定结果（滤纸片法）

纸片号码	1	2	3	4	5	6
含有药液种类及浓度 抑菌圈直径/mm						

【注意事项】

① 制备含菌平板时，琼脂须保温，动作要敏捷，否则易凝块不均一。

② 在贴放滤纸片时，纸片间必须保持一定的距离，并事先在平皿底部的适当位置上注明号码。

③ 尽量使滤纸片上的药量均匀一致，否则会给实验结果带来误差。

二、平皿稀释法

平皿稀释法目前广泛地应用在抗生素抗菌活性的体外筛选和测定中。方法简便、合理，准确性高，速度快，假阳性少，能直观地反映细菌生长情况和药物作用效果。

【方法】

① 将经 12h 培养的菌液进行稀释（1∶100），摇匀，备用。

② 将药物按倍比稀释的方法用无菌生理盐水进行稀释，分别稀释为 1∶1、1∶2、1∶4、1∶8⋯

③ 将不同浓度药物加入无菌平皿中（2mL/皿），然后将冷至 50℃左右的 MH 培养基加入（18mL/皿），淌匀，最终浓度为 1∶10、1∶20、1∶40、1∶80⋯，待凝，备用。

④ 用微量移液器吸取各菌液 $2\mu L$，加到平板上，淌匀放置 20min 后，于 37℃培养箱中培养 18～24h，取出观察结果，记录不长菌的最高稀释度作为 MIC 值。

【结果】 将实验结果记录在表 3-12-3 中。

表 3-12-3 药物体外抗菌活性测定结果（平皿稀释法）

药物＼浓度	1	2	3	4	5	6	7
1							
2							
3							

【注意事项】

① 制备 MH 琼脂平板应用直径 90mm 平皿，在水平的实验台上倾注。琼脂厚为 (4 ± 0.5) mm（需要 25～30mL 培养基），琼脂凝固后塑料包装放 4℃保存，在 5 日内用完，使用前应在 37℃培养箱烤干平皿表面水滴。倾注平皿前应用 pH 计测 pH 是否正确（pH 应为 7.3）。pH 过低会导致氨基糖苷类、大环内酯类失效，而青霉素活力增强。

② 在药敏试验中，培养时间的长短、温度的高低等都是影响药敏试验结果的因素。当培养时间过长或药物失效，药物的抑菌环大小也就会发生改变；细菌的移动性在培养时间过长时也会影响试验结果的判断；培养温度的高低可以影响细菌的生长状况，这也间接影响药敏试验的结果。

【思考题】

① 试验药物抗菌作用的滤纸片法适用于哪些情况？

② 平皿稀释法试验药物抗菌作用有哪些优点？

实验小贴士

"超级细菌"是对所有抗生素有耐药性细菌的统称。"超级细菌"是由普通细菌变异而成的，由于人类和动物滥用抗生素，细菌为躲避抗生素的作用不断改变结构，从而形成了"超级细菌"。近年来，在一些国家和地区相继发现了"超级细菌"，超级细菌对多种抗生素耐药，目前尚无特效药物。因此，必须慎用和合理使用抗生素，避免和（或）延缓耐药性的产生。

实验四十四　5-氟尿嘧啶对小鼠肉瘤 S180 的抑制作用

【目的】　学习抗肿瘤药物的体内筛选方法，了解 5-氟尿嘧啶（5-FU）的抗癌活性。

【原理】　5-FU 是常用的抗肿瘤药物，以小鼠肉瘤 S180 为实验模型，给予一定剂量有抗癌活性的药物 5-FU，可以抑制肿瘤的生长；以瘤重抑制率评价该药的抗癌活性。

S180 肿瘤移植实验法成功率较高，较自发及诱发的动物肿瘤更易于进行，假阳性及假阴性出现机会少。该方法从整体水平筛选抗癌新药，可同时观测药品的抗癌效力及动物对该药的综合反应，较体外实验更具可靠性。

【材料】　器材：组织匀浆器、解剖剪、眼科弯镊、培养皿、注射器、烧杯、棉球（上述器材均须灭菌）、搪瓷盘、蜡盘、小天平。试剂：0.25% 5-FU 溶液、灭菌生理盐水、碘酒、70%酒精。动物：小鼠 20 只，雌雄不限，18～20g。接种 S180 瘤源并饲养 10～12 天的小鼠。

【方法】

① 制备供接种用的肿瘤细胞悬液

a. 方法一：将已接种并饲养 10～12 天的 S180 瘤源小鼠拉断脊椎处死，腹面向上固定于蜡盘上。依次以碘酒、酒精消毒肿瘤部位及其周围皮肤。于灭菌室内以无菌操作剖取肿瘤。正常肿瘤组织呈粉红色，略有弹性，含丰富血管。瘤块中心常有坏死，呈灰白色。用消毒手术剪剪取粉红色的良好肿瘤组织，用生理盐水洗去血污，移至一培养皿中称重，然后剪碎，以每克瘤组织 3mL 的比例加入灭菌生理盐水，于组织匀浆器中小心研磨，制成均一的细胞悬液，加盖置冰箱中保存备用。悬液颜色以乳白色略带粉色为宜，若红色较深，表示带入血液过多，质量不佳。

b. 方法二：将冻存的 S180 瘤株复苏，通过体外细胞培养，制备成浓度为 1×10^5 个/mL 的细胞悬液备用。

② 接种小鼠时左手抓住小鼠的头背部，用碘酒、酒精消毒右前肢腋下部位皮肤后，右手持已吸取肿瘤细胞悬液的注射器，刺入腋下皮下组织（刺入后可轻轻摆动针头，验证是否在皮下部位），注入悬液 0.2mL。

③ 分组给药接种 24h 后将小鼠编号，随机分为两组，对照组与治疗组各 10 只。治疗组腹腔注射 0.25% 5-FU，每天 1 次，连续 10～14 天，对照组腹腔注射生理盐水 0.1mL/10g。给药期间注意观察小鼠有无排稀便、拒食等现象，如有异常应减量给药或暂停给药，疗程结束时动物体重下降不应超过 15%。

④ 疗程结束后次日，小鼠逐个称重；脱颈椎处死，剖取肿瘤称重，检查肿瘤有无坏死、感染等情况。

【结果】　按表 3-12-4 记录实验结果，分别算出对照组与治疗组的平均瘤重，并按下式计算抑制率。

表 3-12-4　5-FU 对小鼠肉瘤 S180 的实验治疗结果

组别	接种日期	药物剂量和疗程	动物数		平均体重		平均瘤重	抑制率	平均瘤重差异的显著性
			开始	结束	开始	结束			
治疗组									
对照组									

$$抑制率 = \frac{对照组平均瘤重 - 治疗组平均瘤重}{对照组平均瘤重} \times 100\%$$

所得结果均应进行相应的统计学处理。

【注意事项】

① 接种肿瘤的全过程应注意严密消毒及无菌操作，以免因感染而干扰肿瘤生长。

② 剥取瘤块时，应将周围正常组织除去。

③ 对照组平均瘤块重应大于 1g。瘤重最小者亦应在 0.4g 以上，否则应弃去不计。

④ 本实验需重复三次以验证其可靠性，抑制率高于 30% 者，可考虑进一步扩大瘤谱或进行其他药理研究。

⑤ 接种时动作要快，整个操作应在 30min 内完成。

【思考题】

① 解剖荷瘤动物时，如何区分正常肿瘤组织和坏死组织？选取何种组织接种？为什么？

② 给荷瘤动物用药期间应注意哪些问题？

③ 给小鼠接种肿瘤整个过程为什么要严密消毒？

> **实验小贴士**
>
> 目前临床所用的抗肿瘤药中，大多数是经动物移植性肿瘤试验筛选而发现的。应用动物移植性肿瘤筛选药物的优点是：使一群动物同时接种同样量的瘤细胞，生长速率比较一致，个体差异较小，接种成活率近 100%，对宿主的影响相类似，易于客观判断疗效，可在同种或同品系动物中连续移植，长期保留供试验用，试验周期一般均较短，试验条件易于控制等。因此目前抗肿瘤药筛选大多数采用动物移植瘤作为筛选模型。目前世界上保存的动物移植肿瘤约有 400 株，但筛选试验常用者仅 20~30 种。目前常用的动物实验瘤株可分腹水癌、肉瘤及白血病三类。如小鼠肉瘤 180、B16 黑色素瘤、Lewis 肺癌等是临床常用的抗癌药物筛选瘤株。

（韦翠萍）

第十三节　药物安全性实验

一、新药安全性评价的毒性试验

任何药物用于人体时都可能存在潜在的危害性，因此新的药物在临床使用前都必须对安全性进行全面的评价，以确定其安全使用的范围、寻找毒性靶器官、判断毒性的可逆性、毒性作用与剂量和给药时间之间的关系、寻找预防或降低其毒性作用的方法等信息，让使用者的安全得到必要的保证。新药的安全性评价主要包括急性毒性试验、长期毒性试验和特殊毒性试验等。

动物急性毒性试验（acute toxicity test）是研究动物一次或 24h 内多次给予受试物后，一定时间内所产生的毒性反应。急性毒性试验处在药物毒理研究的早期阶段，主要用于了解药品的毒性强度，观察毒性症状表现及药品在毒性方面的异常现象。另外，急性毒性试验所获得的信息还能对长期毒性试验剂量的设计和某些药物Ⅰ期临床试验起始剂量的选择提供重要的参考，并能提供一些与人类药物过量急性中毒相关的信息。其中半数致死量（LD_{50}）就是需要通过急性毒性试验获得的一项关于药物毒性的重要信息。

长期毒性试验（重复给药毒性试验）是药物非临床安全性评价的核心内容，它与急性毒性、生殖毒性以及致癌性等毒理学研究有着密切的联系，是药物从药学研究进入临床试验的重要环节。在药物开发的过程中，长期毒性试验的目的是通过重复给药的动物试验表征受试物的毒性作用，预测其可能对人体产生的不良反应，降低临床试验受试者和药品上市后使用人群的用药风险。

二、安全性检查项目

除了上述新药上市前必须进行的安全性评价试验以外，为了保证该药品制剂临床使用的安全性和制剂质量的可控性，通常还需要进行安全性的检查项目的检测，检查项目有：热原检查、降压物质检查、溶血性检查、过敏性检查、刺激性试验等。在实际工作中，对于常规产品，这些安全性检查项目的选择通常根据药典或生产规程上的要求来决定。

实验四十五　LD_{50} 的测定

【目的】　学习急性毒性试验的实验设计原则，学习小鼠尾静脉注射技术，掌握随机分组方法，掌握 LD_{50} 的计算方法。

【原理】　半数致死量（LD_{50}）是衡量药物急性毒性大小的常用指标。药物的剂量与动物死亡率间存在一定的关系，一般为正态分布

LD_{50}的测定

(图 3-13-1)。以对数剂量为横坐标、累加死亡率为纵坐标作图，可得到一个对称的"S"形曲线（图 3-13-2），一般在50%死亡率处斜率最大，即该处剂量稍有变动时，其死亡率变动最明显，即最灵敏，在技术上也最容易准确测得，故常选用LD_{50}值作为反映药物毒性的指标。

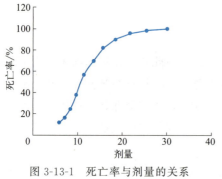

图 3-13-1　死亡率与剂量的关系　　　图 3-13-2　死亡率与对数剂量的关系

【材料】 器材：天平、1mL 注射器、鼠笼、苦味酸或其他适宜的标记方法。试剂：不同浓度盐酸普鲁卡因溶液（17.2mg/mL、13.75mg/mL、11.0mg/mL、8.8mg/mL 和 7.05mg/mL）。动物：小鼠50只以上，体重18～22g，雌雄各半。

【方法】

1. 随机分层分组

小鼠称重，按照体重所属的范围进行分段（如18.0～18.9g为A段，19.0～19.9g为B段，依次类推），同一体重段的小鼠放入同一个笼内。按照试验所需的组别，取对应数量的鼠笼（如1号笼、2号笼等，依次类推），雌、雄小鼠分别按体重段从高至低或从低至高，依次每笼放入小鼠。举例：共有A、B、C、D四个体重段的小鼠，每个体重段5只，需要按随机分层分组法分为5组。具体操作可以为：第一轮，取A体重段5只小鼠，按顺序从1号组鼠笼开始放，直到5号组鼠笼，每组的鼠笼放1只小鼠；第二轮，将B段体重的小鼠从2号组鼠笼开始放直到第5笼，剩余的小鼠再重新按顺序从1号组鼠笼开始放，直至放完；第三轮，将C段体重的小鼠从3号组鼠笼开始放直到第5笼，剩余的小鼠再重新按顺序从1号组鼠笼开始放，直至放完；第四轮，将D段体重的小鼠从4号组鼠笼开始放直到第5笼，剩余的小鼠再重新按顺序从1号组鼠笼开始放，直至放完；第5轮，将E段体重的小鼠从5号组鼠笼开始放直到第5笼，剩余的小鼠再重新按顺序从1号组鼠笼开始放，直至放完。如还有F段体重段的小鼠，又从1号组鼠笼开始，依次类推将所有小鼠分完为止，尽可能保证每一组的小鼠体重比较均衡。

2. 剂间比的计算

取少量小鼠先进行预试验，以寻找引起0%和100%动物死亡的剂量范围。一般是取小鼠9～12只，分3～4组，找出出现0%和100%死亡率的剂量，或出现20%～80%死亡率的剂量范围，即上下限剂量（D_{min}和D_{max}），以保证量-效曲线跨越足够的范围。

剂间比计算公式为 $r=\sqrt[n-1]{\dfrac{D_{\min}}{D_{\max}}}$，其中 $D_{\min}$ 和 $D_{\max}$ 为预实验中的上下限剂量，n 为正式试验的剂量组数量。

各剂量组的剂量计算方法为 $D=D_{\max}\times r^{k-1}$，k 为该组的序号。一般选择 4～7 组动物，即 k 一般取 4～7 范围内的整数，且 r 一般取 0.64～0.85 为宜。

3. 急性毒性试验

预试验：取小鼠 10 只，以 2 只为一组分成 5 组，选择组间距较大的一系列剂量（1600、800、400、200、100mg/kg），各组分别腹腔注射普鲁卡因 0.2mL/10g（即分别注射 80mg/mL、40mg/mL、10mg/mL 和 5mg/mL 的普鲁卡因溶液），观察出现的症状并记录死亡数，找出引起 0% 死亡率和 100% 死亡率剂量的所在范围。

正式试验：在预试验所获得的 0% 和 100% 致死量的范围内，选用 5 个剂量，相邻剂量之间的比例为 1∶0.8（17.2mg/mL、13.75mg/mL、11.0mg/mL、8.8mg/mL 和 7.05mg/mL）。将小鼠随机分组，每组 10 只小白鼠腹腔注射同一浓度的普鲁卡因 0.2mL/10g。

观察纪录各种反应：潜伏期、中毒现象、开始出现死亡的时间、死前的现象、各组死亡的只数等。本次实验观测时间为 30min（通常给药后要观察 7～14 天）。根据各组动物的死亡率，用孙氏改进寇氏法（Korbor）或 Bliss 简化概率单位法算出 LD_{50} 和可信限。

【结果】 将观察到的不同给药剂量下动物死亡情况记录在表格 3-13-1 中。

表 3-13-1 LD_{50} 测定结果

分组	动物数(n)	剂量/(mg/kg)	对数剂量(X)	死亡动物数(N)	死亡率($P, P=N/n$)
1	10	344	2.54		
2	10	275	2.44		
3	10	220	2.34		
4	10	176	2.25		
5	10	141	2.15		

【注意事项】

① 动物性别的选择：急性毒性试验所用的动物应当是雌、雄各半，但如果在研究中发现受试物对雌、雄动物的毒性有明显差异时，应分别求出雌性与雄性动物各自的 LD_{50} 值。如果试验是为致畸试验作剂量准备，也可仅做雌性动物的 LD_{50} 试验。

② 给药途径的选择：药物的给药途径一般有静脉注射、腹腔注射和灌胃等，试验中选择的途径必须包括推荐的临床给药途径。

③ 影响 LD_{50} 的因素：LD_{50} 的结果会受到多种因素的影响，比如动物的品系、性别、年龄、营养状态、饥饱程度以及环境因素等。对这些会影响 LD_{50} 结果的因素，应当在试验过程中加以控制。

④ 在试验过程中应详细记录动物的中毒症状及可能致死的原因，必要时解剖死亡动物肉眼观察，如发现有组织病变时，可进行病理组织学检查，通常动物死亡多出现在

给药后 1～2 日内，但全部试验应观察 7 日以上，如遇有迟发性或进行性中毒反应时，需根据实际情况延长观察时间。若发现中毒反应和死亡率对不同动物性别有明显差别，则应选择比较敏感的性别进行试验。

⑤ LD_{50} 测定方法很多，较常用的有孙氏改进寇氏法、加权概率单位法（Bliss 法）、目测概率单位法、综合法、序贯法等。其中 Bliss 法被认为是目前最经典、最精确的方法，但其计算相当复杂，现可用经过验证的软件来完成。

【计算方法】 自从 1927 年 Trevan 提出半数致死量（LD_{50}）以后，几十年来许多药理及统计的工作者从不同角度设计了许多计算方法来计算 LD_{50}，目前使用的计算方法大体上分为三类：①插入法（如 Horn 法）；②面积法（如 Karber 法）；③概率法（如 Bliss 概率单位法、简化概率法、Miller 和 Tainter 法、Litchfield 和 Wilcoxon 法）。这些方法各有其优缺点，比如有的计算简便但结果粗略，有的结果较精确但计算过程烦琐，有的对试验设计要求高，有的应用范围较局限等，因而对具体方法的选择应结合工作目的和要求来考虑，比如测定标准品，当然首先要求结果精确，而大量筛选则只要粗略估计即可。下面对两种常用的方法进行介绍。

1. 孙氏改进寇氏法（点斜法）

1931 年 Karber 提出寇氏原法，因计算误差较大而不为人们所重视。1952 年 Finney 改正原算法，以对数剂量取代 Karber 法中的一般剂量，得改良寇氏法。1963 年孙瑞元根据点斜式直线方程，并综合寇氏法及概率单位的优点进行改进，故常称为孙氏改进寇氏法，即点斜法。此法是依据剂量对数与死亡率呈"S"型曲线所包含的面积推导出死亡率为 50% 的剂量。其优点是计算简便且比较精确，可计算 LD_{50} 的全部参数，缺点是对试验设计要求比较严格。

(1) 基本要求 ①反映情况应符合或接近对数正态分布；②相邻两剂量的比值应相等；③各组动物数相等或相近，一般为 10 只；④不要求死亡率一定包括 0% 与 100%，但二者之和最好在 80%～120% 范围内。

(2) 计算公式

① 当最小剂量组的死亡率为 0%，最大剂量组的死亡率为 100% 时，按下式计算。

$$LD_{50}=\lg^{-1}[X_m-i(\Sigma P-0.5)]$$

式中，X_m 为最大剂量的对数；P 为各组动物的死亡率（以小数表示）；ΣP 为各组动物死亡率的总和（$P_1+P_2+P_3\cdots$）；i 为组间距（相邻两组对数剂量的差值）。

② 当最小剂量组的死亡率大于 0% 而又小于 30%，或最大剂量组的死亡率小于 100% 而又大于 70% 时，按如下校正公式计算。

$$LD_{50}=\lg^{-1}\{[X_m-i[\Sigma P-(3-P_m-P_n)/4]\}$$

式中，X_m 为最大剂量的对数；P 为各组动物的死亡率（以小数表示）；ΣP 为各组动物死亡率的总和（$P_1+P_2+P_3\cdots$）；i 为组间距（相邻两组对数剂量的差值）；P_m 为最大剂量组的死亡率；P_n 为最小剂量组的死亡率。

③ LD_{50} 的标准误按下式计算。

$$S_{X_{50}}=i(\Sigma P-\Sigma P^2)/(n-1)$$

式中，$S_{X_{50}}$ 为 lg LD_{50} 的标准误；X_{50} 即 lgLD_{50}；P 为各组动物的死亡率（以小数表示）；n 为每组动物数。

④ LD_{50} 的 95％可信限按下式计算。

$$95\%可信限 = \lg^{-1}(X_{50} \pm 1.96 S_{X_{50}})$$

式中，$S_{X_{50}}$ 为 lg LD_{50} 的标准误；X_{50} 即 lg LD_{50}。

2. Bliss 法

Bliss 利用对数剂量与反应百分率的转换数（概率单位）呈直线关系而设计该法。在众多的 LD_{50} 计算方法中，该法是数理上最为严谨的一种，又称之为加权概率单位法或概率单位正规法。此法的优点是：①可求 $LD_5 \sim LD_{95}$。②对试验设计要求不严，剂量任意。各剂量组间可以是等比级数，也可为等差或不等距的数值，只需有死亡率在 50％以上及以下组出现。③数理严谨，结果精确。缺点是手动计算烦琐、须用权重表。但近年来随着计算机软件的普及使用，已有较多的软件可以自动计算，较为便捷，因此详细计算过程不再介绍。

【思考题】

① 测定 LD_{50} 的目的是什么？

② 结合实验过程，总结 LD_{50} 测定过程中有哪些因素容易影响实验结果的准确性，实验中需要加以控制。

实验小贴士

LD_{50}：半数致死量（50% lethal dose），引起 50％试验动物死亡的量。ED_{50}：半数有效量（50% effective dose），在量反应中指能引起 50％最大反应强度的药量，在质反应中指引起 50％实验对象出现阳性反应时的药量。通常将半数致死量（LD_{50}）/半数有效量（ED_{50}）的比值称为治疗指数，用以表示药物的安全性，通常，此数值越大越安全。但是治疗指数是一个相对的评估指标，还需要考虑特异质反应等不良反应的发生。

实验四十六　药物长期毒性试验

【目的】　学习药物长期毒性试验的步骤和检测指标，掌握长期毒性试验设计原则、试验方法。

【原理】　长期毒性试验（重复给药毒性试验）是药物非临床安全性评价的核心内容。它与急性毒性、生殖毒性以及致癌性等毒理学研究有着密切的联系，是药物从药学研究进入临床试验的重要环节。在药物开发的过程中，长期毒性试验的目的是通过对动物的重复给药试验表征受试物的毒性作用，预测其可能对人体产生的不良反应，降低临床试验受试者和药品上市后使用人群的用药风险。

【材料】

1. 受试物

长期毒性试验应采用制备工艺稳定、符合临床试验用质量标准规定的样品。受试物应注明名称、来源、批号、含量（或规格）、保存条件及配制方法等，并附有研制单位的自检报告。所用辅料、溶剂等应注明批号、规格和生产厂家，并符合试验要求。在药物开发的过程中，若受试物的制备工艺发生可能影响其安全性的变化，应进行相应的安全性研究。

2. 实验动物

一般化学药物的长期毒性试验采用两种实验动物，一种为啮齿类，另一种为非啮齿类。理想的动物应具有以下特点：①对受试物的生物转化与人体相近；②对受试物敏感；③已有大量历史对照数据。基于目前国内的现状，在大多数长期毒性试验开始时，尚无法判断不同种系实验动物和人体对受试物的生物转化的一致性，通常以大鼠和 Beagle 犬或猴类作为长期毒性试验的实验动物。某些特殊结构的受试物应选用特殊种属或品系的动物进行长期毒性试验，必要时，也可选用疾病模型动物进行试验。

长期毒性试验一般选择正常、健康和未孕的动物，动物体重差异应在平均体重的 20% 之内。动物应符合国家有关规定的等级要求，来源、品系、遗传背景清楚，并具有实验动物质量合格证。应根据研究期限的长短和受试物临床应用的患者群确定动物的年龄。动物年龄应尽量一致，大鼠一般为 6～9 周龄，Beagle 犬一般为 6～12 月龄，猴 2～3 岁。

一般情况下，长期毒性试验中每个试验组应使用相等数量的雌、雄动物。每组动物的数量应能够满足试验结果的分析和评价的需要。一般大鼠为雌、雄各 10～30 只，Beagle 犬或猴为雌、雄各 3～6 只。

【方法】

1. 给药剂量

长期毒性试验一般至少设高、中、低三个剂量给药组和一个溶剂（或辅料）对照组，必要时还需设立空白对照组或阳性对照组。因为理论上群体中毒性反应的发生率随暴露量的增加而增加，所以高剂量原则上应使动物产生明显的毒性反应，甚至出现个别动物死亡。低剂量原则上应高于动物药效学试验的有效剂量，并不使动物出现毒性反应。为考察剂量-毒性反应关系，应在高剂量和低剂量之间设立中剂量。

2. 给药方式

长期毒性试验中，动物原则上应每天给药，给药期限长（3 个月或以上）的药物每周至少应给药 6 天。给药途径原则上应与临床用药途径一致，否则应说明原因。给药频率通常为每天给药 1 次，口服途径时通常于喂食前给予，也可将受试物混入饲料让动物自行食用给药，但应提供受试物与饲料混合的均匀性、受试物的稳定性及有关质量检查等方面的资料，以确保获得准确可靠的试验结果。静脉、肌内或皮下途径，其注射部位可于四肢或臀部交替进行。特殊类型的受试物，由于其毒性特点和临床给药方案等因素，应根据具体药物的特点设计给药频率。

3. 给药期限

长期毒性试验的给药期限通常与拟定的临床疗程、临床适应证和用药人群有关。临床单次用药的药物，给药期限为2周的长期毒性试验通常可支持其进行临床试验和生产。临床疗程不超过2周的药物，给药期限为1个月的长期毒性试验通常可支持其进行临床试验和生产。临床疗程超过2周的药物，可以在临床前一次性进行支持其进入Ⅲ期临床试验（及生产）的长期毒性试验；也可以通过不同给药期限的长期毒性试验来分别支持其进入Ⅰ期、Ⅱ期或Ⅲ期临床试验（及生产）。一般1个月的长期毒性试验可支持用药时间不超过2周的Ⅰ期临床试验，其他情况详见表3-13-2。

表3-13-2　长期毒性试验的给药期限

药物临床疗程	长期毒性试验给药期限		可以支持的临床试验阶段
	啮齿类动物	非啮齿类动物	
2周~1个月	1个月	1个月	Ⅱ期
	3个月	3个月	Ⅲ期（及生产）
≤3个月	3个月	3个月	Ⅱ期
	6个月	6个月	Ⅲ期（及生产）
≤6个月	6个月	6个月	Ⅱ期
	6个月	9个月	Ⅲ期（及生产）
>6个月	6个月	9个月	Ⅱ期
	6个月	9个月	Ⅲ期（及生产）

注：1. 此表为分别支持临床疗程超过2周的药物进行Ⅱ期和Ⅲ期临床试验的长期毒性试验的给药期限。

2. 表中长期毒性试验给药期限不包括恢复期。应根据具体情况设计恢复期（详见"检测指标和检测时间"部分）。

通过给药期限较短的毒性研究获得的信息，可以为给药期限较长的毒性研究设计提供给药剂量、给药频率等方面的参考；同时，临床试验中获得的信息有助于给药期限较长的动物毒性研究方案的设计，降低药物开发的风险。

以不同给药期限的长期毒性试验来分别支持药物进入Ⅰ期、Ⅱ期或Ⅲ期临床试验（及生产）时，不同给药期限的长期毒性试验的内容应完整、规范，对结果的分析评价应科学、合理。

4. 检测指标和检测时间

长期毒性试验必须检测的指标详见表3-13-3。除必须检测指标外，长期毒性试验应根据受试物的特点，有针对性地增加相应的检测指标。

表3-13-3　长期毒性试验中必须检测的指标

指标类别	检测的项目或组织器官
血液学指标	红细胞计数；血红蛋白；红细胞容积；平均红细胞容积；平均红细胞血红蛋白；平均红细胞血红蛋白浓度；网织红细胞计数；白细胞计数及其分类；血小板计数；凝血酶原时间

续表

指标类别	检测的项目或组织器官
血液生化学指标	天门冬氨酸氨基转移酶;丙氨酸氨基转移酶;碱性磷酸酶;肌酸激酶;尿素氮;肌酐;总蛋白;白蛋白;血糖;总胆红素;总胆固醇;甘油三酯;γ-谷氨酰转移酶;钾离子浓度;氯离子浓度;钠离子浓度
尿液分析指标	尿液外观;比重;pH值;尿糖;尿蛋白;尿素红素;尿素原;酮体;潜血;白细胞
需称重并计算脏器系数的器官	脑;心脏;肝脏;肾脏;肾上腺;胸腺;脾脏;睾丸;附睾;卵巢;子宫;肺脏
需进行组织病理学检查的组织或器官	脑(大脑、小脑、脑干);脊髓(颈、胸、腰段);垂体;胸腺;甲状腺;甲状旁腺;食管;唾液腺;胃;小肠和大肠;肝脏;胆囊*;肾脏;肾上腺;脾脏;胰腺;气管;肺;主动脉;心脏;附睾;睾丸;卵巢;子宫;前列腺;乳腺;坐骨神经;膀胱;眼(眼科检查发现异常时)*;视神经*;给药局部;骨髓;淋巴结(包括给药局部淋巴结、肠系膜淋巴结)

注：*为啮齿类动物可不进行组织病理学检查的组织或器官。

试验前，啮齿类动物至少应进行5天的适应性观察，非啮齿类动物至少应驯养观察1~2周，应对实验动物进行外观体征、行为活动、摄食量和体重检查，非啮齿类动物还至少应进行2次体温、心电图、血液学和血液生化学指标等的检测。此外，实验动物相关指标的历史背景数据在长期毒性试验中也具有重要的参考意义。

试验期间，应对动物进行外观体征、行为活动、摄食量、体重、粪便性状、给药局部反应、血液学指标、血液生化学指标等的观测。非啮齿类动物还应进行体温、心电图、眼科检查和尿液分析。应根据试验周期的长短和受试物的特点确定检测时间和检测次数。原则上应尽早发现毒性反应，并反映出观测指标或参数的变化与给药期限的关系。

给药结束后，应对动物（除恢复期观察动物）进行全面的大体解剖，主要脏器应称重并计算脏器系数。组织病理学检查对判断动物的毒性靶器官或靶组织具有重要的意义，病理学检查报告应经检查者签名和病理检查单位盖章，如发现有异常变化，应附有相应的组织病理学照片。非啮齿类动物对照组和各给药组主要脏器组织均应进行组织病理学检查；啮齿类动物对照组和高剂量给药组动物，以及尸检异常者应详细检查，如某一组织发生病理改变，其他剂量组动物该组织也应进行组织病理学检查。长期毒性试验应在给药结束后对部分动物进行恢复期观察，以了解毒性反应的可逆程度和可能出现的延迟性毒性反应。应根据受试物的代谢动力学特点、靶器官或靶组织的毒性反应和恢复情况确定恢复期的长短。

【结果】长期毒性试验结果的分析和评价是长期毒性试验的必要组成部分，必须对研究结果进行科学和全面的分析和评价。

分析长期毒性试验结果的目的是判断动物是否发生毒性反应，描述毒性反应的性质和程度（包括毒性起始时间、程度、持续时间以及可逆性等）和靶器官，确定安全范围，并探讨可能的毒性作用机制。①正确理解试验数据的意义。在对长期毒性试验结果进行分析时，应正确理解均值数据和单个数据的意义。啮齿类动物长期毒性试验中组均值的意义通常大于单个动物数据的意义，实验室历史背景数据和文献数据可以为结果的分析提供参考。非啮齿类动物数量少、个体差异大，因此，单个动物的试验数据往往具有重要的毒理学意义。此外，非啮齿类动物试验结果必须与给药前数据、对照组数据和实验室历史背景数据进行多重比较，文献数据参考价值有限。在分析长期毒性试验结果时，应综合考虑数据的统计学意义和生物学意义。正确利用统计学假设检验有助于确定试验结果的生物学意义，但具有统计学意义并不一定代表具有生物学意义。在判断生物学意义时，应考虑到参数变化的剂量-反应关系、其他相关参数的改变，以及与历史背景数据的比较。此外，在对长期毒性试验结果进行分析时，应对异常数据进行合理的解释。②正确判断毒性反应。给药组和对照组之间检测参数的差异可能来自与受试物有关的毒性反应、动物对药物的适应性改变或正常的生理波动。在分析试验结果时，应关注参数变化的剂量-反应关系、组内动物的参数变化幅度和性别差异，同时综合考虑多项毒理学指标的检测结果，分析其中的关联和作用机制，以正确判断药物的毒性反应。单个参数的变化往往并不足以判断化合物是否引起毒性反应，可能需要进一步进行相关的研究。此外，毒代动力学研究可以为毒性反应和毒性靶器官或靶组织的判断提供重要的参考依据。

综合评价长期毒性试验是药物非临床安全性研究的有机组成部分，是药物非临床毒理学研究中综合性最强、获得信息最多和对临床指导意义最大的一项毒理学研究。对其结果进行评价时，应结合受试物的药学特点、药效学、药代动力学和其他毒理学研究的结果，以及已取得的临床研究的结果，进行综合评价。对于长期毒性试验结果的评价最终应落实到受试物的临床不良反应、临床毒性靶器官或靶组织、安全范围、临床需重点检测的指标，以及必要的临床监护或解救措施。

【注意事项】 动物毒性反应对于临床试验的意义，是将长期毒性试验结果作为外推至人体时的参考。但受试物在动物和人体内毒性反应之间存在差异。首先，不同物种、同物种不同种属或个体之间对于某一受试物的毒性反应可能存在差异；其次，由于在长期毒性试验中通常采用较高的给药剂量，受试物可能在动物体内呈非线性动力学代谢过程，从而导致与人体无关的毒性反应。另外，长期毒性试验难以预测一些在人体中发生率较低的毒性反应或仅在小部分人群中出现的特异质反应；同时有些毒性反应目前在动物中难以检测，如头痛、头昏、头晕、腹胀、皮肤瘙痒、视物模糊等。鉴于以上原因，动物长期毒性试验的结果一般不会完全再现于人体临床试验。但如果没有试验或文献依据证明受试物对动物的毒性反应与人体无关，在进行药物评价时必须首先假设人最为敏感，长期毒性试验中动物的毒性反应将会在临床试验中再现。进行深入的作用机制研究将有助于判断动物和人体毒性反应的相关性。

【思考题】
① 开展药物长期毒性试验的目的是什么？
② 长期毒性试验观察到的毒性反应在人体的临床使用过程中一定会出现吗？

实验小贴士

长期毒性试验的最终目的是为临床试验和临床用药服务。具体包括以下五个方面：①预测受试物可能引起的临床不良反应，包括不良反应的性质、程度、剂量-反应关系和时间-反应关系、可逆性等；②判断受试物反复给药的毒性靶器官或靶组织；③推测临床试验的起始剂量和重复用药的安全剂量范围；④提示临床试验中需重点监测的指标；⑤还可以为临床试验中的解毒或解救措施提供参考。

实验四十七　药物制剂热原试验

【目的】　学习兔的耳缘静脉注射，掌握家兔法检测热原的方法，理解热原对药物安全性的影响。

【原理】　热原是指注入人体后能引起人体体温异常升高的致热物质。由于家兔对热原的反应与人基本相似，家兔法目前为各国药典规定的检查热原的主要方法，即将一定剂量的供试品，静脉注入家兔体

热原试验

内，在规定时间内，观察家兔体温升高的情况，以判定供试品中所含热原的限度是否符合规定。

【材料】　器材：热原测定仪或肛温计（精密度为±0.1℃）、兔固定箱、注射器、棉球、酒精棉球、液体石蜡。试剂：0.9%氯化钠注射液、含细菌内毒素的0.9%氯化钠注射液（给药剂量为20EU/kg，作为阳性对照）。动物：家兔6只（3只/组），体重1.7kg以上，雌兔应无孕。

【方法】　取适用的家兔，3只为一组，使用精密度为±0.1℃的测温装置测量家兔体温。测温探头或肛温计插入各兔肛门的深度和时间应相同（可用液体石蜡进行润滑），深度一般约6cm，时间不少于1.5min；每隔30min测量体温1次，一般测量2次，两次体温之差不得超过0.2℃，以此两次体温的平均值作为该兔的正常体温。正常体温应在38.0~39.6℃的范围内，且同组各兔间正常体温之差不得超过1.0℃。测定其正常体温后15min以内，自耳静脉缓缓注入规定剂量并温热至约38℃的供试品溶液，本次实验采用0.9%氯化钠注射液作为供试品溶液，以4EU/mL的细菌内毒素的标准品溶液（以0.9%氯化钠注射液作为溶剂）作为阳性对照，给药体积均为5mL/kg。然后每隔30min按前法测量其体温1次，共测6次，以6次体温中最高的一次减去正常体温，即为该兔体温的升高温度（℃）。

【结果】　将热原试验结果记录在表格 3-13-4 中。

表 3-13-4　热原检测结果记录表

兔号	正常体温/℃			给药后体温/℃						
	体温1	体温2	正常体温	体温1	体温2	体温3	体温4	体温5	体温6	升高温度
1										
2										
3										

① 在 3 只家兔中，体温升高均低于 0.6℃，并且 3 只家兔体温升高总和低于 1.3℃；判定供试品的热原检查符合规定。

② 如 3 只家兔中有 1 只体温升高 0.6℃ 或高于 0.6℃，或 3 只家兔体温升高的总和达 1.3℃ 或高于 1.3℃，应另取 5 只家兔复试，检查方法同上。在复试的 5 只家兔中，体温升高 0.6℃ 或高于 0.6℃ 的家兔不超过 1 只，并且初试、复试合并 8 只家兔的体温升高总和为 3.5 或低于 3.5℃，判定供试品的热原检查符合规定。

③ 初试的 3 只家兔中，体温升高 0.6℃ 或高于 0.6℃ 的家兔超过 1 只；或在复试的 5 只家兔中，体温升高 0.6℃ 或高于 0.6℃ 的家兔超过 1 只；或在初试、复试合并 8 只家兔的体温升高总和超过 3.5℃，均判定供试品的热原检查不符合规定。

④ 在当家兔升温为负值时，均以 0℃ 计。

【注意事项】

① 热原检查前 1~2 日，供试用家兔应尽可能处于同一温度的环境中，实验室和饲养室的温度相差不得大于 3℃，且应控制在 17~25℃，在试验全部过程中，实验室温度变化不得大于 3℃，应防止动物骚动并避免噪声干扰。家兔在试验前至少 1 小时开始停止喂食并置于宽松适宜的装置中，直至试验完毕。

② 直接接触供试品的器具（称量、溶解、稀释、注射等所用的器具）应无菌、无热原，或采用适宜有效的方法除菌、除热原，通常采用干热灭菌法（250℃，30min 以上），也可用其他适宜的方法。

③ 注射前将供试品溶液温热至 38℃，已开启或配制完成的供试品溶液应避免污染，并在 30min 内注射给药。

④ 未曾用于热原检查的家兔或之前检测时注射的供试品判定为符合规定，但组内升温达 0.6℃ 的家兔或 3 周内未曾使用的家兔，均应在检查供试品前 7 日内预测体温，进行挑选。挑选试验的条件与检查供试品时相同，仅不注射药液，每隔 30min 测量体温 1 次，共测 8 次，8 次体温均在 38.0~39.6℃ 的范围内，且最高体温与最低体温相差不超过 0.4℃ 的家兔，方可供热原检查用。

⑤ 由于遗传、饲养环境、饲料等因素的影响，家兔对热原物质的灵敏度有一定的差异。各实验室可在选择或变更家兔供应方及对所使用家兔灵敏度产生疑问时，采用 5EU/kg（或 10EU/kg）内毒素剂量，按热原检查法对家兔进行灵敏度考核验证，如结果为阳性，表明实验用兔符合实验要求；否则应考虑更换实验用兔的来源或淘汰不符合要求的家兔。

【思考题】

① 什么是热原？热原有哪些危害？
② 热原试验所使用的家兔，为什么要在实验前预选？
③ 为什么要对热原试验所使用的家兔进行灵敏度的考核验证？

> **实验小贴士**
>
> 热原（pyrogen）指能引起恒温动物体温异常升高的致热物质。它包括细菌性热原、内源性高分子热原、内源性低分子热原及化学热原等。注射液中的热原主要是指

> 细菌性热原，是某些细菌的代谢产物、细菌尸体及内毒素。致热能力最强的是革兰阴性杆菌的产物，其次是革兰阳性杆菌类，革兰阳性球菌则较弱，霉菌、酵母菌甚至病毒也能产生热原。

实验四十八　药物制剂刺激性试验

【目的】　通过实验了解刺激性试验的意义，掌握常见药物制剂刺激性试验的方法。

【原理】　刺激性试验的方法为将药物用于局部组织，观察它对组织是否引起红肿、出血、变性、坏死等刺激症状。所获得的结果可供了解该制剂的毒性以及选择合理给药方法时参考。

一、皮肤刺激性试验

【材料】　器材：注射器、兔固定箱、无刺激性胶布、绷带、纱布、玻璃纸或类似物。动物：首选家兔，每组动物数 4～8 只，一般雌、雄各半，体重 2～2.5kg。也可选用其他种属的动物（如小型猪等），选择家兔和小型猪以外的动物应阐明合理性。

【方法】

① 试验前 24h 对给药区（通常在背部）进行脱毛处理（可剪、剃或用适宜的脱毛剂）。去毛范围左、右各 3cm×3cm。给药前应检查去毛皮肤是否因去毛而受损伤，有损伤的皮肤不宜进行试验。进行破损皮肤的刺激性研究时，在用药部位用砂纸磨或画"井"字并以渗血为度。

② 取受试物 0.5mL 直接涂布于一侧已去毛的皮肤上，然后用两层纱布（2.5cm×2.5cm）和一层玻璃纸或类似物覆盖，再用无刺激性胶布和绷带加以固定；另一侧涂布赋形剂作对照。贴敷时间至少 4h。贴敷结束后，除去受试物并用温水或无刺激性溶剂清洁给药部位。多次给药皮肤刺激性试验应连续在同一部位给药，每次给药时间相同，贴敷期限一般不超过 4 周。

【结果】　在自然光线或全光谱灯光下观察皮肤反应。按表 3-13-5 给出的皮肤刺激反应评分标准对皮肤红斑和水肿进行评分，按表 3-13-6 进行刺激强度评价。

表 3-13-5　皮肤刺激反应评分标准

刺激反应	评分标准	分值
红斑	无红斑	0
	轻度红斑(勉强可见)	1
	中度红斑(明显可见)	2
	重度红斑	3
	紫红色红斑到轻度焦痂形成	4

续表

刺激反应	评分标准	分值
水肿	无水肿	0
	轻度水肿(勉强可见)	1
	中度水肿(明显隆起)	2
	重度水肿(皮肤隆起1mm,轮廓清楚)	3
	严重水肿(皮肤隆起1mm以上并有扩大)	4
	最高总分值	8

表 3-13-6 皮肤刺激强度评价标准

分值	评价
0～0.49	无刺激性
0.5～2.99	轻度刺激性
3.0～5.99	中度刺激性
6.0～8.0	强刺激性

单次给药皮肤刺激性试验,在去除药物后 30～60min,24h、48h 和 72h 肉眼观察并记录涂敷部位有无红斑和水肿等情况。如存在持久性损伤,有必要延长观察期限以评价上述变化的恢复情况和时间。但延长期一般不超过 14 天。对出现中度及以上皮肤刺激性的动物应在观察期结束时对给药局部进行组织病理学检查。

多次给药皮肤刺激性试验,在每次去除药物后 1h 以及再次贴敷前观察及记录红斑及水肿、涂敷部位是否有色素沉着、出血点、皮肤粗糙或皮肤薄情况及其发生时间及消退时间,并对红斑及水肿进行评分。末次贴敷后,在去除药物后 30～60min,24h、48h 和 72h 肉眼观察并记录涂敷部位有无红斑和水肿等情况。如存在持久性损伤,有必要延长观察期限以评价上述变化的恢复情况和时间。但延长期一般不超过 14 天。对出现中度及以上皮肤刺激性的动物,应在观察期结束时对给药局部进行组织病理学检查。

二、注射给药部位刺激性试验

【材料】 器材:注射器、兔固定箱。试剂:0.9%氯化钠注射液。动物:首选家兔,每组动物数不少于 3 只,体重 2～2.5kg。

【方法】 为最大可能地暴露毒性,应根据受试物的特点,采用最可能暴露毒性的给药方法。一般而言按临床给药方案给予受试物,给药容积和速率应根据动物情况进行相应的调整。给药期限应根据受试物拟用于临床应用的情况来决定,多次给药一般不超过 7 天。应设生理盐水对照,可采用同体左右侧自身对比法。用药部位根据药物的给药途径确定,可选用耳缘静脉、耳中心动脉(其他动物可选用前、后肢静脉及股动脉等)、股和背部肌肉、侧胸壁皮下组织、静脉旁组织等。

【结果】 应根据受试物的特点和刺激性反应情况来选择适当的观察时间。通常单次给药刺激性试验,在给药后 48～96h 对动物和注射部位进行肉眼观察;多次给药刺激性试验，每天给药前以及最后一次给药后 48~96h，对动物和注射部位进行肉眼观察。观察期结束时应对部分动物进行给药部位组织病理学检查。留下的动物根据受试物的特点和刺激性反应情况，继续观察 14~21 天，再进行组织病理学检查，以了解刺激性反应的可逆程度。评价结果需要根据肉眼观察和组织病理学检查的结果进行综合判断。

三、眼刺激性试验

【材料】 器材：注射器、兔固定箱、0.9%氯化钠注射液。动物：首选家兔，每组动物数不少于 3 只，雌雄不限，体重 2~2.5kg。

【方法】 每只眼睛滴入 0.05~0.1mL 或涂敷 0.1g 受试物，然后轻合眼睑约 10s。一般不需冲洗眼睛。给药期限应根据受试物拟用于临床的情况来决定，多次给药时每天给受试物的次数应与临床用药频率相同，连续给受试物 2~4 周，一般不超过 4 周。应设置生理盐水对照组，可采用同体左右侧自身对比法。试验前 24 小时内对每只动物的双眼进行检查（包括使用荧光素钠检查）。有眼睛刺激症状、角膜缺陷和结膜损伤的动物不能用于试验。

应根据受试物的特点和刺激性反应情况来选择适当的观察时间。通常单次给药眼刺激试验，在给药后 1、2、4、24、48 和 72h 对眼部进行检查，也可根据受试物的特点适当调整观察时间；多次给药眼刺激试验，每天给药前以及最后一次给药后 1、2、4、24、48 和 72h 对眼部进行检查，也可根据受试物的特点适当调整观察时间。如果在 72h 未见任何刺激症状，试验则可结束。如存在持久性损伤，有必要延长观察期限，但一般不超过 21 天。一般采用裂隙灯（或手持裂隙灯）进行眼刺激反应检查，也可根据刺激性反应情况采用其他的合适器械（如放大镜、生物显微镜等）。在整个观察过程中应进行荧光素钠染色检查。每次检查，都应记录眼部反应的分值（见表 3-13-7）。除了观察所列出的结膜、角膜和虹膜损伤外，其他所观察到的损伤也应记录和报告。

【结果】 按表 3-13-7 的要求，将每一个观察时间每一动物的角膜、虹膜和结膜的刺激反应分值相加得总积分，将一组的积分总和除以动物数，即得最后分值。按表 3-13-8 判断其刺激程度。

表 3-13-7 眼刺激反应分值标准

刺激反应	标准	分值
角膜	无混浊	0
	散在或弥漫性混浊，虹膜清晰可见	1
	半透明区易分辨，虹膜模糊不清	2
	出现灰白色半透明区，虹膜细节不清，瞳孔大小勉强可见	3
	角膜不透明，虹膜无法辨认	4
虹膜	正常	0
	皱褶明显加深、充血、肿胀，角膜周围轻度充血，瞳孔对光仍有反应	1
	出血、肉眼可见坏死、对光无反应(或其中一种)	2

续表

刺激反应		标准	分值
结膜	充血（指睑结膜和球结膜）	血管正常	0
		血管充血呈鲜红色	1
		血管充血呈深红色，血管不易分辨	2
		弥漫性充血呈紫红色	3
	水肿	无水肿	0
		轻微水肿（含眼睑）	1
		明显水肿伴部分眼睑外翻	2
		水肿至眼睑近半闭合	3
		水肿至眼睑超过半闭合	4
	分泌物	无分泌物	0
		少量分泌物	1
		分泌物使眼睑和睫毛潮湿或黏着	2
		分泌物使整个眼区潮湿或黏着	3
最大总积分			16

表 3-13-8 眼刺激性评价标准

分值	评价
0～3	无刺激性
4～8	轻度刺激性
9～12	中度刺激性
13～16	强度刺激性

实验结果中应至少记录以下信息：①供试品的名称、主药含量、理化性状、生产单位及批号；②家兔的性别、体重与健康状况；③试验的方法、给药途径及剂量、给药时间、结果观察及试验结论。

【注意事项】

① 注射给药部位刺激性试验必须注意消毒以防感染。使用的注射器应无菌，给药部位也应用适当的方法进行消毒。必要时可取一小块组织做病理切片，观察有无炎症现象。

② 眼刺激性试验中，应当设置对照组，可以更好地评价、分析受试品的眼刺激性情况。一般以溶剂或赋形剂作为阴性对照，当出现阳性结果的时候，可帮助判断刺激性来源于制剂中的主药还是辅料。在出现阳性结果的时候，对于已有国家标准药品而言，可再选用已上市同品种作对照进行眼刺激性试验，考证同类品种是否有类似的刺激性，以协助进一步分析受试药品的眼刺激性。

③ 对于局部用药的药物，出现刺激性的情况并不少见，只要刺激性试验结果是在可接受的范围内，此药物就可以用于临床，在说明书中进行说明即可。对于出现刺激性的症状，不能只简单地进行肉眼观察，建议进行病理组织学检查，分析刺激的程度。出现了刺激性，要做恢复性观察，判断药物刺激性是否可逆。

【思考题】

① 皮肤刺激性试验、注射给药部位刺激性试验和眼刺激性试验分别适用于什么类型的药物评价？

② 观察过程中进行荧光素钠染色检查的目的是什么？

实验小贴士

刺激性是指非口服给药制剂给药后对给药部位产生的可逆性炎症反应，若给药部位产生了不可逆性的组织损伤则称为腐蚀性。刺激性试验是观察动物的血管、肌肉、皮肤、黏膜等部位接触受试物后是否出现红肿、充血、渗出、变性或坏死等局部反应。

实验四十九　药物制剂中降压物质的检测

【目的】　学习识别颈总动脉的位置，学习药物降压物质的检测方法。

【原理】　组胺、缓激肽一类的物质因具有血管扩张作用，在注入机体后易引起血压快速下降。由动植物或微生物发酵物提取的药品中可能混入使血管扩张而降低血压的活性物质（包括组胺、缓激肽等组胺类物质），中药中的复杂成分也含有大量降低血压的已知或未知物质，静脉微量注射该类物质即有急性降低血压作用，发生严重的心血管系统不良反应。因此，降压物质检查在化学药品（尤其是生化药）和中药注射剂的安全性评价中发挥着重要作用，对控制药品质量、保障用药安全也具有重要意义。

【材料】　器材：天平、血压记录装置、手术台、手术器械、套管针、注射器、注射器三通开关、动脉插管、静脉插管、动脉夹、结扎血管用线等。试剂：麻醉剂、0.9%氯化钠注射液、组胺标准品、肝素、注射用克林霉素磷酸酯。动物：健康合格的体重2kg以上的猫，性别不限，雌性应无孕。

【方法】

1. 手术和插管

猫麻醉后，固定于保温手术台上，分离气管，必要时插入插管以使呼吸畅通，或可进行人工呼吸。在一侧颈动脉插入连接测压计的动脉插管，管内充满适宜的抗凝剂溶液（通常使用肝素），以记录血压，也可用其他适当仪器记录血压。在一侧股静脉内插入静脉插管，供注射药液用。试验中应注意保持动物体温。

2. 灵敏度检查

全部手术完毕后，将测压计调节到与动物血压相当的高度（一般为13.3～20.0kPa），开启动脉夹，待血压稳定后，方可进行药液注射。每次注射速度应基本相同，每次注射后立即注入一定量的氯化钠注射液，每次注射应在前一次反应恢复稳定以后进行，且相邻两次注射的间隔时间应尽量保持一致。

自静脉依次注入对照品稀释液,剂量按动物体重每 1kg 注射组胺 $0.05\mu g$、$0.1\mu g$ 及 $0.15\mu g$(即 dSL 组、dSM 组和 dSH 组,通常配制成 $0.05\mu g/mL$、$0.1\mu g/mL$ 及 $0.15\mu g/mL$ 的溶液,按动物体重以 1mL/kg 的剂量注射,SL、SM 和 SH 分别为低剂量、中剂量和高剂量),重复 2~3 次,如 $0.1\mu g/kg$ 剂量所致的血压下降值均不小于 2.67kPa,同时相应各剂量所致反应的平均值有差别,可认为该动物的灵敏度符合要求。

3. 供试品检查

取 $0.1\mu g/mL$ 浓度的对照品稀释液,按动物体重以 1mL/kg 的剂量注射,作为对照品溶液(dS);取供试品注射用克林霉素磷酸酯,用 0.9% 的氯化钠注射液配制成 5mg/mL 的溶液,按动物体重以 1mL/kg 的剂量注射,作为供试品溶液(dT)。供试品检查时,照下列次序分别注射上述 dS 和 dT 液:①dS→②dT→③dT→④dS,其中①和④同为 $0.1\mu g/mL$ 的 dS 液,②和③同为 5mg/mL 的 dT 液。

【结果】 将灵敏度复核的结果记录在表 3-13-9 中,供试品检查的结果记录在表 3-13-10 中,然后分别比较序号为①的 dS 与序号为③的 dT,序号为②的 dT 与序号为④的 dS 所致的反应:如 dT 所致的反应值均不大于 dS 所致反应值的一半,则判定供试品的降压物质检查符合规定。否则应按上述次序继续注射一组 4 个剂量,并按相同方法分别比较两组内各对 dS、dT 剂量所致的反应值:如 dT 所致的反应值均不大于 dS 所致的反应值,则判定供试品的降压物质检查符合规定;如 dT 所致的反应值均大于 dS 所致的反应值,则判定供试品的降压物质检查不符合规定,否则应另取动物复试。如复试的结果仍有 dT 所致的反应值大于 dS 所致的反应值,则判定供试品的降压物质检查不符合规定。

表 3-13-9 降压试验灵敏度复核结果

组别	剂量/($\mu g/kg$)	给药体积/mL	血压下降值第 1 轮/kPa	血压下降值第 2 轮/kPa
dSL	0.05			
dSM	0.10			
dSH	0.15			

表 3-13-10 降压试验供试品检查结果

组别	剂量/($\mu g/kg$)	给药体积/mL	血压下降值/kPa
dS(第 1 次给药)	0.10		
dT(第 1 次给药)	5000		
dT(第 2 次给药)	5000		
dS(第 2 次给药)	0.10		

【注意事项】

① 在实验过程中,动物的保温很重要,可用恒温手术台或手术照明灯给动物保温,以便使动物的血压稳定。

② 在标准品中,组胺是以磷酸盐的形式存在,精密称取后应将称取的质量乘以系数换算出磷酸组胺中含有组胺的量再进行配制。不同批号的系数不一样,参照说明书进

行换算。

③ 麻醉猫的麻醉方法是影响试验的因素之一，是试验顺利进行的关键。首先麻醉维持时间要满足实验要求，减少中间追加；其次要尽可能地减少对血压的影响程度，避免麻醉过深导致动脉压过低，刺激减压神经不会出现降压反应。可以选用10%苯巴比妥钠按130~150mg/kg进行腹腔注射麻醉，或者选用10%苯巴比妥钠按100~120mg/kg及5%戊巴比妥钠按10~15mg/kg的剂量混匀，进行腹腔注射麻醉。体重较大的动物可适当降低剂量，试验过程中发现动物有苏醒迹象，可适量补充麻醉剂，也可用其他适宜的麻醉剂进行麻醉。

【思考题】
① 为什么选择猫作为检测药物中降压物质的实验动物？
② 对照品组胺的作用是什么？

实验小贴士

试验选择猫作为研究对象的优点：猫可以耐受麻醉和手术，血压恒定，对药物反应灵敏，较大鼠、家兔等小动物体征更接近于人体；血管壁坚韧，便于手术操作和适用于分析药物对循环系统的作用机制；心搏力强，能描绘出完好的血压曲线，用作药物筛选试验时可反复应用等。

实验五十　溶血与凝聚试验

【目的】 学习溶血或凝聚的原理与现象，并学习家兔采血的方法以及溶血与凝聚试验的操作步骤。

【原理】 溶血系指红细胞破裂、溶解，血红蛋白逸出的现象。部分静脉注射液的药物，如含有皂苷等可损伤细胞膜的成分，可引起溶血。另外还有溶血性细菌、抗原-抗体反应、机械性损伤或低渗溶液等，都可能引发溶血作用。此外，部分药物还能引起红细胞凝聚，也会影响药物临床使用的安全性。因此，需要通过溶血与凝聚试验观察供试品有无溶血或凝集作用。

【材料】 器材：离心机、恒温水浴、试管、烧杯或锥形瓶、注射器、玻璃珠或棉签等。试剂：自来水、0.9%氯化钠注射液。动物：家兔1只，性别不限，体重2~2.5kg。

【方法】

1. 采血

采血一般采用心脏采血，也可从耳动脉采血。心脏采血时一般将兔以仰卧位固定，用食指探明心脏搏动量高部位，通常在胸骨左侧，由下向上数第3与第4肋骨之间，剪去少许毛，消毒后，在预定位置与胸部呈45°角刺入心脏，微微上下移动针头，待见血液进入针筒后，将注射器位置固定取血。血管穿刺时，针头应斜面向上，进入血管后再向前捅入适宜距离后进行采血。采血结束后,应尽快取下针头,将注射器内的血液沿锥形瓶壁转移至盛有玻璃珠的锥形瓶内,同时应以消毒棉球按压进针部位,防止出血。

2. 脱纤维血的制备

将血液转移至盛有玻璃珠的锥形瓶或烧杯后,照同一方向适度旋转晃动约10min,至纤维蛋白缠绕在玻璃珠上,也可将血液转移至锥形瓶或烧杯后用棉签或玻璃棒不停地搅拌血液,至纤维蛋白缠绕在棉签或玻璃棒上,移除纤维蛋白后,即是脱纤维血。将脱纤维血取出,加入约10倍脱纤维血体积的0.9%氯化钠注射液,混匀。

3. 血细胞悬液的配制

应按规定的速度和时间(一般为1000~1500r/min,离心5min)离心,结束后小心去除上清液后,再次加入氯化钠注射液,应采用适宜方法(如用玻璃棒轻轻搅动)使红细胞重新悬浮后再次离心,弃去上清液,量取沉淀的细胞,按体积比用氯化钠注射液配制2%红细胞悬液。此步骤的离心次数,以上清液不显红色为度,通常2~3次即可,如上清液残留红色,会影响肉眼对结果的判断,洗至上清液不显红色即止,以减少离心对红细胞的损伤。2%红细胞悬液临用现配。

4. 受试溶液的制备

除另有规定外,以说明书中临床使用的浓度作为供试品溶液的检测浓度。

5. 加样

取洁净玻璃试管5支,编号,1、2号管为供试品管,3号管为阴性对照管,4号管为阳性对照管,5号管为供试品对照管。按表3-13-11所示依次加入2%红细胞悬液、0.9%氯化钠注射液、纯化水,混匀后,立即置(37±0.5)℃的恒温箱中进行温育。3h后观察溶血和凝聚反应。

表 3-13-11　溶血试验方法

试管编号	1	2	3	4	5
2%红细胞悬液/mL	2.5	2.5	2.5	2.5	—
0.9氯化钠注射液/mL	2.2	2.2	2.5	—	4.7
纯化水/mL	—	—	—	2.5	—
供试品溶液/mL	0.3	0.3	—	—	0.3

【结果】　如试管中的溶液呈澄明红色,管底无细胞残留或有少量红细胞残留,表明有溶血发生;如红细胞全部下沉,上清液无色澄明,则表明无溶血发生。如受试物管红细胞全部下沉,上清液无色澄明,或上清液虽有色澄明,但1、2号管和5号管肉眼观察无明显差异,则表明无溶血发生。若溶液中有棕红色或红棕色絮状沉淀,轻轻倒转3次仍不分散,表明可能有红细胞凝聚发生,应进一步置显微镜下观察,如可见红细胞聚集则为凝聚。

当阴性对照管无溶血和凝聚发生,阳性对照管有溶血发生,若2支供试品管中的溶液在3h内均不发生溶血和凝聚,判定供试品无溶血与凝聚作用;若有1支供试品管的溶液在3h内发生溶血和(或)凝聚,应设4支供试品管进行复试,其供试品管的溶液在 3h 内均不得发生溶血和（或）凝聚，否则判定供试品有溶血和（或）凝聚作用。

【注意事项】

① 采血时，应以均匀适宜的速度拉动针栓，以免产生气泡。

② 本试验通过肉眼来观察判断溶血情况，容易受到供试品溶液颜色的干扰，且无法对供试品溶血的程度进行量化的评估。因此，为更精确检查供试品溶液的溶血作用，在肉眼观察的基础上，结合仪器检测的方法进行评估，如分光光度法（比较上清液的吸光度）和红细胞计数法（计数红细胞的数量）等，以便更准确地判断供试品溶液的溶血作用。

【思考题】

① 药物可以通过哪些机制产生溶血作用？

② 溶血或凝聚会产生什么危害？

> **实验小贴士**
>
> 药物引起的免疫性溶血性贫血系指某些药物通过免疫机制对红细胞产生免疫性损伤，按照发病机制，药物性溶血性贫血可以归纳为 3 类：①药物性免疫，导致抗体介导的溶血反应；②药物作用于遗传性酶缺陷的红细胞；③药物对异常血红蛋白所致的溶血反应。不同药物引起自身免疫性溶血性贫血的机制不同。按照免疫原理通常可以分为 4 类，即半抗原型（如青霉素等）、免疫复合物型（如异烟肼等）、自身抗体型（如左旋多巴）、非免疫性蛋白吸附型。

（陈　莉）

第四章 药理学设计性实验和综合性实验

第一节 药理学设计性实验

大学生创新性实验计划是高等学校教学"质量工程"的重要组成部分，该计划的启动和实施，旨在探索并建立以问题和课题为核心的教学模式，倡导以本科学生为主体的创新性实验改革，调动学生的主动性、积极性和创造性，激发学生的创新思维和创新意识，在校园内形成创新教育氛围，建设创新教育文化，全面提升学生的创新实验能力。

药理学是医学与药学相关专业的必修课程，在培养学生专业知识及思维方面有着重要的作用。药理学也是一门实验科学，所有理论的形成来自实验，因此，药理学实验对学生实验技能培训及其相关理论体系的建立，起着至关重要的作用。目前常规药理学实验教学的内容主要是验证性实验，目的只是验证理论，加深对理论的理解，掌握实验基本方法。但这种验证性实验由于其自身的弊端，以及课时限制，对学生综合能力的培养有限。

药理学设计性实验主要是指学生通过科学的思维方法、合理的实验设计去探索性地研究某一问题。设计性实验只给出实验题目，让学生自己查阅文献、设计实验步骤、提出具体方案，并在课堂上集体展开讨论，在教师的指导下，确定合理可行的实验方案，并按此方案进行实验，实验结束后，以科技论文的形式提交实验报告。与验证性实验不同，它的基本过程就是科学研究。

药理学设计性实验需要经过周密的规划和设计，以确保实验结果的准确性和可靠性。这需要考虑多个因素，并确保实验过程遵守伦理规范和科学原则。本部分内容针对设计性药理学实验各个环节进行介绍。

一、选题

1. 选题方式

在设计性实验选题方式上，教师可根据单位的设施、条件等进行集体命题、论证，选取能够启发学生思维、强化技能训练的若干个题目，供学生自行设计使用；同时，学生也可自行提出题目，经教师论证后决定是否立项。

药理学研究的目的是通过细胞或动物实验来认识药物作用的特点和规律，为开发新

药和评价药物提供科学依据。在选题上,仅就药物选择方面举例说明,就可以考虑以下领域的课题:

(1) 不同剂量的药物　可阐明量-效关系,不仅可证明疗效确由药物引起,还可避免因剂量选择不当而错误淘汰有价值的新药。一般采用3～5个剂量组。

(2) 不同提取部位或同一种药物的不同制剂　以有效成分的质量为衡量标准,将提取的不同部位,或者不同的制剂,进行药效学比较。

(3) 不同药物组合　用于分析药物间的相互作用,多采用正交设计法安排组合方式。

2. 选题的原则

(1) 选题具有创新性或现实意义　选择有利于国家经济社会发展、具有一定理论和现实意义的选题,鼓励直接来源于产业一线、科技前沿的选题。鼓励开展具有一定创新性的基础理论研究和有针对性的应用研究课题,鼓励新兴边缘学科研究和跨学科的交叉综合研究选题。有针对性的课题更能激发学生的兴趣。

(2) 选题具有可行性

① 实验应该遵守伦理规范,包括尊重人类和动物的权益,以及获得适当的伦理审批和许可。

② 仪器与材料的可行性:有的实验需要特殊仪器,有的试剂可能限购,因此,必须考虑实验室设施、仪器、试剂是否能满足实验所需。教师要向学生介绍实验室能够提供的材料,如实验中可能用到的仪器及其性能等。

③ 实验方法的可行性:实验方法是否简便、具有可操作性。有一些需要长期良好训练的实验技术,不建议本科生作为设计性实验中使用的实验方法,如膜片钳、激光共聚焦等。

④ 时间可行性:大学生只有晚间、周末和假期的时间能用于进行实验,实验时间延续性必须要考虑在内。学生分组一般为每组4～5人。

3. 项目组队

命题发布后进入组队环节,每个研究小组成员为3～5人,由组长负责安排成员的工作。每个研究小组配备指导老师1～2名。

4. 指导教师配备

各实验小组要实行导师制。在设计性实验教学过程中,指导教师的及时指导,能减少学生因为缺乏经验而造成不必要的实验损耗,这也要求教师具备精湛而全面的实验技术和较强的科研能力。

二、实验设计

实验设计应该明确、清晰、准确地阐述实验目的,明确要测试的药物效应或作用机制。应该详细描述药物成分、给药方式及给药剂量等具体参数,并确保实验过程的一致性和标准化。

由于生物学研究普遍存在个体差异,要取得精确可靠的实验结论必须在实验样本上进行科学的实验设计。药理学实验必须遵循的基本原则，已经在第一章第二节阐述过，针对大学生科研性训练实验，关于实验研究样本需要注意以下原则。

1. 重复性

"重复"包括两方面的内容，即实验系统具有良好的重复稳定性（或称重现性）和足够的重复数。要求在实验前设计好实验，包括模型处理方式以及给药方式等，在后期要严格执行，使其具有可重复性。例如，在不同的体外实验中，每次实验中细胞瓶或孔板的数量有不同的要求，此外还要求三批次独立实验；实验动物样本数也有要求，例如，每组实验中小鼠的数量要求12只以上；临床样本取材范围以及保存有严格规定，并满足一定的样本数量，使其得到的实验结果具有可重复性。

2. 随机性

"随机"指每个实验对象在接受处理（用药、化验、分组、抽样等）时，都有相等的机会，随机遇而定。随机可减轻主观因素的干扰，减少或避免偏性误差。

3. 对照

"对照"是比较的基础，没有对照就没有比较、没有鉴别。对照应符合"齐同可比"的原则，除了要研究的因素（如用药）外，对照组的其他一切条件应与给药组完全相同，才具有可比性。对照包括：

（1）空白对照　不给任何处理的对照。

（2）阴性对照组　即不含研究中处理因素（如用药）的对照，应产生阴性结果。要求除用药外的其他一切相同处理，包括麻醉及手术等，并且还要以同样给药方式用供试药物的溶剂给药等。

（3）阳性对照组　采用已肯定疗效的药物作为对照，应产生阳性结果。优先选择和待试药物作用机制相似的药物作阳性药。阳性药可作为系统是否成功的标志。如果没有阳性结果出现，说明实验系统有待改进。

三、立项答辩

设计好实验后，设计性实验小组成员在实验设计讨论会上针对选题以及实验设计进行汇报。教师和其他学生对其汇报中不足和疑问之处进行提问。在该过程中，汇报者和旁听者都需要有一个积极的思考过程，从而互相学习交流。同时还能检验学生的文献查阅能力和PPT制作能力等。这种方式有利于学生开阔眼界，学习最新的实验技术和方法，了解学科前沿及其动态，同时对实验中可能遇到的问题进行讨论，有利于学生阶段性调整或修改实验方案，优化实验设计。

四、实验过程

在正式实验阶段，根据确定的实施方案，要求学生明确分工，完成实验的每一环节。认真进行实验操作，认真完成实验的原始记录。实验数据应该详细记录和采集，包括患者临床指标、实验动物的生理指标等，并应使用标准化的测量方法。

指导教师应巡视，规范学生实验操作，提高学生实验技能和监督学生如实记录实验结果，协助学生解决实验中的各种问题，启发和帮助学生顺利完成实验。

五、数据统计与结果分析

学生定期进行阶段性汇报，及时对阶段性实验结果进行数据统计与分析。

实验数据应该使用适当的统计学方法进行分析，以便得出可靠的结论，分析方法参见第一章。实验结果以图、表、文字形式说明，实验数据做统计学处理（$P<0.05$ 显著，$P<0.01$ 非常显著）。

六、实验报告

实验结束后，学生对实验结果进行分析讨论并总结。要求每个实验项目提交一份实验报告，包括摘要、引言、材料与方法、结果、讨论和参考文献。设计性实验教学不仅仅是为了获得正确的结论，更要注重对过程和结论的解释。对于失败或与预期相反的实验结果进行分析时应注重合理性，详细说明原因并解释其中可能的原因或机制。

通过撰写实验报告，可以让学生对整个实验过程、实验结果有更明晰的了解，极大强化设计性实验对学生药理学科学思维的培养。此外，实验报告的书写也对培养学生论文写作能力以及规范科学性学术语言有重要意义。

七、答辩汇报

在实验报告完成后，最后阶段就是学生团队对该实验，从实验目的、设计方案、实验方法、实验结果到讨论，通过答辩的方式进行实验汇报。答辩汇报能进一步促进学生对该实验的回顾性总结，为该课题的延续性提供重要思路；通过药理学设计性实验的训练，能激发学生学习热情，训练学生基本操作能力，培养学生文献检索能力、语言表达能力、写作能力、团队协作精神、发现问题和解决问题的能力。

第二节　药理学综合性实验

综合性实验是为完成某一特定的研究任务，把一些单项实验有机地结合起来，这与科研和实际工作的情况相似，从而更有利于培养学生的独立思考能力和综合分析能力。要高质量完成综合性实验，需要综合运用多种技能，如文献检索、方案设计、严谨实验操作、认真记录实验过程、数据统计分析以及实验报告撰写等。通过综合性实验，将学到的基础理论知识与实践的感性认识更好地结合，培养和提高学生发现问题、提出问题、分析问题和解决问题的能力，提高学生的动手能力、实践能力和团队协作能力。

实验一　酚磺肽连续给药时间-浓度曲线的测定

【目的】　了解药物达到血浆稳态浓度的时间与半衰期的关系；掌握药物浓度-时间曲线计算方法。

【原理】　以一级动力学消除的药物连续给药时，经过 5 个半衰期在体内达到稳态波动，其达到稳态的时间只与半衰期有关，而与给药间隔无关（表 4-2-1）。

表 4-2-1　相同剂量不同给药间隔给药方案对血药浓度的影响

$t_{1/2}$	$\tau=t_{1/2}$		$\tau=2t_{1/2}$		$\tau=t_{1/2}/2$	
	给药后血药浓度	下次给药前血药浓度	给药后血药浓度	下次给药前血药浓度	给药后血药浓度	下次给药前血药浓度
1	100%	50%	100%	25%	100%	71%
2	150%	75%	125%	31%	171%	121%
3	175%	87.5%	132%	32.8%	221%	157%
4	187.5%	94%	132.8%	33.2%	257%	182%
5	194%	97%	133.2%	33.3%	282%	200%
6	197%	98%	133.3%	33.3%	300%	213%

酚磺酞静脉注射后以一级动力学消除，体内药量与血中的药物浓度呈等比关系，且其半衰期短，适合观察药物在体内的累积。

通过实验理解以一级动力学消除的药物在体内的累积规律。三个实验组每组采取不同给药间隔，实验数据一起分析，完成一个整体实验。

【材料】　器材：722 分光光度计、离心机、手术台、手术器械、试管、移液枪、注射器、头皮针、纱布；试剂：25% 乌拉坦、0.2% PSP 溶液、PSP 标准溶液（40μmol/L）、稀释液（0.9% NaCl 29mL＋1mol/L NaOH 1mL）、生理盐水、0.2% 肝素。动物：家兔 1 只，体重 2～2.5kg，雌雄不限。

【方法】

① 取家兔一只，称重、固定、麻醉（25% 乌拉坦，3.5mL/kg）。仰卧固定在兔台上，耳缘静脉给生理盐水负荷，调整好液滴，通过三通管给药。

② 切开颈部皮肤，暴露颈浅静脉，下缘穿线，向远心端插入充满肝素的静脉插管（长 10～15cm），结扎固定。取给药前空白血样 1mL，轻轻摇匀。

③ 通过三通管给药 0.3% PSP，0.4mL/kg，第一次给药后在第 3min（$t_{1/2}/2$）或第 6min（$t_{1/2}$）或第 12min（$2t_{1/2}$）取血，取血后迅速进行第二次给药，重复上述操作至第六次取血，血液样品以 1500r/min 离心 5min，分离得血浆。

④ 用移液器吸取血浆及标准液 0.1mL，加入稀释液 1.9mL 摇匀，以稀释液调零管于 560nm 处比色，记录其光密度（OD）值。

⑤ 由于 PSP 的分子量为 354，PSP 标准溶液的浓度为 40μmol/L，所以

$$\text{PSP 血浆浓度}(\text{mg/mL}) = \frac{\text{OD}_{\text{给药后}} - \text{OD}_{\text{给药前}}}{\text{OD}_{\text{标准}}} \times 40 \times 10^{-6} \times 354$$

【结果】 将测定结果记录于表 4-2-2。

表 4-2-2 连续给药 PSP 血浆浓度测定结果

数据	给药前	第一次给药后 3min 或 6min 或 12min	第二次给药后 3min 或 6min 或 12min	第三次给药后 3min 或 6min 或 12min	第四次给药后 3min 或 6min 或 12min	第五次给药后 3min 或 6min 或 12min	第六次给药后 3min 或 6min 或 12min
OD 值							
PSP 血浆浓度/(mg/mL)							

① 根据 OD 值,计算每次给药前的血浆药物浓度,作药物浓度-时间曲线。X 轴为给药前以及给药后各时间点,Y 轴为血药浓度,作散点连线图。

② 计算各相邻两次血药浓度比值,并根据比值的结果判断药物累积情况。

③ 分析在第五次给药后,给药间隔为 3min、6min 或 12min 各组血药浓度之间有何关系。

【注意事项】

① 每次取血结束后,静脉插管内充满 0.2% 肝素(约 0.1mL),以免凝血。

② 取血时防止溶血,轻拿轻放,吸取血浆时,不要吸取到下面的红细胞。

③ 取血时间也要尽量准确。一旦取血或给药时间有改变,那就真实记录取血或给药的时间,否则会影响对血药浓度的分析。

④ 离心时注意对称平衡,否则离心机易损坏。

⑤ 每次给药后用生理盐水把三通管内药液冲进血液循环。

【思考题】

① 假设某药以一级动力学消除,若该药每间隔 $t_{1/2}/2$ 连续给药,一般需多少时间达到稳态血药浓度?

② 是否给药剂量越高,越早达到稳态血药浓度?

实验二 抗炎药物的发现

一、中华眼镜蛇神经毒素对小鼠足底注射甲醛致炎实验的影响

【目的】 掌握小鼠足底注射甲醛致炎模型制作;探究神经毒素的抗炎效果。

【原理】 局部组织发生急性炎症时,细胞会释放出前列腺素 E2、5-羟色胺等炎症介质刺激血管,使得血管壁通透性增加,血浆内的液体渗透进入组织间隙,导致组织肿胀。地塞米松对这种急性炎症引发的肿胀有抑制作用。

【材料】 器材:50μL 微量注射器、电子天平、电热鼓风恒温干燥箱、动物秤。试

剂：0.02%地塞米松、中华眼镜蛇神经毒素（CTX）[科博肽（cobratide），中国药品生物制品检定所；用生理盐水配制成 5μg/mL 的蛇毒溶液（给药剂量为 10μg/kg），再按比例稀释至低、中给药浓度]。动物：ICR 小鼠，雌雄各半，体重 18~22g。

【方法】 取 ICR 小鼠 50 只，随机分为 5 组并称重标记，每组 10 只，分别为模型组、阳性药地塞米松组（0.4mg/kg），以及蛇毒低剂量组（2.5μg/kg）、中剂量组（5μg/kg）、高剂量组（10μg/kg）。模型组皮下注射生理盐水，地塞米松组按照 0.4mg/kg 皮下注射 0.02%地塞米松，每天一次，连续给药 7 天。7 天后，各组小鼠足底皮内注射 25μL 2.5%的甲醛溶液诱发炎症反应，表现为足部红肿。10 小时后，处死小鼠，剪下肿胀后足，称重，记为湿重，各组按顺序排放，做好标记，置于烘箱，80℃烘干 12h，再次称重，记为干重，肿胀程度用每只小鼠的后足湿重减去干重。

统计分析：先计算每组平均值以及组内样本标准偏差，然后给药组和对照组之间进行 t 检验，计算 P 值。$P<0.05$ 为有统计学差异，$P<0.01$ 为有显著差异。

【结果】 比较两组小鼠后足肿胀程度，并记录实验结果于表 4-2-3。

表 4-2-3　中华眼镜蛇神经毒素对小鼠足底注射甲醛致炎实验的影响

分组	体重/g	左后足湿重/g	右后足湿重/g	左后足干重/g	右后足干重/g	左后足肿胀程度/g	右后足肿胀程度/g
对照组							
地塞米松组							
蛇毒低剂量组(2.5μg/kg)							
蛇毒中剂量组(5μg/kg)							
蛇毒高剂量组(10μg/kg)							

【注意事项】
① 甲醛给药注射到足底皮内，给药量要准确。
② 两组小鼠后足剪的部位要尽可能一致。此外，同一个后足要称量湿重和干重，因此小鼠左右脚标号一定要清晰，不能弄错。

【思考题】
① 地塞米松的抗炎作用机制是什么？
② 除了糖皮质激素外，还有哪类药物具有抗炎作用？

二、中华眼镜蛇神经毒素对小鼠腹腔炎性渗出实验的影响

【目的】 掌握小鼠腹腔炎性渗出实验模型制作；探究神经毒素的抗炎效果。

【原理】 腹腔注射醋酸可刺激小鼠脏层和壁腹膜，引起深部较大面积的炎性损伤，表现为腹腔毛细血管通透性的改变。伊文思蓝是一种常用的偶氮染料制剂，在血液中与血浆白蛋白有很高的亲和力。可利用伊文思蓝指示血浆蛋白的定位与水平。当腹腔毛细血管通透性增加时，血浆蛋白渗入腹腔，利用伊文思蓝与血浆蛋白高亲和性的特点，通过测定伊文思蓝的水平指示渗入腹腔的血浆蛋白的水平，以此评测腹腔炎症的水平。

【材料】 器材：1mL 注射器、常温低速离心机、酶标仪、动物秤。试剂：0.02%

地塞米松、生理盐水、中华眼镜蛇神经毒素（CTX）[科博肽（cobratide），中国药品生物制品检定所]、0.6%乙酸（冰醋酸）、0.5%伊文思蓝。动物：ICR 小鼠，雌雄各半，体重 18～22g。

【方法】 本实验选用雄性 ICR 小鼠 50 只，随机分为 5 组，每组 10 只，分别为模型组、阳性药地塞米松组（0.4mg/kg），以及蛇毒低剂量组（2.5μg/kg）、中剂量组（5μg/kg）、高剂量组（10μg/kg）。模型组皮下注射生理盐水，其他组皮下注射相应的药物，每天一次，连续给药 7 天。7 天后，各组小鼠腹腔注射 0.6%醋酸溶液（0.1mL/10g）诱发炎症反应，表现为腹腔炎性渗出，10min 后，尾静脉注射 0.5%伊文思蓝（0.1mL/10g）。20min 后，处死小鼠，剪开腹腔，用生理盐水冲洗腹腔，并定容至 10mL，4000r/min 离心 20min，吸取上清，酶标仪 590nm 处检测吸光度。

统计分析：先计算每组平均值以及组内样本标准偏差，然后给药组和对照组之间进行 t 检验，计算 P 值。$P<0.05$ 为有统计学差异，$P<0.01$ 为有显著差异。

【结果】 比较两组小鼠后腹腔冲洗液吸光度，并记录实验结果于表 4-2-4。评价中华眼镜蛇神经毒素对小鼠腹腔炎性渗出实验的影响。

表 4-2-4　中华眼镜蛇神经毒素对小鼠腹腔炎性渗出实验的影响

分组	体重/g	给药量	使用的生理盐水体积/mL	腹腔渗出液体积/mL	OD_{590}
对照组（生理盐水）					
地塞米松组（0.4mg/kg）					
蛇毒低剂量组（2.5μg/kg）					
蛇毒中剂量组（5μg/kg）					
蛇毒高剂量组（10μg/kg）					

【注意事项】
① 生理盐水冲洗腹腔时，少量多次冲洗，尽可能每次把液体吸取干净。
② 注意正确使用酶标仪。

【思考题】 结合本次实验结果，阐述中华眼镜蛇神经毒素未来临床可能的适应证。

三、中华眼镜蛇神经毒素对佐剂型关节炎大鼠病征的影响

【目的】 掌握制作佐剂型关节炎大鼠模型的制作；掌握抗关节炎药物研发的方法。

【原理】 弗氏完全佐剂诱导的大鼠关节炎模型是一种比较经典的 RA 大鼠模型，其发病过程一般包括四个阶段：首先，注射脚开始肿胀，约 3 天到达一个高峰；第二阶段注射脚肿胀稍有减弱后再次肿胀，约 10 天后对侧脚开始肿胀；第三阶段，大约在第三周，大鼠整体肿胀至第二个高峰；第四阶段为大鼠恢复阶段。

局部组织发生急性炎症时，细胞会释放出前列腺素 E2、5-羟色胺等炎症介质刺激血管，使得血管壁通透性增加，血浆内的液体渗透进入组织间隙，导致组织肿胀。地塞米松对这种急性炎症引发的肿胀有抑制作用。

【材料】 器材：50μL 与 100μL 微量注射器、电子天平、电热鼓风恒温干燥箱、

足趾容积测量仪、游标卡尺、倒置相差显微镜、动物秤。试剂：0.02%地塞米松、中华眼镜蛇神经毒素（CTX）[科博肽（cobratide），中国药品生物制品检定所]、注射用氨甲蝶呤（methotrexate，MTX）、生理盐水、弗氏完全佐剂（Freund's complete adjuvant，FCA）、水合氯醛、40%甲醛溶液。动物：Lewis大鼠（SPF级），雄性，体重150g左右。

试剂配制如下。

CTX：用生理盐水配制成$5\mu g/mL$的CTX溶液（给药剂量为$10\mu g/kg$），再按比例稀释至低、中给药浓度。

MTX：用生理盐水配制成0.25mg/mL的MTX溶液（给药剂量为0.5mg/kg）。

4%水合氯醛：将水合氯醛用生理盐水溶解至4%浓度。

磷酸盐（PBS）缓冲液：KH_2PO_4，0.27g；Na_2HPO_4，1.42g；NaCl，8g；KCl，0.2g；加双蒸水至1000mL。

4%甲醛溶液：用PBS稀释40%甲醛溶液至4%浓度。

【方法】

1. 分组与造模

本实验选用雄性Lewis大鼠60只，随机分为6组，每组10只，分别为正常组、模型组、阳性药MTX组（0.5mg/kg），以及CTX低剂量组（$2.5\mu g/kg$）、中剂量组（$5\mu g/kg$）、高剂量组（$10\mu g/kg$）。正常组足底皮内注射$100\mu L$生理盐水，其他各组足底注射$100\mu L$含5mg/kg灭活结核分枝杆菌的弗氏完全佐剂造模。阳性药组每周给药一次，其余天皮下注射生理盐水；正常组与模型组皮下注射生理盐水，其他组皮下注射相应的药物，其他给药组每天给药一次，给药4周。

2. 关节炎评分

根据足部以及关节的红肿程度将每只脚按0~4分评分，每只大鼠每只脚最高给予4分，整体最高16分，具体评定分值见表4-2-5。为了控制评分误差，每次由同一有经验的人员评定。

表4-2-5 大鼠炎症评分表

序号	大鼠足部及关节炎症表现	评定分值
1	正常	0分
2	足部轻微水肿和红斑,关节无肿胀	1分
3	足部轻度水肿和红斑或关节肿胀	2分
4	足部明显水肿和红斑,关节肿胀	3分
5	足部、关节肿胀严重	4分

3. 脚踝厚度

皮内注射弗氏完全佐剂的后足从第三天开始测量，对侧脚踝厚度、足体积都在对侧脚肿胀（9天）后开始测量，关节评分也是由9天后开始，每两天评分一次。

4. 踝关节苏木精-伊红染色

① 取材与固定：取下踝关节并去除外皮后投入预先配好的固定液（4%甲醛溶液）中，并用10%EDTA脱钙。

② 脱水透明：用低浓度到高浓度酒精梯度脱水，再将组织块置于既溶于酒精又溶于石蜡的二甲苯中透明，以二甲苯替换出组织块中的酒精。

③ 浸蜡包埋：将已透明的组织块置于溶化的石蜡中，待石蜡完全浸入组织块后进行包埋。

④ 切片与贴片：用切片机将固定好的蜡块切成 5μm 的切片并贴到载玻片上，烘干。

⑤ 脱蜡染色：染色前用二甲苯脱蜡，再经高浓度到低浓度酒精，最后置于蒸馏水中准备染色。

⑥ 染色过程：先将切片放入苏木精水溶液中染色数分钟，再用酸水及氨水分色数秒，流水冲洗 1h 后置于蒸馏水中，70% 和 90% 酒精脱水各 10min，最后用酒精伊红染色液染色 3min。

⑦ 脱水透明：染色后的切片用无水乙醇脱水、二甲苯透明。

⑧ 封片：滴适量树胶，盖上盖玻片封片。

⑨ 观察：用显微镜观察并拍照。

5. 统计学分析

统计分析：先计算每组平均值以及组内样本标准偏差，然后给药组和对照组之间进行 t 检验，计算 P 值。$P<0.05$ 为有统计学差异，$P<0.01$ 为有显著差异。

【结果】

1. 关节炎评分、足肿胀变化

根据关节炎评分表规则，将各组大鼠关节炎评分记录在表 4-2-6 中。测量注射脚的踝关节厚度和对侧脚的踝关节厚度，将注射脚与对侧脚踝关节厚度差（mm）记录在表 4-2-7 中。

表 4-2-6　中华眼镜蛇神经毒素对大鼠关节炎评分的影响（平均值）

时间	正常对照组	模型组	阳性药组	CTX 低剂量组	CTX 中剂量组	CTX 高剂量组
第 0 周						
第 1 周						
第 2 周						
第 3 周						
第 4 周						

表 4-2-7　中华眼镜蛇神经毒素对大鼠脚踝关节厚度的影响（平均值）

时间	正常对照组	模型组	阳性药组	CTX 低剂量组	CTX 中剂量组	CTX 高剂量组
第 0 周						
第 1 周						

续表

时间	正常对照组	模型组	阳性药组	CTX 低剂量组	CTX 中剂量组	CTX 高剂量组
第 2 周						
第 3 周						
第 4 周						

根据上述实验结果，分别作散点连线图，Y 轴为脚踝增厚的程度，X 轴为时间，每组有一条时间-效应曲线。进行 t 检验，求 P 值，$P<0.05$ 为有显著性差异。

2. 踝关节病理

观察踝关节病理结果，注意炎性细胞浸润、滑膜增生以及软骨侵蚀情况。提供各组踝关节病理图片。

【注意事项】

① 由于该实验前后要 5 周的时间，一定要做好鼠的标记，跟踪每只鼠脚踝动态变化，并与其病理结果对照起来。

② 二甲苯可燃，吸入或皮肤吸收可对人体造成伤害。操作时戴好手套和护目镜。在通风橱内操作。必须远离明火。

> **实验小贴士**
>
> 类风湿关节炎（rheumatoid arthritis，RA）是一种病因未明的慢性、系统性自身免疫病，其特征是手、足小关节的多关节、对称性、侵袭性关节炎症。可以导致关节畸形及功能丧失，同时常伴有心脏、肾脏、呼吸系统、神经系统、消化系统等的受累。关节局部症状包括晨僵、对称性多关节炎、关节畸形；全身症状可表现为发热、类风湿结节、体重减轻、贫血，以及疲乏感等。实验室检查可见血沉和 C-反应蛋白升高、自身抗体的出现，包括类风湿因子、抗环瓜氨酸肽抗体、抗核周因子、抗角蛋白抗体以及抗核抗体、抗可溶性抗原抗体等。关节 X 线片可见软组织肿胀、骨质疏松以及关节面囊性变、侵袭性骨破坏、关节面模糊、关节间隙狭窄、关节融合及脱位。磁共振成像检查可发现手关节及腕关节的早期滑膜炎病变。关节超声对于滑膜炎、关节积液以及关节破坏有鉴别意义。

实验三　安神催眠药物的发现

一、和厚朴酚对戊巴比妥钠协同睡眠实验的影响

【目的】　掌握阈上和阈下剂量戊巴比妥钠协同睡眠实验的方法；了解和厚朴酚镇静催眠的作用。

【原理】　实验原理基于催眠类药物可延长戊巴比妥钠的中枢抑制作用，增加睡眠

时间。此法以睡眠潜伏时间、睡眠时间以及睡眠率等参数来判断模型动物是否失眠，为经典的失眠模型评价指标。戊巴比妥钠阈下剂量指80%～90%小鼠翻正反射不消失的剂量，即只有10%～20%小鼠睡着了，证明戊巴比妥钠本身的剂量是不足使大部分小鼠入睡的，如果其他受试药物的加入引起睡眠发生率增高和睡眠时间延长，则证明该受试物可能有催眠作用。实验前宜进行预实验，以确定戊巴比妥钠的阈上剂量及阈下剂量，通常阈上剂量为30～45mg/kg，阈下剂量常选用28mg/kg。实验中以动物翻正反射消失达1min为入睡指标，以30s内翻转达3次为睡眠结束指标。

【材料】 器材：1mL注射器、电子天平、动物秤。试剂：咖啡因、和厚朴酚、戊巴比妥钠、吡唑坦。动物：ICR小鼠，雌雄各半，体重18～22g。

【方法】 取ICR小鼠60只，随机分为6组，每组10只，分别为正常组、戊巴比妥钠阈下剂量组（戊巴比妥钠28mg/kg）、阳性药吡唑坦组（5mg/kg），以及和厚朴酚低剂量组（5mg/kg）、中剂量组（10mg/kg）和高剂量组（20mg/kg）。腹腔给药，给药体积0.4mL。除正常组外，各组都腹腔注射戊巴比妥钠28mg/kg，其他各组按分组药物剂量腹腔注射药物。给药后立即开始计时，并对小鼠进行翻正反射实验，分别记录每只小鼠翻正反射消失和翻正反射恢复的时间，计算翻正反射消失的维持时间。翻正反射消失的小鼠为进入睡眠的小鼠，计算每组小鼠睡眠率（进入睡眠的小鼠数量/总的小鼠数量）。

统计分析：先计算每组平均值以及组内样本标准偏差，然后给药组和对照组之间进行 t 检验，计算 P 值。$P<0.05$ 为有统计学差异，$P<0.01$ 为有显著差异。

【结果】 翻正反射消失的小鼠为进入睡眠的小鼠，翻正反射再次出现的小鼠为睡醒的小鼠。注射药物后开始计时，记录小鼠翻正反射消失和翻正反射恢复的时间。从注射药物到小鼠翻正反射消失的时间即为睡眠潜伏期；翻正反射恢复的时间减去翻正反射消失的时间即为睡眠维持时间。计算每组小鼠睡眠率（翻正反射消失的小鼠数量/总的小鼠数量）。将各组数据填入表4-2-8。

表 4-2-8 和厚朴酚对戊巴比妥钠阈下剂量小鼠睡眠时间的影响

分组	翻正反射消失的时间/s	翻正反射恢复的时间/s	睡眠维持时间/s	睡眠率/%
正常组				
戊巴比妥钠阈下剂量组				
吡唑坦组				
和厚朴酚低剂量组				
和厚朴酚中剂量组				
和厚朴酚高剂量组				

【注意事项】

① 小鼠给药前对小鼠称重，确保给药剂量正确。

② 对睡眠维持时间以及睡眠率数据进行统计学分析。

【思考题】

① 睡眠时相构成是怎样的？在评价药物对睡眠的影响时是否需要考虑？

② 为什么引用戊巴比妥钠阈下剂量评价药物的催眠效果?
③ 肝药酶抑制剂对戊巴比妥钠协同睡眠实验会有什么影响?

二、和厚朴酚对咖啡因诱导小鼠失眠模型的影响

【目的】 掌握咖啡因制作失眠模型的方法；了解和厚朴酚镇静催眠的作用。

【原理】 腺苷是脑内重要的抑制性神经递质，腺苷的积累是睡眠压力形成的主要原因。咖啡因是腺苷受体拮抗剂，通过结合腺苷 A_2A 受体抑制睡眠，增强觉醒。咖啡因在人和啮齿类动物中均可导致睡眠潜伏期延长、睡眠时间减少和睡眠效率降低，能简单有效地模拟失眠症入睡困难的症状。实验中以动物翻正反射消失达 1min 为入睡指标，以 30s 内翻转达 3 次为睡眠结束指标。

【材料】 器材：1mL 注射器、电子天平、动物秤。试剂：咖啡因、和厚朴酚。动物：ICR 小鼠，雌雄各半，体重 18~22g。

【方法】 取 ICR 小鼠 50 只，随机分为 5 组并称重标记，每组 10 只，分别为正常组、咖啡因模型组（10mg/kg），阳性药吡唑坦组（5mg/kg），以及和厚朴酚低剂量组（5mg/kg）、中剂量组（10mg/kg）和高剂量组（20mg/kg）。除正常组外各组小鼠都用咖啡因灌胃给药制作失眠模型，吡唑坦组与和厚朴酚组腹腔注射给药，给药体积均为 0.2~0.4mL。给药后立即开始计时，并对小鼠进行翻正反射实验，记录翻正反射消失和翻正反射恢复的时间，计算翻正反射消失维持的时间。翻正反射消失的小鼠为进入睡眠的小鼠，计算每组小鼠睡眠率（进入睡眠的小鼠数量/总的小鼠数量）。

统计分析：先计算每组平均值以及组内样本标准偏差，然后给药组和对照组之间进行 t 检验，计算 P 值。$P<0.05$ 为有统计学差异，$P<0.01$ 为有显著差异。

【结果】 记录注射药物后，小鼠翻正反射消失和翻正反射恢复的时间，计算翻正反射维持的时间。出现翻正反射的小鼠为进入睡眠的小鼠，计算每组小鼠睡眠率（进入睡眠的小鼠数量/总的小鼠数量）。各组数据填入表 4-2-9。

表 4-2-9 和厚朴酚对咖啡因失眠模型小鼠睡眠的影响

分组	翻正反射消失的时间/s	翻正反射恢复的时间/s	睡眠维持时间/s	睡眠率/%
正常组				
咖啡因模型组				
吡唑坦组				
和厚朴酚低剂量组				
和厚朴酚中剂量组				
和厚朴酚高剂量组				

【注意事项】
① 小鼠给药前对小鼠称重，确保给药剂量正确。
② 对小鼠睡眠维持时间以及睡眠率数据进行统计学分析。

【思考题】

① 咖啡因对睡眠的影响及其机制是什么？

② 对氯苯丙氨酸（PCPA）也是常用于制作失眠模型的药物，请自学其对睡眠的影响。

> **实验小贴士**
>
> 　　睡眠表现为肌肉松弛和意识消减，可促进机体各系统能量代谢后恢复、稳定情绪、促进生长发育、加快皮肤再生、增强大脑的可塑性、提高学习记忆能力等。睡眠过程由多种神经核团和神经递质（如 5-HT 和 GABA 等）调控，同时也受内源性物质（如皮质醇、腺苷和一氧化氮等）和生物节律的调节。
>
> 　　失眠症是最常见的睡眠障碍，针对我国一般人群的流行病学调查表明，有15%的人受慢性失眠困扰，中老年人尤甚。失眠可增加糖尿病、冠心病、哮喘、肥胖症、抑郁症、肿瘤等疾病的患病风险。目前临床上常用的镇静催眠药主要通过抑制中枢神经系统发挥其药理作用，但是长期使用可能导致药物耐受性和药物依赖性，突然停药会产生戒断症状，恶化睡眠质量。需要开发安全有效的新型镇静催眠药物。
>
> 　　对于失眠症的神经生物基础研究和新型镇静催眠药物的临床前评价需以建立适当的动物模型为基础，模式生物多选择大鼠、小鼠等啮齿类动物。候选药物的镇静催眠作用常以能延长戊巴比妥钠所致小鼠翻正反射消失时间为评价指标，也可参考动物自发活动情况进行判断，但仍需以脑电结合肌电分析作为评价睡眠时间和睡眠结构的金标准。限于仪器，本实验未涉及脑电和肌电分析。

实验四　降糖药物的发现

　　【目的】 掌握糖尿病大鼠模型制作方法，验证胰岛素和格列本脲的降血糖作用。练习大鼠的捉拿及腹腔注射给药方法。

　　【原理】 胰岛素可以减少血糖来源，减少肝糖原分解和非糖物质糖异生，增加血糖的去路（氧化分解功能，合成肝、肌糖原，转化成脂肪和蛋白质等），从而降低血糖。二甲双胍促进周围组织细胞（肌肉等）对葡萄糖的利用；抑制肝糖原异生作用，因此降低肝糖输出；抑制肠壁细胞摄取葡萄糖等，达到降糖作用。胰岛素和二甲双胍都是临床常用的降糖药。

　　本实验可以采用链脲佐菌素（STZ）诱导糖尿病模型，实验分为正常组、模型组、阳性对照组和二甲双胍实验药物组（大、中、小剂量）。阳性药物选择胰岛素，试验药物可以选择口服降糖药（如二甲双胍），试验是先用 STZ 诱导大鼠形成糖尿病动物模型，然后再给予药物治疗，观察实验药物的降糖效果。

　　【材料】 器材：托盘天平、注射器、大烧杯、血糖测定仪。试剂：胰岛素溶液、二甲双胍溶液、生理盐水、葡萄糖溶液。动物：Wistar 或 SD 大鼠，雄性，体重 180～220g。

【方法】

1. 造模

Wistar 或 SD 大鼠禁食过夜，腹腔或静脉注射 50～65mg/kg STZ，正常组注射 0.1mol/L pH4.2～4.4 柠檬酸-柠檬酸钠缓冲液。注射后 72h 取尾静脉全血测空腹血糖，血糖值大于等于 11.1mmol/L 动物为造模成功者。

2. 给药

将造模成功的糖尿病大鼠，随机分组，每组大鼠 10 只，分为胰岛素组、二甲双胍试验组（大、中、小剂量组，剂量分别为 600mg/kg、300mg/kg、150mg/kg），同时设定正常对照组，以上动物给药之前均正常测定其空腹血糖值。正常组每天用生理盐水灌胃；胰岛素治疗组每天腹腔注射胰岛素（10U～20U/只）；二甲双胍试验组每天灌胃，合计用药 7 天后，测定尾静脉全血血糖值。

3. 统计分析

先计算每组平均值以及组内样本标准偏差，然后给药组和对照组之间进行 t 检验，计算 P 值。$P<0.05$ 为有统计学差异，$P<0.01$ 为有显著差异。

【结果】 测定各组大鼠用药前后体重和血糖浓度的变化，并记录实验结果于表 4-2-10 和表 4-2-11。

表 4-2-10　二甲双胍对糖尿病大鼠体重的影响

分组	给药前/g	给药后 1d/g	给药后 3d/g	给药后 5d/g	给药后 7d/g
正常组					
模型组					
胰岛素组					
二甲双胍小剂量组					
二甲双胍中剂量组					
二甲双胍大剂量组					

表 4-2-11　二甲双胍对大鼠血糖的影响

组别	药物及剂量	动物数量	给药前血糖浓度/(mmol/L)	给药后血糖浓度/(mmol/L)
正常组				
模型组				
胰岛素组				
二甲双胍小剂量组				
二甲双胍中剂量组				
二甲双胍大剂量组				

【注意事项】

① 二甲双胍应临时配制，灌胃前一定要摇匀。

② 给药方法和剂量不能搞错，给药剂量要准确。

③ 注意血糖仪的使用，尤其注意血糖试纸如有校正代码要求，必须校正血糖仪显

示的代码和试纸代码一致，不一致时结果不准。

④ 要确定某个试验药物的降糖效果，至少选用两种动物的实验方法进行主要药效学研究。降血糖药有刺激胰岛素分泌作用者，不宜选用化学试剂诱发的高血糖动物模型，应进行正常动物或自发性糖尿病动物的血清胰岛素测定。

⑤ 如果测定某未知药物降糖作用，其起始药物试验剂量应进行摸索，先测定该药的 LD_{50} 值，然后按照药理学剂量设定原则，确定其大、中、小剂量。

【思考题】
① 简述胰岛素和磺酰脲类降糖作用机制、临床应用和不良反应。
② 简述各类胰岛素制剂的特点。
③ 请列举口服降糖药分类和代表药。

实验小贴士

1942 年，法国蒙彼利埃医学院的医师 Marceljanbon 在治疗斑疹伤寒患者时，发现磺胺类药物能引起部分患者出现严重的低血糖反应。同校的药理学家 Loubatieres 进一步探索，通过动物实验发现磺胺类药物具有胰腺依赖性的降血糖作用。1954 年德国 Frank 和 Fuchs 等同样发现磺胺类药物氨磺丁脲能导致震颤、出汗等低血糖反应，这再次提示了磺胺类药物可能存在降低血糖的化学结构。随着研究的不断深入和展开，1956 年美国食品药品监督管理局批准了第一个磺胺类药物苯磺丁脲进入临床。在接下来的 10 年里，氯磺丙脲、醋磺己脲等第一代磺胺类药物相继上市。

实验五　高血脂实验动物模型的建立及药物治疗

【目的】　掌握大鼠高血脂模型的构建；掌握降脂药物的评价；了解西红花苷对血脂的影响。

【原理】　血脂中的主要成分是甘油三酯（TG）和胆固醇，其中甘油三酯参与人体内能量代谢，而胆固醇则主要用于合成细胞膜、类固醇激素和胆汁酸。当膳食中过多摄入甘油三酯和胆固醇往往导致高甘油三酯血症和高胆固醇血症。动物实验中可通过高脂饮食建立高血脂模型，进行降血脂药物的研发。血脂四项指血清中总胆固醇（TC）、甘油三酯、低密度脂蛋白（LDL）和高密度脂蛋白（HDL）的水平，血脂四项检测是评判血脂水平以及降脂药物有效性的重要指标。

【材料】　器材：1mL 灌胃针头、电子天平、动物秤。试剂：胆固醇、猪油、石油醚、脂必妥、西红花苷。检测试剂盒：甘油三酯测定试剂盒、总胆固醇测定试剂盒、低密度脂蛋白胆固醇（LDL-C）测定试剂盒以及高密度脂蛋白胆固醇（HDL-C）测定试剂盒。动物：SD 大鼠，雌雄各半，体重 180～220g。

【方法】　高脂饲料配制：将 3320g 粉碎的普通饲料加入 80g 胆固醇，然后同 600g 溶解于石油醚的猪油充分搅拌，挥干石油醚后压制成形，最终饲料配比为：15%猪油，

2%胆固醇，83%普通饲料。

大鼠随机分为 6 组：正常对照组，模型组，西红花苷高、中、低剂量组，阳性药组。除正常组喂饲正常饲料外，其他各组喂饲高脂饲料。西红花苷高、中、低组给药剂量依次为每天 100mg/kg、50mg/kg 和 25mg/kg；阳性药组每天灌胃给药脂必妥 1g/kg；正常对照组和模型组给予相同体积的羧甲基纤维素溶液。连续给药 14 天。

血脂测定：血清脂质测定第 14 天，动物禁食过夜后，眼眶采血。动物禁食 12h，水合氯醛麻醉，腹主动脉采血约 8mL。2600r/min 离心 15min，分离血清，按试剂盒建议步骤分别测定 TG、TC、LDL-C 和 HDL-C，极低密度脂蛋白胆固醇（VLDL-C）＝TC－(LDL-C＋VLDL-C) 计算获得。

统计分析：测定每组动物平均血脂水平，采取方差分析，统计比较各组之间血脂水平差异。

【结果】 将测定结果记录于表 4-2-12 和表 4-2-13。

表 4-2-12　西红花苷对高血脂大鼠体重的影响

分组	给药前体重/g	给药后 1 周体重/g	给药后 2 周体重/g
正常组			
模型组			
阳性药组			
西红花苷低剂量组			
西红花苷中剂量组			
西红花苷高剂量组			

表 4-2-13　西红花苷对高血脂大鼠血脂水平的影响

分组	TG/(mg/L)	TC/(mg/L)	LDL-C/(mg/L)	HDL-C/(mg/L)	VLDL-C/(mg/L)
正常组					
模型组					
阳性药组					
西红花苷低剂量组					
西红花苷中剂量组					
西红花苷高剂量组					

对血脂各项指标分别作柱状图。横坐标为各组，纵坐标为某单项血脂水平。

【注意事项】

① 测定血脂前一定要对小鼠禁食过夜（12h 左右）后再采血。

② 分离血清时，注意轻吸，不要扰动到白细胞和红细胞层。

③ 测定血脂指标时，严格按照说明书步骤进行。

【思考题】

① 采血样测定血脂前为什么要禁食过夜？

② 药代动力学研究研究发现西红花苷口服不易吸收，那么西红花苷降血脂的机制

可能和什么相关？

 实验小贴士

　　抑制胆固醇的合成和抑制脂质的吸收是降血脂治疗的重要靶点。胃肠道中脂质吸收的过程相当复杂，一般可分为四个步骤：乳化、水解、胶束增溶和跨膜转运。脂肪和胆固醇在一些亲水亲脂的双亲分子［离子化蛋白质、食物中的磷脂，以及胃酯酶水解脂肪获得的少量的游离脂肪酸（NEFA）和单酰甘油（MAG）］稳定作用下形成脂滴，然后脂滴中脂肪被胰脂酶水解成 NEFA 和 MAG。胆固醇和脂肪水解产物同胆汁酸形成胶束，便于吸收。因此，干预胆汁酸的肝肠循环将影响胶束的形成，进而降低脂肪和胆固醇的吸收。最后，脂肪水解物以被动扩散方式吸收，而胆固醇借助空肠上皮的转运蛋白进行吸收。

　　动脉粥样硬化（atherosclerosis）是一种慢性炎症过程，主要累及大、中动脉，特别是主动脉，其病变特征是血中脂质在动脉内膜沉积，平滑肌细胞、巨噬细胞、T 淋巴细胞聚集，结缔组织增生，引起内膜灶性纤维性增厚及粥样斑块形成，使动脉管壁变硬、失去顺应性、管腔缩小，最终导致心和脑等重要器官供血不足，是心脑血管疾病发生的主要病理基础。脂质代谢紊乱（TC、TG、LDL 和 VLDL 增高，而 HDL 降低）是动脉粥样硬化的致病因素。

　　在疾病模型制作中，除了高脂饮食引起的高脂血模型外，$ApoE^{-/-}$ 小鼠是最常用的高脂血症转基因小鼠。ApoE 是血液中最主要的载脂蛋白，与很多脂蛋白代谢密切相关。ApoE 功能缺失导致 LDL、VLDL 等脂蛋白清除延缓，导致脂代谢紊乱，加速动脉粥样硬化发生。$ApoE^{-/-}$ 小鼠在正常饮食条件下自发性形成动脉粥样硬化，全身大、中动脉均可发生病变。

实验六　抗肿瘤药物的体内及体外实验

一、肿瘤动物模型的建立及抗肿瘤药物的体内实验

【目的】　掌握肿瘤动物模型的建立及荷瘤小鼠的药物治疗。

【原理】　移植性肿瘤动物模型是指把肿瘤组织或细胞（来源于动物或人）移植到同系、同种或异种动物体内所形成的肿瘤动物模型，产生的肿瘤能在受体动物中继续传代，经传代后宿主移植存活率、荷瘤存活时间、肿瘤的生长速度、自发消退率、侵袭和转移能力等生物学特性稳定且肿瘤组织学类型明确。通常把这种可移植传代的肿瘤称为移植瘤或瘤株。移植性肿瘤动物模型被广泛应用于肿瘤相关基础研究和抗肿瘤药物的研究、筛选和评价。

　　目前使用最为广泛的异种移植模型是人癌裸鼠移植模型。裸鼠是通过基因突变小鼠

繁殖产生的隐性纯合子。因其天生性胸腺缺陷导致 T 细胞缺乏，易于接受异种移植。由于其呈现出无毛体征，被称为裸鼠。目前大多数人体肿瘤都已成功构建异种移植模型，使人源性肿瘤能在动物体内长时间传代而保持其原有的生物学特性，极大程度地提高了进行体内抗肿瘤药物药效评价的准确性与可靠性。

【材料】 器材：二氧化碳培养箱、离心机、手术器械一套、套管针、培养皿、培养瓶（250mL）、移液器、枪头、注射器、游标卡尺等。试剂：青蒿琥酯、胎牛血清、DMEM 培养基。动物或细胞：裸鼠、人非小细胞肺癌 A549 细胞株。

【方法】

1. 肿瘤细胞复苏及传代

人非小细胞肺癌 A549 细胞复苏后将其置于含 10％胎牛血清的 DMEM 高糖培养基中，在 37℃、5％CO_2 的二氧化碳培养箱中培养。多次传代增殖。

2. 肿瘤块接种

准备三四只裸鼠，将增殖的肿瘤细胞调整到密度为 $5×10^7/mL$，每只裸鼠腋窝皮下接种约 0.2mL，即约 $1×10^7$ 细胞，待肿瘤生长至 $0.7～1cm^3$。取出瘤块，切成 $1～2mm^3$ 大小，将瘤块皮下接种到裸小鼠左侧腋下，待肿瘤生长至直径 0.3cm 左右。肿瘤组织块移植可用套管针完成。也可在裸鼠腋下皮肤剪一个长约 4mm 的小口，用无钩眼科镊夹着组织块，送入切口皮下。整个过程尽量在肿瘤切除后 1h 内完成。

3. 肿瘤细胞直接接种

将增殖的肿瘤细胞调整到密度为 $5×10^7/mL$，每只裸鼠腋窝皮下接种约 0.2mL，即约 $1×10^7$ 细胞，待肿瘤生长至直径 0.3cm 左右。

4. 分组及药物治疗

选取肿瘤体积大小及形状较均匀的裸鼠并随机分成 5 组：阴性对照组，灌胃生理盐水；阳性药组；青蒿琥酯低剂量组（15mg/kg），青蒿琥酯中剂量组（30mg/kg）以及青蒿琥酯高剂量组（60mg/kg）。药物每天灌胃给药一次，连续两周。给药期间，每隔三天给小鼠称量体重，并利用游标卡尺测定瘤径以计算肿瘤体积。

5. 统计分析

于给药后第 3 周左右，对裸鼠进行称重并处死，取瘤块称重。通过以上数据计算抑瘤率，进行统计学分析。

【实验结果】 对小鼠体重、肿瘤体积进行跟踪记录。处死小鼠后对肿瘤块直径和重量进行测定。将结果分别填入表 4-2-14～表 4-2-16。

表 4-2-14　荷瘤小鼠体重记录

日期	阴性对照组	阳性药组	青蒿琥酯低剂量组	青蒿琥酯中剂量组	青蒿琥酯高剂量组
接种前					
接种后 1 周					
接种后 2 周					
接种后 3 周					

表 4-2-15　荷瘤小鼠肿瘤直径记录

日期	阴性对照组	阳性药组	青蒿琥酯低剂量组	青蒿琥酯中剂量组	青蒿琥酯高剂量组
接种后1周					
接种后2周					
接种后3周					

根据肿瘤直径，作散点连线图。X 轴为时间点，Y 轴为小鼠肿瘤直径，作出不同浓度青蒿琥酯的时-效曲线；以不同浓度为 X 轴，以细胞增殖活力为 Y 轴，作出不同浓度青蒿琥酯的量-效曲线。

表 4-2-16　荷瘤小鼠肿瘤重量记录

动物编号	阴性对照组	阳性药组	青蒿琥酯低剂量组	青蒿琥酯中剂量组	青蒿琥酯高剂量组
1					
2					
3					
4					
5					
6					

根据组内小鼠肿瘤重量，计算每组小鼠肿瘤重量的"平均值±标准差"。以不同组别为 X 轴，以小鼠肿瘤重量为 Y 轴，画出柱状图。对组间小鼠肿瘤重量进行 t 检验，计算 P 值。$P<0.05$ 为具有差异性。

【注意事项】

① 裸鼠要求在 SPF 动物房饲养。

② 肿瘤细胞培养、接种等过程需要无菌操作。

③ 为保持移植瘤的生物学特性和遗传特性一致，复苏后移植瘤体内传代应少于 20 代。

④ 小鼠称体重时，精确到 0.1g。

【思考题】

① 当肿瘤细胞体外增殖速率较慢时，建议采取肿瘤细胞直接腋下接种的方式还是瘤块接种腋下的方式？为什么？

② 在实验过程中，哪些操作可以降低肿瘤体积和重量个体差异大带来的影响？

实验小贴士

按肿瘤的移植部位不同，可将移植性肿瘤动物模型分为原位移植和异位移植两大类。原位移植是指将肿瘤组织或细胞悬液移植到肿瘤原发部位所对应的受体动物器官组织内，使移植瘤长在与人体肿瘤生长位置一致的动物特定器官。其对研究药物分布的器官特异性及其作用专一性等具有重要的作用。但原位移植模型也存在着实验操作复杂和不直观等缺点。异位移植是指将肿瘤组织或细胞悬液移植到受体动物的皮下、腹腔、肌肉、肾囊膜下等常见部位。将肿瘤异位移植到皮下具有移植成功率高、浅表肿瘤更加直观、实验操作与观察更简单、肿瘤潜伏期短、个体差异小、易获得大批病程相似的荷瘤动物等优点，是目前最常用的方法，尤其在抗肿瘤药物的研究、评价试验中广泛应用。但皮下移植同样也存在一些缺点：皮下生长的肿瘤其血供较差，当肿瘤体积大到一定程度，瘤内易出现细胞坏死，皮下肿瘤出现浸润和侵袭转移的概率与临床实际情况存在差异。皮下肿瘤生长的微环境与原肿瘤生长不同，因此必定会发生不同程度的生物学特性改变。原位移植和异位移植两种方式以及异位移植到各部位互有优势和不足，需要根据实验目的与具体要求合理选择。

二、CCK-8法测定青蒿琥酯对人非小细胞肺腺癌A549细胞EC_{50}的方法

【目的】 掌握CCK-8法测定药物对肿瘤细胞EC_{50}的方法。

【原理】 CCK-8即cell counting kit-8试剂盒，目前广泛应用于细胞增殖和细胞毒性，具有操作简便、快速、灵敏度高的优点。CCK-8中使用的最重要的试剂为一种水溶性的四唑盐WST-8。在电子耦合剂1-Methoxy PMS存在的情况下，WST-8可以被线粒体内的脱氢酶还原生成高度水溶性的橙黄色甲瓒染料，颜色的深浅与细胞的增殖水平成正比，与待测药物的细胞毒性成反比。使用酶标仪测定其在450nm波长处的OD值，可间接反映活细胞数量。CCK-8法的检测灵敏度高于MTT法和磺酰罗丹明B法。同时，CCK-8法的毒性非常低，适用于大多数细胞毒类、周期阻滞类等抗肿瘤药物的研究、筛选与评价。

【材料】 器材：二氧化碳培养箱、医用离心机、手术器械一套、培养皿、培养瓶（250mL）、移液器、枪头、注射器等。试剂：青蒿琥酯、胎牛血清、DMEM培养基、0.025%胰酶、PBS，所有试剂过滤除菌后装在灭菌后的容器内。细胞：人非小细胞肺腺癌A549细胞株。

【实验方法】 以下实验步骤①~⑧在无菌工作台中进行。

① 制备A549细胞悬液，计数。

② 在96孔板中接种细胞悬液，每孔100μL。

③ 向培养板各孔中加入不同浓度的毒性物质（药物、化学试剂等待检测物质）。

④ 将培养板放入培养箱中孵育一段时间，例如24h、48h、72h、96h。

⑤ 向每孔中加入10μL CCK-8溶液，由于加入的CCK-8量比较少，可能会因试剂沾在孔壁上而带来误差，建议在加完试剂后轻轻晃动培养板以帮助混匀，或者直接配置含10% CCK-8的培养基，以换液的形式加入。另外注意，加样的过程中尽量不要产生气泡，以免影响OD值读数。

⑥ 将培养板放入培养箱中孵育1~4h。因为细胞种类不同，形成的甲瓒的量也不一样，所以如果显色不够的话，可以延长培养时间。

⑦ 用酶标仪测定 450nm 处的 OD 值。

⑧ 若暂时不测定 OD 值，可以在各孔中加入 10μL 0.1mol/L 的 HCL 溶液或者 1%（w/v）十二烷基硫酸钠溶液，室温避光保存，这样可以保证 OD 值 24h 内不发生变化。

【实验结果】 将各数据填入表 4-2-17。

细胞活力是指细胞增殖活力或细胞毒性活力。

细胞活力计算：

$$细胞活力=[A(加药)-A(空白)]/[A(0加药)-A(空白)]\times 100\%$$

式中　A（加药）——具有细胞、CCK-8 溶液和药物溶液的孔的 OD 值；

A（0 加药）——具有细胞、CCK-8 溶液以及药物溶剂而没有药物的孔的 OD 值；

A（空白）——没有细胞的孔的 OD 值。

表 4-2-17　青蒿琥酯对 A549 细胞增殖的影响

时间	0μmol/L	0.2μmol/L	1μmol/L	5μmol/L	25μmol/L	50μmol/L
24h						
48h						
72h						
96h						

根据细胞活力，作散点连线图，X 轴为时间点，Y 轴为细胞增殖活力，作出不同浓度青蒿琥酯的时-效曲线；以不同浓度为 X 轴，以细胞增殖活力为 Y 轴，作出不同浓度青蒿琥酯的量-效曲线，计算青蒿琥酯对 A549 细胞的 EC_{50} 值。

【注意事项】

① 细胞进行 CCK-8 实验前 24h 左右，对细胞进行传代培养，以保证细胞处于增殖最旺盛的阶段。

② 实验开始前就计划好选取的细胞株、药物剂量、细胞培养时间以及重复孔数（通常在 3～8 孔之间），并对 96 孔板的孔进行分配。

③ 接种细胞数：针对标准 96 孔板，贴壁细胞的通常接种量为 1000～5000 个/孔（100μL 培养基）。根据细胞增殖的速度以及计划培养的时间，可以对细胞数量进行调整。用一份细胞混悬液进行种板，细胞悬液要混匀后再吸取，以保证每孔的细胞数量基本一致。

④ 在培养箱中孵育期间，培养板最外一圈的孔最容易干燥挥发，造成体积不准确，从而增加误差，因此，建议最外一圈的孔只加培养基，不作为测定孔用。

⑤ 如果细胞培养时间较长导致培养基颜色发生了变化，应洗涤细胞更换培养基后再加 CCK-8 进行检测。

⑥ 在不含细胞的培养基中加入 CCK-8 试剂作为空白对照，同时设置加最高剂量的药物的空白对照，以防止药物在 OD_{450} 时产生吸光度。

【思考题】

① CCK-8 法是基于线粒体脱氢酶活性来区分、标记活细胞或死亡细胞的，因此影

响脱氢酶活性的条件或化学物质可能导致实际活细胞数与实验测得的活细胞数之间有差异。请问，影响脱氢酶活性的化学物质是否可用 CCK-8 法测定细胞活力？有何需要注意的？

② 实验中，为什么不仅要在不含细胞的培养基中加入 CCK-8 试剂作为空白对照，还要设置只加最高剂量药物和细胞培养基的空白对照？

> **实验小贴士**
>
> 目前常用的体外研究方法包括基于肿瘤细胞增殖表型进行检测的 MTT 法、CCK-8 法、磺酰罗丹明 B 法、染料排斥法等；基于肿瘤细胞迁移或侵袭表型进行检测的划痕修复实验、Teanswell 实验；基于细胞黏附能力表型进行检测的肿瘤细胞与内皮细胞或细胞外基质蛋白的黏附实验；基于肿瘤血管生成表型进行检测的小管形成实验等。
>
> 抗肿瘤药物活性的体外检测方法主要基于待测药物作用于肿瘤细胞后某些生物酶或分子的定位、含量或活性的改变来指证细胞增殖或者损伤死亡情况，进而计算受试物的半数抑制浓度（IC_{50}）或半数致死浓度（LC_{50}）以评价受试药物的作用强度。
>
> 特别介绍一下染料排斥法：染料排斥法是根据活细胞对某些染料具有排斥作用的原理建立的。代谢旺盛、细胞膜结构完整的正常活细胞对许多染料（如台盼蓝、藻红、萘黑等）均具有排斥效应，染料不能通过细胞膜。在显微镜下可观察到细胞形态完整、胞内透亮无染料颗粒的染色，而死亡或已损伤细胞中不完整的细胞膜对染料的排斥能力也相应降低，染料极易透过胞膜进入胞浆。显微镜下可观察到胞内无光泽并有浅蓝色颗粒的染色阳性细胞。染料排斥试验方法简单，可持续取样以获得药物对细胞毒作用的动态检测，方法简单可靠，可作为常规的肿瘤药物敏感性试验。

（林　芳）

第五章 药理学案例讨论

第一节 概述

药理学案例讨论是通过对病情的简单描述，提供一个临床医疗的情景。围绕医疗场景，同学们对临床实践中有关药物问题进行药理学分析和讨论。此种学习方法以解决问题为中心，有助于帮助学生建立理论联系实际的临床用药思维模式，达到学以致用的目的。

一、学习目标

药理学案例讨论要获得比较好的教学效果，必须合理设计案例，并对这些案例设定合适的知识、能力和素质目标。

① 知识目标：通过具体病例的分析，复习、理解药物作用的"两重性"，应用和巩固药理学知识。

② 能力目标：初步进行病例分析，根据患者病情，学习制订合理的药物治疗方案。

③ 素质目标：通过理论联系实际，分析医疗场景中用药相关问题，加强"安全用药、性命相托"的职业理念，为开展药学服务和从事药学专业岗位工作奠定良好基础。

二、方法步骤

案例讨论教学是以案例为载体，以学生为中心，让学生有时间充分准备。利用在线平台，先发布拟讨论的话题，学生提前检索收集相关资料，进行准备。一般而言，可以采取以下讨论步骤。

① 讨论前准备：学生以 4 人左右为 1 个小组，提前预习，了解案例内容。教师可以对案例中药理学相关知识点进行补充、修正，并提出讨论要点。

② 根据讨论要点，学生分组准备，针对病例中所涉及的药物作用、机理、不良反应进行分析，理论联系实际，选举代表发言。

③ 小组互评、教师评价，总结归纳。教师可根据学生汇报情况，引导学生相互点评，形成合作学习气氛。引导学生思考，互评结束后，教师应进行小结评价，加深同学

们对话题的深入理解。

三、药理学案例讨论范例

患者，男，24岁。因20min前口服敌敌畏15mL而入院治疗。体检：嗜睡状，大汗淋漓，呕吐数次。全身皮肤湿冷，手足震颤。双侧瞳孔直径2～3mm，对光反射存在。体温、脉搏、呼吸及血压基本正常。双肺呼吸音粗。化验：白细胞（WBC）$14.2×10^9$/L，其中中性粒细胞93%。余未见异常。诊断为急性有机磷农药中毒。入院后，用2%碳酸氢钠溶液洗胃，静脉注射阿托品10mg/次，共3次。另静脉注射山莨菪碱10mg、碘解磷定1g，并给青霉素、庆大霉素及输液治疗后，患者瞳孔变为直径为5～6mm，心率72次/min，心律齐，皮肤干燥，颜面微红。不久痊愈出院。

讨论：
① 敌敌畏属于哪种类型的药物？患者中毒程度如何？为什么？
② 为什么在使用M受体阻断剂时，又给予碘解磷定治疗？其中哪类药物属于对因治疗？哪类药物属于对症治疗？
③ 如何正确使用阿托品？

分析：
① 敌敌畏属于有机磷酸酯类农药，为胆碱酯酶的抑制剂。其主要作用是抑制乙酰胆碱酯酶的活性，使乙酰胆碱不能水解，激动M受体和N受体，从而引起相应的中毒症状。有机磷中毒的表现根据中毒程度而有所不同。（注：引导学生检索相关资料，促进同学们掌握有机磷农药的类型、特点等知识，拓宽知识面。）

轻度中毒主要表现为M样症状，如患者的大汗淋漓（腺体分泌增加）、呕吐（内脏平滑肌收缩）、双侧瞳孔直径2～3mm（瞳孔缩小）；轻度中毒除有M样症状外，还有N样症状，如患者的手足震颤（骨骼肌收缩）；重度中毒的症状除M、N样症状外，还有中枢症状，如患者呈嗜睡状，就是中枢抑制的表现。综上所述，患者同时具有M、N样症状及中枢症状，为有机磷的重度中毒。

② 阿托品、山莨菪碱属于M受体阻断剂，能够解救有机磷中毒的M样症状，但对于N样症状、中枢症状无效。患者属于有机磷的重度中毒，除采用M受体阻断剂抢救外，还应采用胆碱酯酶复活药如碘解磷定，恢复胆碱酯酶的活性，水解乙酰胆碱。治疗药物中，M受体阻断剂属于对症治疗药，碘解磷定属于对因治疗药。

③ 阿托品为治疗有机磷中毒的特异性、高效能解毒药。能迅速对抗体内乙酰胆碱的M样作用，但对N样作用无效，对中枢症状作用较差。应尽量早期给药，并根据中毒的情况采用较大剂量。并注意在患者出现"阿托品化"（瞳孔较前扩大、皮肤干燥、颜面微红）后，改为维持量，以免出现阿托品的中毒。（注：教学中，针对有机磷中毒与阿托品过量使用中毒的表现，引导学生思考如果阿托品过量中毒又该如何抢救）。

第二节 各大系统案例集

一、药理学总论

案例一

给某患者服用一种催眠药,经测定其血浆浓度为 $16\mu g/mL$,已知该药的半衰期为 4 小时。当患者醒过来时,血药浓度为 $2\mu g/mL$。

讨论:
① 患者睡了多长时间?如何计算?
② 什么是一级动力学消除和零级动力学消除?
③ 药物半衰期的概念和临床意义是什么?

案例二

患者,男(美籍白人),因长期心悸、眩晕去医院就诊,医生建议做心电图。结果显示其患有房颤(图 5-2-1)。复律失败后,医生除给予 β 受体阻断剂以外,打算给患者长期使用抗凝药物华法林。然而在开处方前,他要求患者首先进行基因筛查,确定其中几个单核苷酸多态性(SNP)。结果表明,患者 CYP2C9 突变,携带 CYP2C9 * 3。于是医生要求患者按标准处方的 1/10 用药,并每周去医院验血,以便监测血药浓度,调整用药剂量。

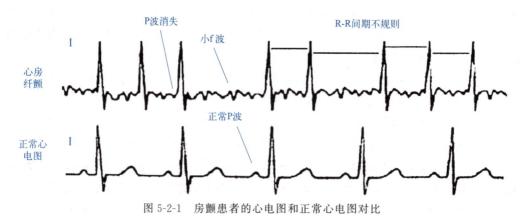

图 5-2-1 房颤患者的心电图和正常心电图对比

讨论:
① 用药前进行基因筛查的意义是什么?
② 患者为什么要减量使用华法林?基因多态性是如何影响华法林对患者的作用的?

二、传出神经系统药

案例三

患者，男，59岁。主诉：右眼疼痛伴视力下降2日。病史：2日前突然感觉右侧眼球胀痛、剧烈头痛伴视力极度下降。查体：右眼视力0.4，右眼睫状充血，角膜混浊，前房浅，瞳孔直径7mm，对光反应消失。右眼压55mmHg，左眼正常。诊断：右眼急性闭角型青光眼。治疗：2%毛果芸香碱每30min一次，频点右眼，2h后眼胀、头痛减轻，视力有所恢复。但3h后患者出现流泪、流涎、上腹不适。查体：右眼视力为0.6，左眼1.4。眼压：右眼30mmHg，左眼基本正常。

讨论：
① 毛果芸香碱的作用机理是什么？该患者使用毛果芸香碱滴眼后眼胀、头痛症状为何能够缓解？
② 使用毛果芸香碱滴眼时应注意哪些问题？
③ 用药后患者出现流泪、流涎、上腹不适的原因是什么？

案例四

患者，男，40岁。无青霉素过敏史。一日前因"感冒"自行煎服中药，约10min后面部出现皮疹，全身不适，当即晕厥，无四肢抽搐及大小便失禁。被家属送至医院，途中神志转清，急诊入院查体：神志清，脉搏104次/min，呼吸22次/min，血压70/50mmHg，体温37.2℃；双侧瞳孔等大同圆，直径约2.0cm，对光反射正常；面部、颈部散在粉红色皮疹，大小不等，形状不规则，压之褪色；浅表淋巴结未扪及肿大；两肺呼吸音清，未闻及干、湿啰音；心界不大，心率102次/min，心律齐，未闻及杂音。腹部未见异常体征。初步诊断：药物过敏，过敏性休克。治疗：立即给予肾上腺素、地塞米松及补液。患者血压逐渐上升，皮疹消退。

讨论：
① 为何选用肾上腺素进行治疗？
② 在医治该患者时为什么同时选用肾上腺素、地塞米松？

三、中枢神经系统药

案例五

患者，女，45岁。上腹绞痛，间歇发作已数年。入院前40天，患者绞痛发作后有持续性钝痛，疼痛剧烈时放射到右肩及腹部，并有恶心、呕吐、腹泻等症状，经某医院诊断为：胆石症，慢性胆囊炎。患者入院前曾因疼痛注射过吗啡，用药后呕吐更加剧烈，疼痛不止，呼吸变慢，腹泻却得到控制。患者来本院后，用抗生素控制症状，并肌内注射哌替啶50mg、阿托品0.5mg，每3~4h一次，并行手术治疗。术后患者伤口疼痛，仍继续用哌替啶 50mg、阿托品 0.5mg，10 天后痊愈出院。出院后仍感伤口疼痛，继续注射哌替啶。患者思想上很想用此药，如果一天不注射，则四肢怕冷、情绪不安、手脚发麻、气急、说话含糊，甚至发脾气、不听劝说，一打针就安静舒服。现每天要注射哌替啶 4 次，每天 300~400mg，晚上还需加服巴比妥类药方能安静入睡。

讨论：

① 患者为什么用吗啡后呕吐更剧烈、呼吸变慢、疼痛不止而腹泻却得到控制？

② 患者为什么在入院后，采用哌替啶与阿托品合用？在此治疗方案中，对因治疗和对症治疗的药物分别是什么？

③ 请解释患者出院后如果没有注射哌替啶所出现的症状。

案例六

患者，女，69 岁。因"后背隐痛 1 年，加重 1 周"就诊。患者六年前因子宫内膜癌，行子宫全切、盆腔淋巴结清扫术，联合常规化疗 6 个月，具体化疗方案不详。手术及化疗后患者一般情况良好，但近一年来患者常感后背隐痛不适。CT 检查提示：腰椎多发骨质破坏，血清 CA_{125} 值 265U/mL，考虑"肿瘤骨转移"。予化疗、营养支持，口服止痛药物对症。初始予布洛芬镇痛，但效果不佳，改盐酸曲马多缓释片（100mg/12h）后疼痛缓解。三个月后，患者自诉曲马多效果大不如前，疼痛难忍，遂改用硫酸吗啡控释片（30mg/12h），嘱加强营养、定时定量服药，疼痛较前好转。维持三个月后，近一周来患者感疼痛加剧，寝食难安，遂再次就医。患者近年体重下降约 5kg，平素食欲欠佳，二便如常。初步诊断：①子宫内膜癌骨转移；②癌性疼痛 3 级。

讨论：

① 为何先用曲马多，疼痛难忍后才改用硫酸吗啡控释片？

② 患者服用一段时间吗啡后，为何镇痛作用又不明显了？该如何处置？

③ 如何提高晚期痛症患者的生活质量？

案例七

患者，男，18 岁，诊断为全面性强直-阵挛性发作，每次发作持续约 2min，每月发作 3 次。服用苯妥英钠治疗。开始早晨 200mg、下午 400mg，共 3 天，第 4 天早晨测定苯妥英钠的血药浓度为 12μg/mL，无癫痫发作，也无不良反应。此后仅在睡前服用 400mg。1 周后，苯妥英钠的血药浓度达 18μg/mL，仍无癫痫发作，也无不适，但在侧视时可见轻微眼球震颤。3 周后，主诉视物双影，感觉像喝醉了酒，且走路不稳，并出现明显眼颤，苯妥英钠的血药浓度达 24μg/mL。

讨论：

① 给予苯妥英钠治疗是否正确？为什么？

② 如何解释患者出现的症状？

③ 如何调整苯妥英钠的剂量？

案例八

患者，男，25 岁，因"四肢抽搐间断发作 3 个月，再发 6h"入院。患者于 3 个月前起,常在无明显诱因下出现"人事不省、四肢抽搐,伴牙关紧闭、双眼上吊、口吐泡沫"等症状,反复发作五次,每次持续1~20min不等,间隔时间无规律,曾在当地医院就诊,诊断为"症状性癫痫、脑积水",并予丙戊酸钠0.5g qd.、卡马西平0.2g qd.口服治疗,疗效欠佳。6h前症状再发,拟"症状性癫痫"收入院。入院后完善相关检查,头颅CT显示:左侧大脑发育不全、轻度脑积水。丙戊酸钠和卡马西平的血药浓度监测提示:丙戊酸钠血药浓度为32pg/mL、卡马西平血药浓度为2.2pg/mL,相关药物血药浓度未达有效浓度范围。

讨论:
① 患者使用抗癫痫药物后疗效不佳,原因可能是什么?
② 什么是治疗药物监测(therapeutic drug monitoring,TDM)?临床上为什么要进行TDM?
③ 抗癫痫药物临床用药有哪些原则?

四、心血管系统药

案例九

患者,女,22岁。因心悸、气短、浮肿和尿少而被诊断为风湿性心脏瓣膜病伴慢性充血性心功能不全。住院后口服氢氯噻嗪50mg,一日2次;地高辛0.25mg,q.8h.,当总量达到2.25mg时,心悸气短好转,脉搏减慢至70次/min,尿量增多,浮肿开始消退,食欲增加。此后,地高辛0.25mg,每日1次口服;氢氯噻嗪25mg,每日2次口服。在改维持量后第4日开始食欲减退、恶心、头痛、失眠;第6日脉搏不规则,心律不齐,有早搏;心电图示室性早搏,形成二联律。诊断为地高辛中毒。

讨论:
① 慢性心衰的治疗原则是什么?氢氯噻嗪属于哪类药物?其不良反应是什么?
② 患者为何会出现地高辛中毒?其表现、诱发原因及作用机制是什么?
③ 针对本案例中的患者,应该如何调整用药方案?

案例十

患者,男,56岁。体型肥胖,血压168/108mmHg,偶尔头晕、头痛及心悸。每天吸烟15~20支。2个月前门诊检查:血清TC 6.85mmol/L,TG 4.9mmol/L,LDL 4.53mmol/L,HDL 0.92mmol/L。其父母均有高血压病史。诊断:高血压、高脂血症。治疗讨论:患者有高血压病史,同时合并动脉粥样硬化风险及多项心脑血管危险因素(脂代谢紊乱、吸烟、肥胖),预计未来心血管事件发生率较高,需进行降脂治疗。此外应纠正危险因素,如戒烟、低盐低脂饮食、加强运动、减轻体重。

讨论:
① 患者具有哪些心脑血管危险因素?应该进行哪些治疗?
② 患者的饮食及生活习惯应该有哪些调整?
③ 该患者可给予哪些调血脂药物?代表药物及作用机制是什么?

案例十一

患者，女，36 岁。主诉，近两年来活动后有气喘现象，近半个月加重。现病史：患者两年前过度劳累后自我感觉气短，休息后有所缓解。此后，每当劳累、激动或感冒后呼吸困难加重。在医院就诊后，给予地高辛 0.25mg 口服，每日 1 次，症状有所改善。半月前，由于受寒开始咳嗽，气短明显，偶有夜间憋气致醒，坐起后方可缓解。自己服用地高辛 0.25mg，每日 1～2 次，症状略有好转。近一周来无诱因气短加重，不能平卧，且尿量减少。于当地医院诊治，心电图检查有房颤。仍继续服用地高辛 0.25mg，每日 2～3 次，逐渐夜不能眠，近日出现呕吐现象、稀便，再次赴医院就诊。

既往史：幼年时曾出现过全身关节游走性疼痛。

体检：体温 36.7℃，呼吸 30 次/min，血压 110/65mmHg。呼吸急促，神志淡漠，二尖瓣面容，口唇及四肢末梢明显发绀，可见颈静脉怒张，未见颈动、静脉搏动。双肺有湿啰音，无干鸣音。心界向左下扩大，心率 33 次/分，心律齐。腹软，肝脏于右锁骨中线肋缘下 3.0cm，质地较硬，压痛明显，肝颈静脉反流征阳性，脾未触及。双下肢轻度凹陷性水肿。

诊断：①风湿性心脏瓣膜病；②心律失常；③慢性充血性心力衰竭（Ⅲ级）；④洋地黄中毒。

讨论：
① 如何判断出该患者有洋地黄中毒的发生？
② 洋地黄中毒的表现有哪些？如何防治？
③ 针对该患者出现的病情变化，如何处理？

五、内脏系统药

案例十二

患者，男，42 岁，经常喝酒。上个月出现嗳气、烧心。到医院就诊，经胃镜检查后，确诊为单纯性胃酸过多。医生给予氢氧化铝凝胶口服治疗，但三天后患者出现便秘。

讨论：
① 应用氢氧化铝后为什么会出现便秘？和什么药物联合用药可减轻其引起便秘的不良反应？
② 临床上常用的抗酸药有哪些？各有什么不良反应？

案例十三

患者，男，25 岁。肝炎后并发再生障碍性贫血，药物治疗无效，入院后拟作骨髓移植治疗，供髓者为患者胞妹。骨髓移植前一天，给患者行颈静脉切开插管术，插管成功后，导管内注入肝素稀释液 5mL（9125U）防止凝血。次日晨 6 时患者鼻衄，9 时整护士执行医嘱。再向导管注入肝素原液 5mL（62500U），至下午 3 时，患者出现严重的自发性出血。

讨论：

① 为什么选用肝素治疗会出现自发性出血？本病例在使用肝素治疗的过程中，有哪些可以吸取的教训？

② 针对此出血，宜使用的抢救药物是什么？

③ 抗凝血药肝素和华法林的作用机制、临床用途、给药途径及显效时间有什么不同？请列表说明。

案例十四

患者，男，60岁。10年前曾因胃溃疡穿孔，行胃大部分切除术。近3个月以来出现头晕、乏力，近1个月双下肢水肿，伴口腔溃疡，舌尖部疼痛。经查：血常规符合正常细胞正色素性贫血，骨髓象部分幼红细胞的改变符合缺铁性贫血，部分改变支持巨幼红细胞性贫血。诊断：巨幼红细胞性贫血合并缺铁性贫血。

讨论：

① 该患者为何会出现巨幼红细胞性贫血合并缺铁性贫血？

② 试用你学过的有关知识阐述该患者的治疗方案，并说明理由。

六、激素类药物

案例十五

患者，女，43岁。一年以来多饮、多尿、乏力，近来症状加重，来院就诊。检查：体重超重12%，空腹血糖和餐后血糖均高于正常，结合临床表现，诊断为2型糖尿病。

讨论：

① 根据上述情况，患者可用哪些药物治疗？

② 糖尿病患者除了药物治疗外，日常生活起居还应该注意什么？

③ 1型和2型糖尿病的区别是什么？如何给糖尿病患者做健康指导？

案例十六

患者，女性，58岁，糖尿病10余年，长期用胰岛素治疗。某清晨突感心悸、出冷汗、震颤，继而出现昏迷，入院后查血糖为3.2mmol/L。

讨论：

① 患者为何出现上述反应？

② 应该对患者采取什么治疗措施？

③ 人的正常血糖值是多少？如何诊断糖尿病？

案例十七

患者，男，58岁。近几个月来感觉四肢无力，下肢水肿，尿中泡沫增多，遂去医院就诊。经实验室检查，尿蛋白50mg/dL，血浆白蛋白25g/L，总胆固醇8.46mmol/L，甘油三酯 4.30mmol/L。结合其他的检查，诊断为肾病综合征。

讨论：

① 什么是肾病综合征？诊断标准和治疗原则分别是什么？

② 该患者可以用哪些药物治疗？原因是什么？

③ 用药过程中应注意哪些问题？

案例十八

患者，李某，女，32岁，近两个月来出现颈部增粗、心悸、体重下降症状，来院就诊。查体：心率 120 次/min，双眼明显突出，手颤，甲状腺Ⅱ度增大，表面光滑，实验室检查 T_3、T_4 均升高。诊断为甲状腺功能亢进症。

讨论：

① 针对甲亢，临床可采用哪些治疗方法？常用药物有几类？举例说明。

② 该患者能否用大剂量碘进行内科治疗？

案例十九

患儿，男，10岁。因全身浮肿、蛋白尿和血浆蛋白降低，诊断为单纯性肾病综合征。开始口服泼尼松 20mg，每日 3 次，几天后改为口服地塞米松 3mg，每日 3 次，直到第八周开始改为每日晨 8.25mg 一次服，此后未再减量。于第 13 周患儿突然中断说话，眼睑与面肌抽动，随即意识丧失，全身肌肉痉挛，口唇发绀，口吐白沫，诊断为糖皮质激素诱发癫痫发作，经用地西泮、苯巴比妥及水合氯醛等抗惊厥药及脱水药，45min 后发作停止，神志逐渐恢复。以往无癫痫病史。

某男，46岁，工人。因发热、心慌、红细胞沉降速率（简称血沉）100mm/h，诊断为风湿性心肌炎。无高血压及溃疡病史。入院后接受抗风湿治疗，泼尼松每日 30～40mg 口服，用药至第 12 日，血压上升至 150/100mmHg，用药至第 15 日，上腹不适，有压痛，第 24 日发现黑便，第 28 日大量呕血，血压 70/50mmHg，呈休克状态。被诊断为糖皮质激素诱发高血压和胃溃疡出血。迅速输血 1600mL 后，进行剖腹探查，术中发现胃内有大量积血，胃小弯部有溃疡，立即作胃次全切除术。术后停用糖皮质激素，改用其他药物治疗。

患者，女，34岁。因反复发生的皮肤瘀点、鼻衄和血小板减少，诊断为原发性血小板减少性紫癜。住院后接受泼尼松治疗，每次 10mg，每日 3 次。服药半月后皮肤出血点明显减少，不再流鼻血，血小板数上升至 90×10^9/L。用药至第 19 日突然寒战、高热、咳嗽、呼吸急迫。X 线胸片发现：两肺布满大小均匀一致的粟粒状阴影。痰涂片：抗酸杆菌阳性，血沉 70mm/h。诊断为糖皮质激素诱发的急性粟粒性肺结核。

讨论：

① 糖皮质激素为何能诱发癫痫发作、高血压、胃溃疡出血及粟粒性肺结核等不良反应？分别加以说明。

② 什么样的患者不能使用糖皮质激素？应用糖皮质激素应注意哪些问题？

七、化学治疗药物

案例二十

患者，女，44岁。13年前因心跳、气促、浮肿，诊断为风湿性心脏病，二尖瓣狭窄。此后多次复发，均用药物控制，也曾多次使用青霉素，未出现过敏反应。来诊时做青霉素皮试阴性，但肌注120万U后出现头晕，面色苍白，随即晕倒，昏迷，脉搏消失，心跳停止；瞳孔散大，直径7mm。

诊断：青霉素过敏性休克。治疗：立即做胸外心脏按压及人工呼吸，同时皮下注射肾上腺素1mg。5min后，患者仍无心跳、呼吸、血压。又静脉注射5%碳酸氢钠50mL、地塞米松5mg；并冰敷头部；再静滴10% GS 500mL加地塞米松10mg、三磷酸腺苷（ATP）40mg、辅酶A(CoA)50U。10min后出现心跳，70次/min，呼吸20次/min，血压升到120/80mmHg。静注呋塞米40mg，35min后心率133次/min，血压75/50mmHg。患者仍昏迷，瞳孔缩小，尿600mL，心电图示房颤。静注毛花苷丙0.2mg。3个半小时后，患者心率118次/min，血压100/60mmHg，两肺有湿啰音，口吐泡沫样痰。给静滴25%葡萄糖液250mL加酚妥拉明20mg。1h后肺部啰音减少。翌日晨6时，患者清醒，能讲话，但不切题，尿两次量1000mL。此时距发生休克已13h，患者基本脱离危险，又静滴庆大霉素24万U。患者心率104次/min，呼吸30次/min，血压120/80mmHg。住院10天出院。

讨论：

① 怎样预防青霉素过敏性休克的发生？
② 一旦发生青霉素过敏性休克，应如何抢救？
③ 本案例的用药是否合理？为什么？

案例二十一

患者，男，5岁。20日前开始腹泻，每日4~6次，为稀便带有黏液血性分泌物，无发热、腹痛，无明显里急后重。五日后出现发热，体温39.4℃，在某医院诊断为"急性菌痢"。先后应用了多种抗菌药物：甲氧苄啶、庆大霉素、氨苄西林、头孢唑啉等，症状不见好转反而加剧，持续高热，腹泻频繁，为黏液性血便，故转院。体检：体温38℃，脉搏129次/min，血压110/70mmHg，腹膨隆，叩鼓音，肝肋下1cm。大便常规：白细胞（＋＋＋），红细胞（＋＋），有少量真菌孢子。入院后第3日发现大便时解出灰白色膜状物，病理报告为坏死组织及纤维蛋白渗出物，符合伪膜性肠炎。粪便培养报告：有难辨梭状芽孢杆菌生长。诊断为伪膜性肠炎。

讨论：

① 使用多种抗生素药物后病情为何反而加重？为何引起伪膜性肠炎？
② 本病例应采用哪些治疗措施？并说明用药的理论依据。
③ 二重感染如何预防？

案例二十二

患者，女，5岁。因发热、腹泻、脓血便一天，两天前发烧，先有脐周腹痛，后伴腹泻，为脓血便，7～8次/日，有明显里急后重。

体检：体温38.5℃，脉搏100次/min，血压100/65mmHg，一般情况尚好，无明显失水现象，心肺无特殊，腹平软，脐下及右下腹有压痛，其他检查无异常现象。

化验：大便冻状，镜下脓球（+++），红细胞（+），大便经培养，痢疾杆菌生长。

诊断：急性细菌性痢疾。

讨论：

① 治疗细菌性痢疾有哪些药物？

② 本病例应该如何选药？为什么？

案例二十三

患者，男，25岁，春季入院。主诉：无明显诱因高热1天，晕厥5min。

现病史：1天前无明诱因出现高热、头痛、呕吐、腰痛、无尿。1h前上厕所时突然昏倒，意识丧失约5min，无抽搐。发病以来无咽痛、咳嗽，大便正常，来我院就诊，以"流行性脑脊髓膜炎"收入院。

患者入院后精神、食欲差，二便正常，睡眠尚可，体重无明显改变。

既往史：既往身体健康，近半年在外打工。

体格检查：体温41℃，脉搏108次/min，呼吸26次/min，血压测不到。神志清醒，精神差，急性热病面容，咽充血，双侧扁桃体不大。全身皮肤可见散在瘀斑，以四肢明显。球结膜充血、出血，无水肿。浅表淋巴结无肿大。颈软，克尼格氏征（简称克氏征）及布鲁金斯氏征（简称布氏征）均阴性。心肺正常，腹软无压痛，肝脾肋下未及，肝区及双肾区无叩击痛，双下肢无水肿。

辅助检查如下。血常规：红细胞550万/mm^3；血红蛋白15.5g/dL；白细胞13400/mm^3，其中中性粒细胞90%，淋巴细胞1.28%；血小板7.8万/mm^3。尿常规：尿蛋白（+++），颗粒管型0～1/HP。肾功能：血清尿素氮15.12mmol/L，内生肌酐清除率138mmol/L。肝功能：谷丙转氨酶95U/L，谷草转氨酶188U/L。凝血功能：凝血酶原时间为26.6s，3P试验阳性。骨髓为感染性骨髓象。血培养有脑膜炎奈瑟菌生长。抗流行性出血热（EHF）-IgM抗体（-），胸片正常，大便常规正常及大便培养阴性。

诊断：流行性脑脊髓膜炎。

讨论：

① 本病例应选用何药？在应用中应注意什么？

② 经首选药物治疗24h症状未见好转，脑脊液亦无明显变化，应考虑什么？可选用其他哪些药物？

案例二十四

患者，女，30岁。主诉：发热、咳嗽4天，咳血1天入院。

现病史：5天前因受凉后感头痛、乏力、腰痛，当晚畏寒、发热，出冷汗，伴有咳嗽，少许黏痰；次日被乡卫生院诊为上呼吸道感染，但咳嗽逐日加剧，痰中带血（红色），并有右下胸部疼痛。既往健康。

体格检查：体温40.5℃，脉搏120次/min，呼吸50次/min，急性病容，鼻翼随呼吸扇动，口唇发绀。右胸肩胛部叩诊浊音，语颤增强，可听到管状呼吸音及中细湿啰音，心界不扩大，无杂音，腹软，肝肋下4cm，质软，脾未扪及。

辅助检查：白细胞$12200/mm^3$，其中中性粒细胞93%，淋巴细胞7%；尿黄色微浊，尿蛋白（++），白细胞2~4（高倍镜），上皮细胞（+），偶见成堆脓细胞。X线胸片显示双肺有多数不对称的浸润性病灶，伴有胸膜病变，血细菌培养为金黄色葡萄球菌。

诊断：金黄色葡萄球菌败血症合并金黄色葡萄球菌肺炎。

讨论：
① 对金黄色葡萄球菌敏感的抗菌药物有哪些？
② 本病例首选何药？若无效如何处理？
③ 本病例是否需要联合应用抗生素？如何联用能产生协同作用？为什么？

案例二十五

患者，女，23岁。主诉：劳累半月后反复咯血3天，伴疲乏。

现病史：患者近半月来常感劳累、疲乏，时有夜间盗汗，食欲下降，未加以注意，仍照常上班。3天前下夜班后，感胸部闷痒，咳嗽、咯血，为整口鲜血，咳10余口，约10mL。自觉无发热。到某诊所就医，静脉滴注酚磺乙胺治疗2天，仍间断咯血，咳少量白黏痰液。来我院就诊，以"右下叶背段浸润型肺结核"收入院。

患者入院后精神、食欲欠佳，二便正常，睡眠尚可，体重无进行性减轻。

既往史：对酒精过敏。

体格检查：体温37.4℃，脉搏90次/min，呼吸20次/min，血压110/70mmHg。神志清楚，自动体位，全身浅表淋巴结未触及。右下肺背部可闻及少量湿啰音。心率90次/min，律齐。腹软，肝脾肋下未触及，四肢及脊柱正常。

辅助检查：血常规正常。血沉35mm/h。痰涂片查抗酸杆菌阳性。后前位胸片示右中肺野斑片状密度增高影，其间可见透光区。右侧位片示病灶位于右下叶背段，可见空洞。

诊断：右下叶背段浸润型肺结核。

讨论：
① 本病例可选用哪些抗结核药？它们的特点是什么？
② 本病例应用药多长时间？
③ 本病例是否需要联合用药？为什么？

案例二十六

患者，女，60岁，夏季入院。主诉：进食不洁食物后解冻状便10余次。

现病史：1天前因进食不洁食物后畏寒、发热、腹痛、腹泻，大便共10余次，量少，开始为黄色稀便，后为红白冻状便，伴肛门坠胀、大便不畅感，无恶心、呕吐。来我院就诊，以"急性细菌性痢疾"收入院。

患者入院后精神、食欲欠佳，小便正常，大便2次，红白冻状，睡眠尚可，体重无明显改变。既往身体健康。

体格检查：体温38.5℃，脉搏90次/min，呼吸20次/min，血压110/70mmHg。神志清楚，精神稍差，皮肤弹性尚好，眼眶无凹陷。心肺正常。腹软，肝脾肋下未及，左下腹压痛，无反跳痛，肠鸣音活跃。

辅助检查如下。血常规：红细胞390万/mm^3；血红蛋白11.2g/dL；白细胞17900/mm^3，其中中性粒细胞91%，淋巴细胞9%。大便常规：白细胞（＋＋＋），红细胞（＋＋），巨噬细胞少许。大便细菌培养有福氏志贺菌生长。

诊断：急性细菌性痢疾。

讨论：

① 治疗细菌性痢疾可选用哪些药物治疗？
② 本病例中所选择的治疗药物作用机制是什么？
③ 本病例疗程一般为多久？并阐述原因。

案例二十七

患者，女，46岁。主诉：偶有咳嗽2个月，近两周以来，咳嗽增多，痰中少量血丝。

现病史：患者于2个月前偶有咳嗽，无痰，无气急、气促。2个月前CT检查提示左肺部单发结节。近两周来，咳嗽加重，痰中偶有血丝。CT复查左肺部3个毛玻璃结节，内部有血管征，且较2个月前增大提示有转移病灶。

既往史：2年前因乳腺癌行左侧乳腺癌改良根治术，术后一直给予AC-T化疗方案（多柔比星40mg×2天，环磷酰胺1.0g×1天，多烯紫杉醇120mg×1天），化疗期间无不适。2个月前CT检查提示左肺部单发结节，两周前CT复查，提示左肺部有转移病灶。

体格检查：体温36.5℃，脉搏75次/min，呼吸22次/min，血压130/80mmHg，神志清，查体合作。胸部检查左侧乳腺癌根治术后，气管居中，下颌下可触及淋巴结，左肺呼吸粗糙，干、湿啰音及摩擦音未闻及。腹部软，无压痛及反跳痛。肝脾肋下未触及，双下肢无水肿。神经系统体格检查无明显异常。

诊断：左乳腺癌术后，肺部转移。

讨论：

① 试分析该患者左侧乳腺癌术后肺部结节发生原因。
② 请评价患者的术后化疗方案。

③ 患者此次如采取保守治疗，尝试给出化疗方案，并说明理由。

第三节 综合案例讨论

案例一

患者，女，34岁。主诉：劳累后心悸、气短已7年，咳嗽痰中带血1个月，下肢水肿4天。

现病史：1987年起于过劳或登楼时则有心悸、气短，休息后即减轻，1989年因"感冒"，咳嗽加剧，休息时亦有心悸、气短，经静脉滴注青霉素等药物，症状减轻，近两年来自觉腹部逐渐肿大，但从无下肢水肿，一个月前因劳累过度，又受风寒，当晚咳嗽咽痛，痰中带血，心悸、气短、不能平卧。且近3~4天来下肢出现水肿，尿少色深，食欲缺乏，有恶心感。

体格检查：体温38℃，慢性病容，半坐位，呼吸短促，呼吸23次/min，两肺有散在的干啰音，于肺底部可听到湿啰音，心率100次/min，与脉搏不一致，心律不齐，肺动脉第二音亢进，心尖部可听到5~6级吹风性收缩期及隆隆样舒张期杂音，血压100/70mmHg，腹部稍隆起，腹壁静脉怒张，肝脏肿大在右侧肋缘下锁骨中线上5cm，有轻度压痛，脾未触及。

实验室检查如下，血常规：红细胞396万/mm^3；血红蛋白10.8g/dL；白细胞13650/mm^3，其中中性粒细胞82%，嗜酸性粒细胞1%，淋巴细胞16%，单核细胞1%。尿常规：深黄色，微浊，酸性，比重为1.019，蛋白阳性、糖阴性，透明管型阳性。

诊断：①风湿性心脏病；②二尖瓣狭窄兼关闭不全；③慢性心功能不全三度；④心房颤动。

讨论：对此患者选用哪些药物治疗？为什么？

案例二

患者，女，45岁。主诉：劳累后心悸9年，加重3个月。

现病史：早年患过"关节炎"。劳动时心悸已9年；近3个月病情加重，家务工作时气短、咳嗽；半月来食欲缺乏，尿量减少，下肢浮肿。偶尔咯血，未作任何治疗。脉搏不规则、呼吸26次/min，半卧位，面颊绛红，颈静脉怒张。心尖部有舒张期猫喘，心律绝对不齐，心尖部第一心音亢进，有"开瓣音"及舒张期和收缩期杂音。肝肿大肋下2cm，有压痛，下肢浮肿。来我院就诊，以"风湿性心脏病、二尖瓣狭窄并关闭不全、心房纤颤、慢性心功能不全"收入院。患者入院后精神、食欲欠佳，二便正常，睡眠尚可，体重无明显改变。

体格检查：体温36.5℃，脉搏140次/min，呼吸40次/min，血压160/80mmHg。

半坐位，双侧颈静脉怒张。两下肺可闻及湿啰音，心率 140 次/min，房颤律，心尖部闻及舒张期杂音。肝于肋弓下 3cm 处可触及。两下肢凹陷性水肿。

实验室检查：心电图示心房纤颤，室率 110 次/min，右室肥厚。

诊断：①风湿性心脏病；②二尖瓣狭窄并关闭不全；③心房纤颤；④慢性心功能不全。

讨论：

① 地高辛是怎样改善心功能的？开始的负荷量与后来的维持量有何药理意义？

② 氢氯噻嗪治疗心功能不全有何作用？当尿量明显增多时为何减量并加服氯化钾？氢氯噻嗪与氨苯蝶啶合用有何意义？

③ 地高辛治疗心房纤颤的目的是什么？其作用机制是怎样的？

案例三

患者，男，50 岁。主诉：劳累后心前区压榨性疼痛 2h。

现病史：2 年前诊断为冠状动脉性心脏病（简称冠心病）、心绞痛。每在骑车上坡时发生剧烈胸痛，舌下含硝酸甘油 1 片能很快终止胸痛发作。近半月来心前区疼痛发作频繁，今晨在驱车出差途中，突然胸骨后压榨性剧疼，像触电样向左臂内侧放射，舌下含硝酸甘油不能缓解，出大汗，面色灰白，手足发凉。来我院就诊，以"急性广泛性前壁心肌梗死、频发性室性早搏、心源性休克"收入院。

患者入院后精神、食欲欠佳，二便正常，睡眠尚可，体重无明显改变。

体格检查及实验室检查：神志模糊，脉搏细弱；血压 80/50mmHg，皮肤湿冷。心尖区可闻奔马律；心电图示阵发性室性早搏、胸导联 ST 明显抬高，呈单向曲线，因条件不足未做其他检查。

既往史：冠心病 2 年。

诊断：①急性广泛性前壁心肌梗死；②频发性室性早搏；③心源性休克。

讨论：

① 急性心肌梗死所致室性早搏为何用利多卡因治疗？

② 多巴胺合用间羟胺治疗心源性休克的作用机制是怎样的？

③ 极化液治疗急性心肌梗死的作用机制是什么？

案例四

患者，男，34 岁。主诉：血便，晕厥 2h。

现病史：2 年前因饥饿时上腹痛，经胃镜检查诊断为十二指肠球部溃疡，经"胃药"治疗好转。半月前因劳累上腹痛复发，6h 前因头晕、心慌卧床休息，2h 前被家人发现晕倒在厕所，并排出大量暗红色血便。来我院就诊，以"十二指肠球部溃疡、上消化道大出血、失血性休克"收入院。

患者入院后精神、食欲欠佳，小便正常，大便未解。睡眠尚可，体重无明显改变。

体格检查及实验室检查：脉搏细弱，110 次/min，血压 85/160mmHg，神志模糊，面色苍白，四肢湿冷。血红蛋白 7g/dL，红细胞 300 万/mm^3，血小板 10 万/mm^3，白细胞 11000/mm³。

诊断：①十二指肠球部溃疡；②上消化道大出血；③失血性休克。

讨论：

① 失血性休克为何首先输右旋糖酐？右旋糖酐是如何发挥作用的？能否完全取代血浆？

② 所输血液应如何抗凝？何种抗凝血剂在体内无抗凝作用？如果输血过快过多会发生什么不良反应？如何治疗？

③ 简述各种治疗消化性溃疡药物的作用与不良反应。

（刘远嵘）

第六章 用药咨询与健康教育

第一节 用药咨询

用药咨询是药师运用所掌握的药学知识和药品信息，包括药理学、毒理学、药品不良反应、药物经济学等，承接公众对药物治疗和合理用药的咨询服务。用药咨询是药师参与全程化药学服务的重要环节，也是药学服务的突破口，对临床合理用药起到关键性作用，对保证公众合理用药有重要意义。

一、咨询环境

1. 紧邻门诊药房或药店大堂

咨询处宜紧邻医院门诊药房或设在药店大堂的明显处，目的是方便患者向药师咨询与用药相关的问题，在取药后发现问题，及时方便地进行咨询，从而解决用药中的疑惑和用药中的问题。

2. 标志明确

药师咨询位置应明确、显而易见，使购药者购药后能清晰看到咨询药师。

3. 环境舒适

咨询环境应舒适，并相对安静，较少受到外界的干扰，创造一个让患者感觉信任和舒适的咨询环境。有等待座位和咨询座位，咨询位置与等待位置有一定距离，保障咨询者的隐私。

4. 适当隐秘

对大多数患者可采用柜台式面对面咨询的方式，但对一些特殊患者如妇产科、皮肤科、泌尿科等的患者，应提供一个相对隐蔽的咨询场所，方可使患者放心、大胆地提出咨询。

5. 必备资料及设备

咨询台要准备好医学、药学的参考资料、书籍和查询系统，以及面对患者发放的医药科普宣传资料，如《新编药物学》《临床用药须知》《中华人民共和国药典》等、药品说明书、药物信息查询系统、数据库，以便随时参考。还需配备计算机和打印机等。

二、患者、公众用药咨询

1. 患者用药咨询

患者用药咨询服务是用药咨询的主要内容，广大患者大多不具有药品的相关专业知识，对药品的使用方法不太清楚。错误地使用药物容易导致治疗失败甚至是不良反应的发生，所以对患者的用药咨询服务既符合患者需求同时也是临床合理用药的客观要求。

(1) 药品名称及外观问题

① 药品名称：当今各类药品不断更新换代，品名、规格、剂型等不断增加，具体到同一种药物又有化学名、通用名、商品名、别名、英译名等。据统计，异药同名现象在常用药中就有 18 对中文名相同，27 对之多英文药品名相同及原文缩写简称相同。另外，还存在同药多异名现象，如利巴韦林就有三氮唑核苷、病毒唑等不同商品名。

② 药品外观：如地西泮注射液有无色的也有微黄色的，同样规格的甲硝唑片有大片和小片两种等。遇到此种情况，药师要耐心解释，消除患者心中疑虑，让其放心用药。由于存放不当，药物潮解、风化、霉变、氧化后，外观发生变化，如甲氧氯普胺遇风、光、热均易变质而呈黄色或黄棕色，其毒性增高，不可继续服用。

(2) 用法用量问题　在咨询时，有很多患者来询问药物的用量和用法，他们用药不再是盲从性，希望了解自己所用药物的具体情况，希望得到药师更多的用药指导。咨询药师应耐心解答患者提出的各种疑问，使患者充分理解并积极有效地执行。如有患者咨询阿西美辛缓释胶囊的用法，说明书写的是每天 1 片，医生则要求每天 2 次，每次 1 片，医生的用法是否量过大？通过与医生沟通，向患者解释医生用药意图：根据患者急性神经痛的病理特点，起初 3 天是急性发作期，疼痛加剧，为使药物血药浓度达到峰值维持药效，处方开始 3 天是每天 2 次，每次 1 片；3 天后，每天 1 片。患者了解具体情况后，自愿配合治疗。

医嘱或药品说明书中没有具体说明用药时间，只是笼统规定口服的药品，患者不清楚饭前还是饭后服用、几种药品能否同时服用、饮食注意事项。药师应根据具体药品的特性来指导大众用药：对于抗酸药质子泵抑制剂，如奥美拉唑胶囊，指导患者早晨空腹服用一粒；治疗胃炎的药物，如氢氧化铝、胶体果胶铋需要在饭前 30min 服用，睡前加服，可增强疗效；一清胶囊药性苦寒，建议患者餐后服用，以减少对胃肠道的刺激；有些药品应充分考虑时辰药理学因素，如抗过敏药赛庚啶治疗慢性荨麻疹早上 7 时服用，泼尼松治疗带状疱疹需清晨 5 时服用，补钙制剂和调脂药辛伐他汀在晚间服用为宜。

(3) 联合用药问题　涉及多种药物能否一起服用。多种药物配伍使用，可能表现为药理作的协同或拮抗、不良反应的加重或减轻等。临床药物合用屡见不鲜，如维拉帕米 240mg×20/240mg，qd.；卡托普利 12.5mg×20/12.5mg，bid.；地高辛 0.25mg×20/0.25mg，qd.。患者自诉已服地高辛半年，并已出现黄视，卡托普利和维拉帕米与地高辛配伍时，前两者均能显著降低地高辛的肾清除率及非肾清除率，使地高辛的生物半衰期明显延长，血药浓度显著升高，故出现了中毒症状，建议患者监测地高辛血药浓度，然后调整其用量。

(4) 用药安全性咨询　越来越多的患者开始关心用药安全，会根据药品说明书来跟药师探讨药物相互作用、禁忌、注意事项和药品不良反应（ADR）。有的患者取药后细看说明书，发现不良反应提示较多就找药师询问，或者发现不良反应中的某一条正是自己已经患有的某种疾病，就非常紧张。有患者反应用贝那普利后常常干咳，药师告知是普利类抗高血压药的不良反应，如果不能耐受，可以到心内科找医生更换药品。药品常见各种不良反应，但是药师应不夸大药品的其他不良反应而引起患者不必要的担忧。对于用药后出现了不良反应，如静脉滴注阿奇霉素引起腹泻稀便等，药师应解释它们是药物固有的少数人的不良反应，此时除建议暂停使用外，同时建议看相关科室，换用其他药品。又如患者在服用左氧氟沙星片的过程中，要叮嘱其应避免过度暴露于阳光下，以免发生光敏反应，并宜多饮水，以免结晶尿的产生等。

(5) 自我药疗问题　随着非处方药（OTC）市场的形成，越来越多的患者选择自我药疗，药师应该运用自己的专业知识，科学传播药品知识，指导患者合理用药。①正确的服用方法：对于遇热不稳定的药物如维生素 A、维生素 C、维生素 B、各种预防性疫苗类药物不可用开水送服；各种止咳糖浆宜含在口中并徐徐咽下。②对购买解热镇痛药的患者，要提醒其用药疗程，用于解热时限服 3d，止痛时限服 5d，当服用 1 个疗程不见好转时，要请医师诊治，以免贻误病情。③告诫患者不可随便减少或停服药物，更不能超时过量服药，以免发生药源性不良反应。如盐酸萘甲唑啉滴鼻液可改善鼻塞症状，但如果用药过量，次数过于频繁，则血管收缩过度，持续时间过久，就会出现反跳充血现象，引起药源性鼻炎；再如甲氧氯普胺可用于治疗慢性胃炎的恶心、呕吐、胃部胀满的症状，但若反复用药或剂量过大，可致锥体外系症状，主要表现为帕金森综合征。④根据时辰药理学，选择最佳服药时间，如对于激素类药物，由于人体肾上腺皮质激素的分泌高峰在上午 7～8 点左右，故在每天上午 7～8 点一次性给药疗效最佳。

2. 公众用药咨询

随着社会的高速发展、文明程度的不断提高和医学知识的普及，公众的自我保健意识也不断加强，人们更加注重日常保健和疾病预防，药师需要承担起新的责任。

① 在接受公众用药咨询，尤其是在减肥、补钙、补充营养素等方面给予科学的用药指导。

② 提高公众鉴别真伪药品和虚假宣传的能力。

③ 提高公众的安全用药意识，纠正错误的用药习惯，比如经常要求输液，认为输液比口服药物好得快，盲目地补充维生素，造成经济上的浪费甚至身体上的损害等。

总之，药师应主动承接公众自我保健的咨询，积极提供健康教育，增强公众健康意识，减少影响健康的危险因素。

> ### 知识链接
>
> **首次剂量需要调整的药品**
>
> 首剂加倍指第一次服药时，用药量要加倍。为使药物迅速达到稳态血药浓度，通常医生第一次给予一些抗菌药物时，会给予常用量的加倍量（又称负荷剂量），一般来说，首剂加倍的多是抗菌药物，如磺胺类抗菌药物、抗真菌药如氟康唑。
>
> 相对的，有些药物根据其作用特点必须采取首剂减量的给药方案，为的是避免首剂效应或称首剂综合征。引起首剂效应的常见药物主要见于治疗高血压药（哌唑嗪、普萘洛尔、美托洛尔等）、血管紧张素转化酶抑制剂（卡托普利、依那普利、贝那普利、培哚普利、雷米普利）、血管紧张素Ⅱ受体阻滞剂（氯沙坦），还有治疗类风湿关节炎药［柳氮磺吡啶（SASP）］等。

三、医师、护士用药咨询

1. 医师用药咨询

医师用药咨询主要是向专业临床药师进行有关用药的咨询，主要的咨询内容是用药方案选择和如何合理用药的问题，其次是不良反应、用法用量、同类药物比较、特殊人群用药等。注意进行药物不良反应的关联性分析，对不合理用药严格把关，提高药物治疗的安全性和有效性。

（1）合理用药信息　根据同类产品中不同药品的各自特点和患者的具体情况选择合适的品种及用量，做到用药个体化。如：有一患急性上呼吸道感染的患者，高烧不退，白细胞高，有青霉素过敏史，痰培养结果对头孢哌酮、头孢曲松钠抗生素高敏。开始选用头孢哌酮，皮试结果呈阳性。后改用左氧氟沙星等治疗皆效果不佳，药师详细了解了患者情况之后，建议试用与头孢哌酮侧链化学结构差异大的头孢曲松钠配成浓度为 $500\mu g/mL$ 的稀释液进行皮试，结果呈阴性。在医护人员密切监护下缓慢静滴，未发现有过敏反应，用药 3 天后，患者烧退。尽管药师提出用头孢曲松钠对该患者进行治疗存在一定风险，但基于患者对其他抗菌药物均不敏感，通过药师查阅相关文献，头孢曲松钠与头孢哌酮侧链结构差异较大，由于每种头孢菌素类抗菌药物的抗原决定簇并不完全相同，所以单凭某一头孢菌素类抗菌药物皮试阳性结果就简单地停止使用所有头孢菌素类抗菌药物，将使患者失去合理用药和及时治疗的机会。

（2）提示药物的使用方法　如腹胀、腹泻患者，在服用调节肠道微生态平衡的活菌制剂如培菲康胶囊或双歧三联活菌制剂时，不宜与抗菌药物合用，否则制剂中所含生理活性菌的活性会被降低甚至灭活，从而影响药物疗效；而活性菌不耐高温，也不能频频饮用热水。

（3）治疗药物监测（TDM）　TDM 工作已经从最初的对地高辛、氨基糖苷类药、抗癫痫药的监测扩展到对移植患者使用免疫抑制剂（环孢素和他克莫司等）等的监测。通过监测，保证了治疗药物的安全有效，延长了患者的存活时间，得到医师们和患者的好评。药师以 TDM 工作为依托,积极参与临床用药方案的设计,也是药师开展用药咨询的工作内容。

(4) 出院带药 是患者出院回家后的药物治疗方案,药师应根据医师的出院小结,仔细核对患者的姓名、住院号、药品的规格数量,告知患者出院时所带药物的正确用法用量、最佳服用时间以及可能出现的不良反应和注意事项等。用药的细节问题必须由药师耐心交代清楚,并且把每种药物贴上标签。如胰岛素特充,尚未使用时应储藏于 2~8℃冰箱中,不可冷冻;一旦启用,其储藏温度不能高于 25℃。正在使用的注射装置切勿储藏在冰箱内,给药前,将注射装置置室温环境中半个小时以上,以便注射液达到室温。如门冬胰岛素特充,一般需临餐前注射,可在室温下(不超过 30℃)存放 4 周,每次注射后必须卸下针头。甘精胰岛素注射液应每天一次在固定的时间皮下注射给药,每次注射的部位必须轮换等。这些都需要药师指导,否则容易造成患者使用错误,影响药物治疗效果及增加不良反应。

2. 护士用药咨询

护士的用药咨询也主要是向专业临床药师咨询,主要咨询内容为有关药物的剂量和用法、注射剂配制溶剂和浓度、输液滴注速度、配制顺序以及输液药物的稳定性和配伍的理化性质变化、配伍禁忌等信息。

(1) 药物的适当溶剂 不宜选用氯化钠注射液作溶剂的药品:①普拉睾酮,用氯化钠注射液溶解可出现浑浊。②洛铂,氯化钠可促进降解。③两性霉素 B,用氯化钠注射液溶解可析出沉淀。④哌库溴铵,与氯化钾、氯化钙等合用,疗效降低。⑤红霉素,以氯化钠注射液溶解,可形成溶解度较小的红霉素盐酸盐,产生胶状不溶物,使溶液出现白色浑浊或块状沉淀,应先溶于注射用水 6~12mL,再稀释于葡萄糖液中;另外在酸性溶剂中会被破坏降效,宜在葡萄糖液中添加维生素 C 注射液(抗坏血酸钠 1g)或 5%碳酸氢钠 0.5mL,使 pH 在 5.0 以上,有助于稳定。

不宜选用葡萄糖注射液作溶剂的药品:①青霉素,结构中含 β-内酰胺环,极易裂解,与酸性较强的葡萄糖注射液配伍,可促进青霉素裂解为青霉酸和青霉噻唑酸,宜将一次剂量溶于 50~100mL 氯化钠注射液中,于 0.5h 滴毕,既可在短时间内形成较高血浆浓度,又可减少因药物分解而致敏。②头孢菌素,多数属于弱酸强碱盐,葡萄糖注射液在制备中加入盐酸,两者可发生反应产生游离头孢菌素,若超过溶解度,会产生沉淀或浑浊,可更换氯化钠注射液或加入 5%碳酸氢钠注射液(3mL/1000mL)。③苯妥英钠,属于弱酸强碱盐,与酸性的葡萄糖液配伍可析出苯妥英沉淀。④阿昔洛韦,属于弱酸强碱盐,与酸性的葡萄糖液直接配伍可析出沉淀,宜先用注射用水溶解。⑤瑞替普酶,与葡萄糖注射液配伍可使效价降低,溶解时宜用少量注射用水溶解,不宜以葡萄糖液稀释。⑥铂类抗肿瘤药,依托泊苷、替尼泊苷、奈达铂在葡萄糖注射液中不稳定,可析出细微沉淀,宜用氯化钠或注射用水等稀释,稀释后浓度越低,稳定性越大。

(2) 药物的稀释体积 注射药品的溶解或溶解后的稀释体积非常重要,不仅直接关系到药品的稳定性,且与疗效和不良反应密切相关。头孢曲松钠肌内注射时,1g 溶于注射用水或 1%利多卡因注射液 3.6mL 作深部肌内注射;静脉注射时溶于注射用水或 0.9%氯化钠注射液,1g 稀释成 10mL,缓缓推注。静脉滴注时 1g 溶于 5%葡萄糖注射液、0.9%氯化钠或右旋糖酐注射液40～100mL中；静脉注射时间2～4min；静脉滴注时间控制在0.4～0.5h。尤应注意头孢曲松钠不能与含钙注射液直接混合，因为会导致微粒形成。对28天及以下新生婴儿不得在使用头孢曲松钠的同时静脉给予钙剂，不得在使用或将要使用含钙的静脉注射药品时给予头孢曲松；大于28天的患者可以连续使用头孢曲松和含钙溶液，但应在两组输液之间使用可改性的溶液，对于任何患者都不能在Y型管处同时给予头孢曲松和含钙注射液。

(3) 药物的滴注速率　滴速不仅关系到患者心脏负荷，且与药物的疗效、药物的稳定性、致敏和毒性有关。如万古霉素不宜肌内或直接静脉注射，滴速过快，可致由组胺引起非免疫性的剂量相关反应（红人综合征），滴速宜慢，每1g至少加入200mL液体，静滴2h。红霉素即使以常规浓度20～30滴/min缓慢静滴，胃肠道反应也较常见，若滴速过快，可加重其胃肠道的反应。氨茶碱注射过快，可引起心律失常、心室纤颤、呼吸抑制而死亡。氟喹诺酮类药滴速过快会有不同程度的恶心、呕吐、面部潮红等反应，静滴时间不能少于1.5h。两性霉素B应缓慢静滴6h以上，过快可能引起心室颤动或心搏骤停。雷尼替丁静注过快可引起心动过缓。罂粟碱静注过快可引起呼吸抑制、房室传导阻滞、心室颤动，甚至死亡。维生素K静注过快，可见面部潮红、胸闷、腹痛、心律失常、血压下降，甚至虚脱，应尽量选择肌内注射。

此外少数需要避光的药物，如硝普钠、对氨基水杨酸钠、放线菌素D、长春新碱、尼莫地平、左氧氟沙星等容易见光变色、分解，因此要求配制和滴注时均要避光。

(4) 给药的间隔时间　临床上，若护士按自己的时间安排随机给药，没有按照8h或12h的均衡时间给药，会造成患者体内血药浓度无法达到稳态，时高时低，不但增加了毒副作用发生的机会，而且也达不到应有的疗效。如格拉司琼注射液用于预防化疗药物的呕吐副作用，应于化疗前30min给药，才能达到最佳预防效果。

(5) 药物的配伍禁忌　应用酚妥拉明20mg＋盐酸多巴胺20mg＋呋塞米20mg＋5%葡萄糖注射液250mL静脉滴注过程中，可出现黑色沉淀。盐酸多巴胺为酸性物质，其分子带有两个游离的酚羟基，易被氧化为醌类，最后形成黑色聚合物，在碱性条件下更为明显。呋塞米注射液呈碱性，与盐酸多巴胺配伍后溶液呈碱性，使多巴胺氧化而形成黑色物质。为保证用药安全，建议临床应用多巴胺时，不要与呋塞米配伍使用。

四、咨询问题归类和总结

药师在门诊药房用药咨询中，还会遇到各种各样的问题，比如患者对疾病的咨询、是否为医保目录药品、是否为中药及保健品等，因此，要胜任药物咨询的工作，对药师自身的内在素质要求较高。在宣传医药知识的同时，药师还要讲解生活方式、环境、锻炼等因素与健康的关系，有助于提升大众战胜疾病的信心，也可提高患者药物治疗的效果。针对药物咨询服务中经常遇到的问题，将药物咨询内容归类如下：药物名称及成分；药物药理作用与用途；药物相互作用及不良反应；药物规格剂量；药物失效期与有效期；药物用法用量；药物选择与评价；药品价格；药物外文名称及商品名；溶剂选择；是否有药；是否为中（西）药；可否医保报销；其他。药物咨询服务应紧密围绕合理用药开展工作，回答问题重点突出，疑难问题迎刃而解。记录每次的药物咨询内容，提取有用信息，并定期对某些患者进行随访；定期汇总咨询内容，将典型案例向其他药师反馈，以便分享和学习。

> **知识链接**
>
> **冰箱存放药品需注意什么？**
>
> 药品是特殊商品，对温度和湿度有严格的要求，如果没有在规定温湿度下储存，药品的药性很可能发生改变。特别是需要冷藏储存的生物制品，如胰岛素、促红细胞生成素、菌苗、疫苗、免疫血清、血液制品等，若不在规定温度下储存，药品可能完全失效，不仅起不到预防、治疗作用，还会延误患者病情。
>
> 一般家庭的冰箱，分为冷藏室和冷冻室。在购买到需要冷处保存的药品时，一定注意观看药品说明书中的标示，如某胰岛素要求冷处保存（2～8℃），就应该放进冷藏室。说明书中注明需要冷冻保存的，就应放入冷冻室。
>
> 药品放入冰箱时也应注意，药品与冰箱壁之间要至少留有1～2cm的空隙。放在冷藏室中的药品，应该严防药品冻结。平时注意监测冰箱内的温度，可以在冰箱内放置温度计，以便及时发现冰箱的温度异常。冰箱内一般湿度较大，可以先将药物，特别是开封后的药物放入密封的塑料盒或瓶中，再放入冰箱，防止药品受潮。
>
> 在使用药品前，要观察药品的外观，如果发现和刚买来的时候性状不同，即使在有效期之内也应停止使用。如果需要冷藏保存的药物，因储存不当发生冻结，化冻后即使外观没有发生变化，该药物也不能再使用，因为冷冻之后会破坏药物的活性成分，造成药物变质，而这种变质有些时候是肉眼无法观察到的。

第二节　健康教育

健康是人类发展的基础。保持健康是每个人的义务与权利，也是最基本的人权，每个人是自己健康的第一责任人。人类自从有了最基本的医疗活动，就产生了最原始的健康教育。迄今为止，健康教育与健康促进仍然是促进人类健康的最有效、最经济的手段。健康中国建设持续推进，人民健康水平不断提高。

一、健康的概念

回溯20世纪中期，人们普遍认为"没有疾病就是健康"；至1977年，世界卫生组织（WHO）将健康概念确定为"不仅仅是没有疾病和身体虚弱，而是身体、心理和社会适应的完好状态"；到20世纪90年代，健康的含义注入了环境的因素，即健康为"生理—心理—社会—环境"四者的和谐统一；进入21世纪，"健、康、智、乐、美、德"六个字组成了更全面的"大健康"概念，成为幸福人生的更佳境界。

WHO提出了个人健康的10条具体标准：①精力充沛，能从容不迫地应付日常生活和工作；②处事乐观，态度积极，乐于承担任务，不挑剔；③善于休息，睡眠良好；④应变能力强，能适应各种环境变化；⑤对一般感冒和传染病有一定的抵抗力；⑥体重适当，体态均匀，身体各部位比例协调；⑦眼睛明亮，反应敏锐，眼睑不发炎；⑧牙齿洁白，无缺损，无疼痛感，牙龈正常，无蛀牙；⑨头发光洁，无头屑；肌肤有光泽，有弹性；⑩走路轻松，有活力。因此，健康不仅仅是指没有疾病或病痛，而且是一种躯体上、精神上和社会上的完全良好状态。也就是说健康的人要有强壮的体魄和乐观向上的精神状态，并能与其所处的社会及自然环境保持协调的关系和良好的心理素质。

二、影响健康的因素

（一）环境因素

健康不应仅仅立足于个人生理和心理的健康，更应强调人类与环境的统一，强调健康、环境与人类发展问题的整体性。影响健康的环境因素包括自然环境因素和社会环境因素。

1. 自然环境

自然环境包括阳光、空气、水、气候、地理等，它们是人类赖以生存和发展的物质基础，是人类健康的根本。保持自然环境与人类社会和谐发展对维护、促进健康的意义重大，如健康有益的居住环境比有效的医疗服务更能促进健康，而空气污染导致酸雨、光化学事件，地表水污染导致骨痛病、癌症等都是恶劣的居住环境会损害健康的有力证明。

2. 社会环境

社会环境又称文化社会环境，包括社会制度、法律法规、职业、经济、文化、教育、人口、民族、人际关系和社会状态等因素。它们都与健康息息相关。社会制度为健康提供相关的政策和资源保障；法律法规是人们的行为准则；职业决定着人们的劳动方式、强度和环境等；经济条件决定着衣、食、住、行等物质文明的程度；民族、文化决定着人的风俗、习惯、道德、生活方式等精神文明的程度。贫穷、人口拥挤等都会给健康带来负面的影响。环境因素对健康的影响越来越被人们所重视，这需要全社会共同承担起这份责任。

（二）行为和生活方式

无论是环境中的有害因素，还是医疗卫生保健因素，都常以人的自身行为作为中介作用于人体。个体的不良行为和生活方式都直接或间接地妨碍健康，如高血压、糖尿病、冠心病、结肠癌、乳腺癌、前列腺癌、精神性疾病等都可能与不良行为和生活方式有关。

1. 行为因素

有些行为和特定的疾病之间关系密切。例如吸烟与肺癌、慢性阻塞性肺疾病、缺血性心肌病及其他心血管疾病有密切关系；婚外性行为、吸毒等与艾滋病有密切关系。这些个人行为严重危害着人类的健康，必须予以纠正。

2. 生活方式

生活方式包括饮食习惯、社会生活习惯等，受到社会关系和个体特征的制约，是建立在文化继承、社会关系、个性特征、遗传等综合因素基础上的稳定的生活特征。不良生活方式所导致的疾病常因进展缓慢而易被忽视，危害更加严重。行为和生活方式因素是四大因素中最活跃，也相对易改变的因素。研究表明，只要有效地控制行为危险因素，合理饮食、增加体育锻炼、戒烟限酒、合理用药等，可减少疾病发生，促进疾病康复，延长寿命。

（三）生物学因素

生物学因素包括病原微生物、遗传因素、生物个体差异及心理等因素。对生物学因素的控制是新时期人类医学快速发展的主要表现。

1. 病原微生物

20世纪中期以前，病原微生物引起的感染性疾病一直都是人类死亡的主要原因。青霉素的发现、疫苗的发明、新型药物的合成和医学技术的进步使大部分感染性疾病逐渐被人类控制。但是，人类获得性免疫缺陷病毒、耐药结核分枝杆菌、新冠病毒等新型病原等生物的不断出现，给人类健康提出了新的挑战。

2. 遗传因素

人类明确的遗传缺陷和遗传性疾病有数千种，占人类各种疾病的25%～30%。目前我国新生儿缺陷的总发生率为2%～3%，其中严重智力低下者患病率大约为1‰。高血压、糖尿病、肿瘤等慢性疾病的发生也与遗传密切相关。

3. 生物个体差异

包括年龄、性别、形态和健康状况等方面的差异。较大的生物学差异对某种疾病的易感状态也有很大不同。例如不同的人处于不同的个体之间，其感染结核的可能性及患结核病的严重程度是不同的。

4. 心理因素

在现今充满竞争的社会，心理承受力和心理稳定性与健康的关系尤为明显。自杀率、抑郁症发病率的上升是心理因素影响健康的佐证。

（四）医药卫生服务

医药卫生服务是指由医药卫生服务部门提供的预防、医疗、保健、康复等服务。我国医药卫生体制改革中的社区卫生服务中心就是体现以群众为基础、以健康为中心的重要实践，是实现公平、平等和人人享有卫生保健的宏伟目标的重要举措。《"健康中国2030"规划纲要》提出，"到2030年，促进全民健康的制度体系更加完善，健康领域发展更加协调，健康生活方式得到普及，健康服务质量和健康保障水平不断提高，健康产业繁荣发展，基本实现健康公平，主要健康指标进入高收入国家行列。到 2050 年，建成与社会主义现代化国家相适应的健康国家。"

三、健康教育的开展

1. 健康教育

健康教育是通过有计划、有组织、有评价的涉及多层次、多方面对象和内容的系统活动，促使人群和个体自觉采纳有利于健康的行为和生活方式，避免或减轻影响健康的危险因素，实现预防疾病、治疗康复、提高健康水平和生活质量的目的。健康教育的核心是促使个体或群体改善健康相关的行为，尤其是群体行为的改变。

健康教育是一个独立的医疗卫生工作领域，也是广泛应用于预防、治疗、保健、康复各领域的一种工作方法，它是在过去的"卫生宣教"的基础上发展起来的，卫生宣教是健康教育的主要手段。

应有针对性地对不同慢性疾病的患者进行健康教育。对于高血压患者应告知低盐饮食，避免情绪较大波动，定期监测血压并评估靶器官损害程度；对于糖尿病患者，一定从饮食、运动上严格管理，戒烟限酒，监测血糖，控制血压、血脂水平，避免糖尿病并发症的发生；对于骨质疏松的患者，在补钙治疗的同时应告知患者增加户外运动，多晒太阳，使钙能够有效沉积在骨骼上，防跌倒的宣教也很重要。

人体健康常用参数如下：

体重指数（BMI）＝体重（kg）/身高的平方（m^2）；中国人 BMI＜18.5 为体重过低，BMI 为 18.5～23.9 为正常，BMI 为 24～27.9 为超重，BMI≥28 为肥胖。

2. 用药教育

用药教育是指通过直接与患者、家属及公众交流，解答用药疑问，并介绍药物和疾病知识，提供用药咨询服务的行为。药师有责任和义务对患者进行用药教育，宣传药品知识，并采取以下适当措施，以提高患者依从性。

① 用药方案尽量简化，使用半衰期较长的药物或缓控释制剂，每日一次给药。

② 针对不同人群，可选择符合不同人群生理及心理特点的药物，如儿童及老年人避免过大的药片，儿童可选择味甜的药品。

③ 要用通俗、简洁的言语向患者说明各个药物的用法用量、注意事项，以及可能产生的不良反应，对老年或耳聋、记忆力差的患者更要有耐心，最好在药袋或药盒上写清楚，防止错服或误服。

④ 使患者了解药物的重要性，对于效果不易察觉或起效慢的药物应特别提示患者，告知应坚持服药。

⑤ 告知患者如何鉴别哪些是严重不良反应，若发生不良反应，应采取哪些措施，如果遇到一些自己不能判明的情况时要及时与医生联系，千万不能自作主张。

⑥ 对于记忆力差的老年患者可使用分时药盒，或建议家属、照料者监督其服药，增强用药依从性。

四、用药科普论文撰写要点

为了提高公众的合理用药意识,药师通过撰写用药科普论文,给公众普及与药物使用相关的知识非常重要。一篇形象、生动,深入浅出的用药科普论文,对指导大众安全、合理使用药物有重要作用。撰写要点如下。

(一)用药科普

科普是把人类已经掌握的医药科学技术知识和技能(包括各门学科的概念、理论、技术、历史、最新成果、发展趋势、作用和意义)以及应当提倡的科学思想、科学精神、科学态度和科学方法,通过各种方式和途径,广泛地传播到社会的各个方面。

用药科普,就是以严谨的药学知识为基础,以通俗易懂的表达为手段,以提高大众的健康素养为目标,将药学与文学、药学与艺术、药学与人文相结合的论文,传播具有科学性、实用性、创新性的大众药学常识。药学生学习医药科普写作有十分重要的意义。

(二)科普论文的特点

科普论文可以通过文章作品,揭示事物的客观规律,探求客观真理,科学客观地向大众普及科学知识,起到启蒙思想的职责。

1. 科学性

科学性是所有科技作品的生命,科普作品也不例外。科学必须揭示事物的客观规律,探求客观真理,作为认识世界和改造世界的指南,而科普作品则担负着向大众普及科学知识、启蒙思想的职责,更应保证科学性。失去科学性的科普作品也就失去了存在的价值。因此,对于科普作品的创作者而言,应尽力发掘自己的专业所长,从自己熟悉的领域开始,用全面发展的观点,把成熟的、切实可行的知识,介绍给广大读者。

2. 思想性

科普是科学技术与社会生活之间的一座桥梁,它在向读者传授知识的同时,也使读者受到科学思想、科学精神、科学态度和科学作风的熏陶,宣传着科学的世界观和方法论,以提高人们的科学素质和思想素质。因此,科普作品要通过普及、介绍科学知识,让人们深刻地理解科学的世界观和方法论,即唯物主义和辩证法,这就是科普作品思想性的体现。当然,科普创作的思想性,是内在的、从作品中自然表现出来的,不是贴上一些政治标签或外加一些政治术语。

3. 通俗性

通俗性就是要用明白晓畅的文字介绍科技知识,使之生动、易懂。"整个科普创作过程,实际上也就是专门知识通俗化的过程。"这句话点明了科普创作的实质。不通俗地把科学知识表达出来,读者理解不了,就起不到科普创作的作用,科普创作也就失去了意义。科普创作可以运用多种方法使科普作品通俗化,如用文艺形式创作,使之生动有趣,引人入胜。但这不是唯一的方法,科普作品,只要简明扼要,深入浅出,通俗易懂地写清楚，同人们的实际生活和工作联系起来，就能达到通俗化。切忌简单化、庸俗化，或简单得残缺不全，只在抽象的概念中兜圈子；或堆砌资料，照搬照抄；或把通俗化变成庸俗化，迎合低级趣味，这些都应在科普创作中杜绝。

4. 艺术性

艺术性是由通俗性派生的一个特点，科普作品的通俗性常常要求运用文艺形式来介绍科技知识，创作过程中，不仅使用逻辑思维来达到以理服人的效果，同时还采用形象思维，使之以情动人。

5. 知识性

医药科普写作的目的是普及医药学知识。一篇科普文章提供的知识越多，其价值也就越高。因此，写作时不能只作单纯经验的叙述、事实的报道，以及技术、方法的介绍，应同时阐明其中的科学道理，讲清有关的医学基础知识和基本原理，让读者不仅知其然，而且知其所以然，从而更好地领会和掌握防病治病的知识和方法。例如，介绍高盐饮食有害健康时，不仅要讲清它有哪些危害，还应讲清为什么会产生这些危害。

（三）科普论文撰写

1. 如何选题

好的选题是科普论文成功的一半，选题重在实用性、指导性强，那么应如何进行选题呢？一方面从患者的误区中找：患者常有的保健误区、治疗误区，对疾病治疗、用药和康复有什么常见的错误认识，患者提问最多的问题。如子宫肌瘤会不会癌变？能不能做手术？光吃药能不能消掉？吃中药行不行？会不会引起不孕？绝经后会不会萎缩？另一方面从疾病的变化中找：社会经济的发展、环境的变化以及生活方式的改变都会导致人类所患的疾病的变化。如疾病的发病率是上升还是下降？发病年龄是提早还是推迟？有没有性别差异？有没有地域差异？哪一类人发病率特别高？造成这种现象的原因是什么？怎么预防？这些都是老百姓感兴趣的问题。比如使用抗病毒药物应注意哪些问题？如何避免药物的不良反应？这些都是热点问题，也是大众急需的知识。

2. 构思与写作手法

科普论文属于说明文性质，总体而言，平铺直叙，不需要华丽的辞藻、优美的语言，用朴素的言辞把你要表达的内容写清楚、写通顺就可以了。但采取一些写作技巧和手法，可以使得文章更风趣。对于大多数没有经过训练的写作者而言，标题、开头、切入点这些属于外包装的附属品，并非最重要的，如同"买椟还珠"故事里的椟与珠的关系那样，真正有价值的内容是内盛的珠宝，而非装载珠宝的盒子。因此，写作的时候，需要谋篇布局、精心构思，把最想让人记住的核心内容、知识点放在最醒目的位置。

3. 如何吸引读者

科普文章要有趣，才能吸引读者。从引人入胜的故事、典型病例、生活现象着手入题，生动有趣地介绍医药卫生知识称为趣谈体科普作品。它置医学于趣谈之中，对一些老生常谈的生理、病理现象进行合理的艺术加工，变常谈为趣谈。医学科普作品的情趣，不是作者外加的生花之笔，决不能背离医学的原理，盲目地追求趣谈性而削足适履，以文害义。很多趣谈体科普作品，读后保你捧腹不已，在笑声中接受科学的忠告。借助文学体裁普及医药知识，通过形象思维把科学的构思变为艺术的构思，寓教于乐、寓医于趣，使科普作品更加喜闻乐见，生动有趣。

4. 科普插图

视觉冲击力能让读者加深印象，一篇好的科普论文，配上与内容相适应的精美插图，可以使文章更加生动。美术插图也是科普论文的有机组成部分，一幅精美的医学美术作品，能唤起学习者的情感和准确的理解能力。插图能强化说明某些用语言无法准确表达的医学内容，一部医学著作，只用语言来叙述编者的思维，存在一定的局限性，有些比较深邃的概念即使用再多的文字语言，也很难说清楚，这时可以通过插图帮助读者理解复杂的医药科普知识。恰当而风趣的插图可以使得科普论文更加受欢迎。

实训一 用药咨询模拟

【实训目的】 能够掌握用药咨询和用药指导的基本程序和注意事项，学会应用相应的方法和技巧，能独立解决用药咨询和用药指导中的一般问题。

【实训内容】

实训场地：模拟药房等。

实训材料：药品标签、模拟药品、宣传单、题板等。

首先教师讲解实训要求和安排，将学生按2人一组进行实训分组，分别模拟担任药师和患者，开展用药咨询模拟演练。

【实训步骤】

（1）任务分配和准备 教师提前准备10个左右典型代表病例，分配任务，学生课余时间根据分配的病例准备用药咨询和用药指导相关问题和内容。

（2）用药咨询模拟

① 每组两个学生，一个学生根据病例内容扮演患者，另一个学生扮演药师，模拟用药咨询。

② 药师根据沟通技巧和专业知识获知患者的病情及需求，给予正确的用药推荐，针对患者的病情和需求推荐药品并说明药物的使用方法、常见的不良反应、用药注意事项等，并耐心细致地回答患者的问题。

③ 各组代表发言。

④ 教师对各组的用药咨询模拟进行点评、总结。

【用药咨询参考病例】

① 咨询人：住院患者，男，65岁，入院诊断为糖尿病，肺部感染，高脂血症。

问题：患者口服苯扎贝特分散片，自诉有甜味，怀疑药片含有葡萄糖，是否对血糖有影响。

② 咨询人：患者，因"间断咳嗽、咳痰，活动气短十余年，加重4天"，呼吸医生

诊断为慢性阻塞性肺疾病,医嘱噻托溴铵喷雾剂。

问题:咨询药师如何使用喷雾装置。

③ 咨询人:甲亢患者,女,29岁,处于哺乳期。

问题:是否可以服用丙硫氧嘧啶?服药期间是否可以哺乳(每日服药一次)?如停药,多长时间体内药物可以清除?

④ 咨询人:患者,27岁,已婚。癫痫,一直服用丙戊酸钠,控制良好。

问题:拟近期备孕,是否可以停药?如果不能停药,如何服用药物?

⑤ 咨询人:患者,42岁,高血压,收缩压140～150mmHg,舒张压100～110mmHg,一直用药物维持,但效果不是很理想,现在服用的药物是马来酸左旋氨氯地平片和坎地沙坦酯,降压效果高压在120mm/Hg左右,低压90mm/Hg左右。

问题:马来酸左旋氨氯地平片的价格高了些,能不能用同类的价格相对低点的代替药品?如苯磺酸氨氯地平片能否代替马来酸左旋氨氯地平片?

⑥ 咨询人:患者,60岁,高尿酸导致痛风,医嘱苯溴马隆。

问题:控制痛风在饮食方面有哪些注意事项?苯溴马隆如何服用?不良反应大吗?

⑦ 咨询人:内科医生,男,57岁。

问题:主管患者因支气管炎口服复方甲氧那明胶囊后出现尿潴留,是否与服用药物有关?

⑧ 咨询人:内科医生,男,47岁。

问题:布拉氏酵母菌能否和抗菌药物阿莫西林同服?

⑨ 咨询人:护士,女,26岁。

问题:注射用盐酸左氧氟沙星能否溶于复方氯化钠注射液?

⑩ 咨询人:护士,女,33岁。

问题:中西药注射液联合输注的患者,是否都需要隔液?如何鉴别注射液是中药还是西药?

【实训思考】

① 为什么要开展用药咨询服务?

② 在用药咨询中药师要具备哪些素质和工作技巧?

实训二 用药科普论文的撰写

【实训目的】 能够掌握用药科普论文写作的选题、特点、写作方法。

【实训前准备】

实训分组:分为若干组,每组4～6人。

实训前准备:利用课余时间,以小组为单位去医院、社会药房等地或通过网络检索等方式收集相关用药素材。

【实训步骤】

① 教师讲解用药科普论文的基本格式、特点、写作方法、技巧,以及如何选题。

② 每组学生根据前期准备的素材,确定用药科普论文题目。
③ 小组成员共同讨论,根据选题按照要求撰写用药科普论文,至少 1000 字。
④ 各组代表交流心得体会。
⑤ 教师对各组撰写的科普论文进行点评。

【实训思考】
① 撰写用药科普论文的意义是什么?
② 用药科普论文和学术论文有什么不同?

科普小论文

用水服药需注意,多喝少喝有讲究

在服用药品过程中,对于哪些药物服用后应多喝水,哪些应少喝甚至不喝,大多数患者不甚了解。

专家强调一般的口服剂型,例如大部分片剂通常用 150~200mL 水送服即可。用水太多会稀释胃液,加速胃排空,反而不利于药物的吸收。

但是对于一些特殊药物,为减弱其毒性,避免对器官特别是对肾脏的损伤,要求服用药物后每日必须饮水 2000mL 以上。比如:在服用抗痛风药后,应大量饮水(一日应 2000~2500mL),以降低黄嘌呤结石以及肾内尿酸沉积的风险;服用排尿结石的药后,也需大量饮水,保持一日尿量 2500~3000mL,以冲洗尿道、稀释尿液,从而降低尿液中盐类的浓度和尿盐沉淀的机会。但在服用某些药后,则需要少饮水,甚至短时不饮水。例如:氢氧化铝凝胶、硫糖铝、胶体果胶铋这些保护胃黏膜药,在服用前后半小时内,不宜喝水,否则将影响药效;复方甘草合剂、止咳糖浆、川贝止咳露这些镇咳药,服药后也不宜立即饮水。

(李　文)

第七章 新药的临床试验与设计

第一节 概述

一、临床试验相关概念

临床试验（clinical trial），指以人体（患者或健康受试者）为对象的试验，意在发现或验证某种试验药物的临床医学、药理学以及其他药效学作用、不良反应，或者试验药物的吸收、分布、代谢和排泄，以确定试验药物的疗效与安全性。

临床试验除了指药物的临床试验之外，还有评价医疗器械在人体应用的安全有效性的医疗器械临床试验、用于评价体外诊断试剂产品的临床试验，以及疫苗的临床试验等。这些临床试验，其所遵循的基本原则和药物一样，需要符合《药物临床试验质量管理规范》（good clinical practice，GCP）及其相关的法规。但也因其自身特点而各有特殊性，导致其和药物的试验有一些差别。

1. 药物临床试验

药物包括化学药物、生物制品、中药等，药物临床试验的目的是评价新的药物的安全性和有效性，或探索已经上市药物的新的适应证，或者仿制药物的等效性研究等。

2. 医疗器械临床试验

医疗器械临床试验是指在经资质认定的医疗器械临床试验机构中，对拟申请注册的医疗器械在正常使用条件下的安全性和有效性进行确认或者验证的过程。医疗器械临床试验的目的是评价受试产品是否具有预期的安全性和有效性。

3. 体外诊断试剂临床试验

体外诊断试剂临床试验是指在相应的临床环境中，对体外诊断试剂的临床性能进行的系统性研究。临床试验的目的在于证明体外诊断试剂能够满足预期用途要求，并确定产品的适用人群及适应证。临床试验结果，可为体外诊断试剂安全有效性的确认和风险受益分析提供有效的科学证据。

4. 疫苗临床试验

疫苗也归属于药品，用于预防疾病的发生和发展，但与治疗疾病的其他药品有所不同，有着特殊性，主要表现在：疫苗用于健康人群，且目标人群多为儿童或婴幼儿，应避免或者减少不良事件的发生；疫苗多来源于活生物体，其成分复杂，容易发生过敏反应，需建立特定的检测和质量控制体系，以保证疫苗的质量和其他批间质量的均一性。对于疫苗临床试验，国家也专门制定了相应的质量管理规范。

二、药物临床试验的分期及生物等效性试验

新药研发是一个漫长而又耗时的过程，通常包括如下几个阶段：靶点的鉴别、先导化合物的发现、小分子化合物的结构优化、临床前药效学和毒性评价及临床试验等。创新药物在完成临床前的研究后，将进行人体的临床试验。通常可以分为Ⅰ、Ⅱ、Ⅲ、Ⅳ期临床试验。此外，仿制药物在上市前需要进行生物等效性的研究。

1. Ⅰ期临床试验

在新药开发过程中，将新药第一次用于人体以研究新药性质的试验，称之为Ⅰ期临床试验，系初步的临床药理学及人体安全性评价试验。其目的是研究人体对药物的耐受程度，并通过药物代谢动力学研究，了解药物在人体内的吸收、分布、代谢、排泄的规律，为制订给药方案提供依据。

Ⅰ期临床试验为新药人体试验的起始期，包括耐受性试验和药代动力学研究，一般在健康受试者（抗肿瘤药物通常为肿瘤患者）中进行。人体耐受性试验（clinical tolerance test）是基于详细的动物实验研究结果而设计的，用于观察人体对该药的耐受程度，找出人体对新药的最大耐受剂量及其产生的不良反应，是人体的安全性试验，为确定后期临床试验的用药剂量提供科学依据。人体药代动力学研究（clinical pharmacokinetics）是通过研究药物在人体内的吸收、分布、代谢及排泄过程的规律，为Ⅱ及Ⅲ期临床试验给药方案的制订提供科学的依据。人体药代动力学观察的是药物及其代谢物在人体内的含量随时间变化的动态过程，这一过程主要通过数学模型和统计学方法进行定量描述。药代动力学的基本假设是药物的药效或毒性与其所达到的浓度（如血液中的浓度）有关。Ⅰ期临床试验一般在严格控制的条件下，经过谨慎选择，筛选出少数（20～30例）健康志愿者（对抗肿瘤药物通常为肿瘤患者），通常要求志愿者在研究期间住院，全天候密切监护，从小剂量单次开始给药，仔细监测血液中药物的浓度、消除特点和任何有益的作用或不良反应，以评价药物在人体内的药代动力学和耐受的剂量范围。随着对新药安全性认知的增加，逐渐递增给药剂量，并可以多次剂量给药。

2. Ⅱ期临床试验

Ⅱ期临床试验是治疗作用初步评价阶段。其目的是通过一系列试验，初步评价药物对目标适应证受试者的治疗作用和安全性，也包括为Ⅲ期临床试验研究设计和给药剂量方案的确定提供依据。本期临床研究试验应用安慰剂或已上市药物作为对照药物，对新药的疗效进行评价。此阶段的研究设计可以根据具体的研究目的，采用多种形式，包括随机盲法对照试验。病例数不少于100对，其中试验组病例数不少于100例，试验组与对照组比例1∶1。

由于Ⅱ期临床试验是临床试验的探索阶段，有时一个设计不能够完成需要的探索就

设计成两个设计，这样就分为Ⅱa期和Ⅱb期。比如Ⅱa期对疗效进行探索性试验，Ⅱb期就确定剂量。在Ⅱa期先入组少量受试者针对几个不同适应证进行试验，从中选择疗效较好的适应证；Ⅱb期则是在Ⅱa期的基础上，有效组扩大样本量，进一步确定剂量和疗效。

3. Ⅲ期临床试验

Ⅲ期临床试验是治疗作用确证阶段。其目的是通过临床试验进一步验证药物对目标适应证患者的治疗作用和安全性，评价利益与风险的关系，最终为药物注册申请的审查提供充分的依据。

Ⅲ期临床试验是临床研究项目的最繁忙和任务最集中的部分。除了对成年患者研究外，还要特别研究药物对老年患者，有时还要包括儿童的安全性。试验一般为具有足够样本量的随机盲法对照试验，病例数（试验组）300例，对照组病例数小于或等于试验组，多为1:1或1:2。

Ⅲ期临床试验的目标是增加患者接触试验药物的机会，既要增加患者的人数，还要增加患者用药的时间；对不同的患者人群确定理想的用药剂量方案；评价试验药物在治疗目标适应证时的总体疗效和安全性。

4. Ⅳ期临床试验

Ⅳ期临床试验是新药上市后应用研究阶段。其目的是考察在广泛使用条件下的药物疗效和不良反应，评价在普通或者特殊人群中使用的利益与风险关系以及改进给药剂量等。

在上市前进行的前三期临床试验是对较小范围、经过严格选择和控制的部分患者进行的评价，而上市后，更广泛的患者将接受该药品的治疗，所以上市后很有必要对药品在大样本人群中对其疗效和耐受性进行再评价。在上市后的Ⅳ期临床研究中，通过积累分析更多经该药品治疗的患者的数据，有可能发现在上市前的临床研究中没有被发现的罕见不良反应。这些数据能够让医生更好和更可靠地认识到该药品对"普通人群"的治疗受益/风险比。根据研究目的，药品上市后研究可以分为以下两类。①监管部门要求的研究：用以描述所有依据法规等提出上市后研究的要求，包括必须进行的上市后安全性研究和注册批件中要求完成的研究内容；②研究者或申办方发起的研究：是除监管部门要求以外，临床研究者、申办方自行实施的试验。上市后研究通常包括以下内容：合并用药各药物间相互作用、长期或大样本安全性、药物经济学、对特殊人群的安全性和有效性，以及进一步支持药物用于许可的适应证的临床终点事件研究等（例如死亡率/发病率的研究等）。

5. 生物等效性试验

生物等效性试验（bioequivalence study，简称BE试验）是药物临床试验的一种，指用生物利用度研究的方法，以药代动力学参数为指标，比较同一种药物的相同或者不同剂型的制剂，在相同的试验条件下，其活性成分吸收程度和速度有无统计学差异的人体试验。试验对象为健康志愿者，一般要求18~24例。生物等效性研究是一致性评价和化药仿制药申报注册中的重要一环，该类试验在我国目前大力推进的仿制药一致性评价工作中被大量采用。不同于全新药物的药物临床试验，生物等效性试验主要针对已上市的药品。在生物等效性试验中，研究人员会考察相同试验条件下受试制剂（test preparation，T，一般为国产仿制药）和参比制剂（reference preparation，R，一般为进口原研药）中的活性成分在健康人体中的吸收程度和速度是否存在统计学差异，最终得出某种仿制药是否可以替代原研药，达到一致疗效的结论。

> **实验小贴士**
>
> 　　0期临床试验是指活性化合物在完成临床前试验后未正式进入临床试验之前，研制者使用微剂量在少量健康受试者或者患者（通常为6～15人）中进行的药物试验，收集必要的有关药物安全及药物代谢动力学的试验数据，以评估研发药物是否具有进一步开发为新药或生物制剂的可能性，是从临床前试验过渡到Ⅰ期临床试验的中间环节。0期临床试验的研究类型主要分为两类，一是药理学相关剂量研究；二是微剂量研究。
>
> 　　进行0期临床试验的目的在于通过对化合物或剂型进行研究，获得包含蛋白结合率、酶抑制率的人体药物代谢动力学数据和包含与靶点的结合情况相关的药效动力学数据，以及采用各种影像学研究手段获得的人体组织分布情况，以便早期从一组候选化合物中确定最有研发价值的先导化合物进行Ⅰ期临床试验及后续的研发。另外，尽早了解先导化合物在人体的代谢特征，对于非临床安全性研究的动物选择、提高动物实验结果的预测价值也非常有意义。
>
> 　　但是在我国0期临床试验还面临以下4个方面的挑战：①政策法规层面。国家药品监督管理局（NMPA）还没出台0期临床试验相关详细的指导原则，目前只能参照FDA的技术指导原则开展探索性的工作。②技术层面。由于它是应用微剂量，故对设备的灵敏度和精确性都有很高的要求（要求有精确可复制的分析方法）。③试验设计层面。缺乏先导研究（探索性研究），试验设计经验有限。④怎样进行合理地统计试验结果分析，并做出下一步决策。由于样本少、对组内变异性和组间变异性要有很好的限制，以及要求要有明确、靶向性稳定的药效，因此，对试验方法的确认和结果的分析确认要有很好的知识基础。

第二节　生物等效性试验的设计

　　生物等效性（bioequivalency，BE）是指在同样试验条件下试验制剂和对照标准制剂在药物的吸收程度和速度的统计学差异。当吸收速度的差别没有临床意义时，某些药物制剂其吸收程度相同而速度不同，也可以认为生物等效。按照研究方法评价效力，其优先顺序为药代动力学研究、药效动力学研究、临床研究和体外研究。

　　药动学研究主要是定量研究药物在生物体内的过程（吸收、分布、代谢和排泄），并运用数学原理和方法阐述药物在机体内的动态规律。生物等效性研究着重考察药物自制剂释放进入体循环的过程，通常将受试制剂在机体内的暴露情况与参比制剂进行比较。

1. **研究总体设计**

根据药物特点，可选用：①两制剂、单次给药、交叉试验设计；②两制剂、单次给药、平行试验设计；③重复试验设计。所谓两制剂，是指受试制剂和参比制剂。

对于一般药物，推荐选用第 1 种试验设计，纳入健康志愿者参与研究，每位受试者依照随机顺序接受受试制剂和参比制剂。对于半衰期较长的药物，可选第 2 种试验设计，即每个制剂分别在具有相似人口学特征的两组受试者中进行试验。第 3 种试验设计（重复试验设计）是前两种的备选方案，是指将同一制剂重复给予同一受试者，可设计为部分重复（单制剂重复，即三周期）或完全重复（两制剂均重复，即四周期）。重复试验设计适用于部分高变异药物（个体内变异≥30%），优势在于可以入选较少数量的受试者进行试验。

对于高变异药物，可根据参比制剂的个体内变异，将等效性评价标准作适当比例的调整，但调整应有充分的依据。

两制剂、两周期、两序列交叉设计是一种常见的交叉设计，见表 7-2-1。

表 7-2-1 两制剂、两周期、两序列交叉设计

序列	周期	
	1	2
1	T	R
2	R	T

注：T 为受试制剂；R 为参比制剂。

如果需要准确估计某一制剂的个体内变异，可采用重复交叉设计。重复交叉设计包括部分重复（如两制剂、三周期、三序列）或者完全重复（如两制剂、四周期、两序列），见表 7-2-2 和表 7-2-3。

表 7-2-2 两制剂、三周期、三序列重复交叉设计

序列	周期		
	1	2	3
1	T	R	R
2	R	T	R
3	R	R	T

注：T 为受试制剂；R 为参比制剂。

表 7-2-3 两制剂、四周期、两序列重复交叉设计

序列	周期			
	1	2	3	4
1	T	R	T	R
2	R	T	R	T

注：T 为受试制剂；R 为参比制剂。

2. **受试者选择**

受试者的选择一般应符合以下要求：①年龄在 18 周岁以上（含 18 周岁）；②应涵盖一般人群的特征，包括年龄、性别等；③如果研究药物拟用于两种性别的人群，一般情况下，研究入选的受试者应有适当的性别比例；④如果研究药物主要拟用于老年人群，应尽可能多地入选 60 岁以上的受试者；⑤入选受试者的例数应使生物等效性评价具有足够的统计学效力。

筛选受试者时的排除标准应主要基于安全性方面的考虑。当入选健康受试者参与试验可能面临安全性方面的风险时，则建议入选试验药物拟适用的患者人群，并且在试验期间应保证患者病情稳定。

3. 参比制剂的选择

仿制药生物等效性试验应尽可能选择原研产品作为参比制剂，以保证仿制药质量与原研产品一致。

4. 单次给药研究

通常推荐采用单次给药药代动力学研究方法评价生物等效性，因为单次给药在评价药物释放的速度和程度方面比多次给药稳态药代研究的方法更敏感，更易发现制剂释药行为的差异。

5. 稳态研究

若出于安全性考虑，需入选正在进行药物治疗，且治疗不可间断的患者时，可在多次给药达稳态后进行生物等效性研究。

6. 餐后生物等效性研究

食物与药物同服，可能影响药物的生物利用度，因此通常需进行餐后生物等效性研究来评价进食对受试制剂和参比制剂生物利用度的影响。

对于口服常释制剂，通常需进行空腹和餐后生物等效性研究。但如果参比制剂说明书中明确说明该药物仅可空腹服用（饭前1h或饭后2h服用）时，则可不进行餐后生物等效性研究。

对于仅能与食物同服的口服常释制剂，除了空腹服用可能有严重安全性方面风险的情况外，均建议进行空腹和餐后两种条件下的生物等效性研究。如有资料充分说明空腹服药可能有严重安全性风险，则仅需进行餐后生物等效性研究。

对于口服缓释制剂，建议进行空腹和餐后生物等效性研究。

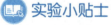

食物对药物生物利用度的影响

食物影响（food effect, FE）研究是新药临床药理学研究的重要组成部分。药物-食物相互作用可能对药物的安全性和有效性产生显著影响。通过 FE 研究可获得以下信息：①食物是否影响药物的系统暴露，其影响程度如何；②食物是否改变药物系统暴露的变异程度；③某些情况下，膳食中营养成分构成或热量的不同（如高脂餐或低脂餐），是否会导致食物对药物影响的程度发生变化。见表7-2-4。

表 7-2-4　膳食类型的定义

膳食类型	总热量/kcal	脂肪		
		热量/kcal	质量/g	百分比/%
高脂餐	800～1000	500～600	55～65	50
低脂餐	400～500	100～125	11～14	25

由于食物与药物同服，可能影响药物的生物利用度，因此在生物等效性临床试验中通常需进行餐后生物等效性研究来评价进食对受试制剂和参比制剂生物利用度影响的差异。生物等效性餐后试验通常会使用高脂餐。

第三节 创新药Ⅰ期临床试验设计

Ⅰ期临床试验是新药临床研究的起始阶段，是初步的临床药理学及人体安全性评价试验，其起始试验为首次人体试验（first in human，FIH）。

Ⅰ期临床试验研究内容（如表 7-3-1）主要包括人体耐受性试验和人体药代动力学研究。其目的是研究人体对新药的耐受程度，阐明药物在体内的吸收、分布、代谢和排泄动态变化及其规律。此外，还可进行初步的药效学、药物相互作用及食物对药代动力学行为的影响等研究。Ⅰ期临床试验可为后续临床研究的剂量和给药方式等提供重要依据。

表 7-3-1　Ⅰ期临床试验主要研究内容

研究内容	研究目的
人体耐受性试验	观察人体对新药的耐受程度，确定最大耐受剂量； 新药安全性观察； 观察不良反应与给药剂量的关系； 为后续临床研究提供剂量范围
人体药代动力学试验	观察新药在人体的药动学行为； 探索剂量-暴露的关系； 观察药物在体内的蓄积与波动程度； 为后续临床研究的剂量设置及给药间隔提供参考

新药的人体耐受性试验和药代动力学研究可以在同一试验的相同受试者中开展，也可以在不同试验及不同受试者中分别进行，主要用于获取药物剂量-暴露-效应的关系。其中，单次和多次给药的药代动力学研究通常嵌套在耐受性研究中开展，鼓励在耐受性试验的每个剂量组中开展药代动力学研究。

1. 研究总体设计

Ⅰ期临床试验可采用随机、开放、基线对照试验设计。为避免干扰，鼓励采用随机化和盲法等设计，以排除受试者之间主观症状的相互影响、研究者判断症状时的主观因素影响以及实验室检查指标波动的影响，以提高观察结果的可靠性。

当主要不良反应缺乏客观指标或不宜判定不良反应与药物关系时，常采用随机、盲法、安慰剂对照试验设计。

2. 受试者选择

通常选择健康志愿者。有时可根据药物的特性（如细胞毒类抗肿瘤药物）、适应证特点和临床需求等选择患者开展研究。

在试验中，需综合考虑对总体人群的代表性、临床试验的伦理学要求、受试者安全性以及可能影响试验结果的混杂因素等内容，制订受试者的入选和排除标准。

3. 样本量

样本量需综合考虑研究设计（如剂量组别）、受试者脱落率等来确定。

4. 创新药的人体耐受性试验设计

人体耐受性试验，从起始剂量到最大剂量之间设若干组，各个试验组的剂量由小到大逐组进行，直至找到最大耐受剂量（maximum tolerated dose，MTD）或到达设计的最大剂量。给药方式包括单剂量给药和多剂量给药。

（1）单次给药耐受性试验设计

① 起始剂量的估算：首次人体临床试验起始剂量的估算必须根据不同的药物特点综合分析，初始剂量过高，不但使健康受试者或患者过多暴露于不可耐受的高剂量，还可能导致候选化合物的寿命提前终止；初始剂量起点过低，不但会增加不必要的组数和观察测试量，浪费资源，还会使受试患者处于低于治疗剂量的无效剂量。起始剂量的选择应遵循两大原则，即避免毒性反应；能够快速达到I期临床人体耐受性试验的评估目标。

A. 在早期，首次人体临床试验初始剂量的估算采用传统方法进行。根据以往的参考数据确定的起始剂量为：

a. 有相同药物临床耐受性试验参考（国外文献），取其起始量1/2作为起始剂量。

b. 有同类药物临床耐受性试验参考，取其起始量1/4作为起始剂量。

c. 同类药物临床有效量的1/10。

B. 在缺少以往参考数据的情况下，一般根据临床前动物实验结果推算起始量。通常参考下列4种方法进行起始剂量的确定。

a. Blach well法：最敏感动物药物单次给药毒性LD_{50}的1/600或最小有效剂量的1/60以下。

b. 改良Blach well法（考虑安全性）：两种动物药物单次给药毒性LD_{50}的1/600及两种动物药物重复给药毒性的有毒剂量的1/60以下。本法考虑了非临床研究4种试验（包括药物单次给药毒性和药物重复给药毒性）的安全因素，较为妥善，是目前常用的方案。

c. Dollry法（考虑有效性）：最敏感动物的最小有效量的1/100～1/50。适用于毒性很小的药物。

d. 改良Fibonacci法（起始量较大，用于抗肿瘤药）：以小鼠单次给药急性毒性的1/100，或大动物最低毒性剂量的1/40～1/30。

C. 依据健康成年志愿者首次临床试验药物最大推荐起始剂量（maximum recommended starting dose，MRSD）的估算方法，主要包括以下三种。

a. 以毒理试验剂量为基础估算最大推荐起始剂量（MRSD）：根据最适动物最大无毒性反应剂量（no-observed adverse effect level，NOAEL），用标准系数换算成人等效剂量（human equivalent dose，HED），从最合适动物得到的HED除以安全系数（SF）

即可得到 MRSD，见图 7-3-1。在动物毒理试验中，确定 NOAEL 的关键是如何判断毒性反应。通常有三种情况：明显的毒性反应，如明显临床症状、肉眼和显微镜下可见的损害；毒性反应的替代指标，如血清肝功能相关的酶水平升高；过度放大的药效反应。不同药物的毒性反应在性质和程度上可以有很大的差异，而对某种反应是否判定为毒性反应往往有不同意见。但是，NOAEL 作为健康志愿者中剂量设定的推算基础已被广泛接受。原则上Ⅰ期临床试验的健康志愿者在起始剂量下不应该出现任何临床前试验中观察到的毒性反应。

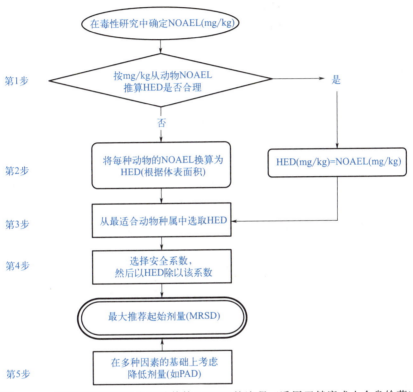

图 7-3-1 以毒理试验剂量为基础估算 MRSD 的流程（适用于健康成人全身给药）

当确定 NOAEL 后，可以换算 HED。可以根据体表面积换算，将剂量归一化为体表面积剂量（即 mg/m^2）。该方法是从动物剂量估算 HED 普遍接受的做法。当不使用体表面积归一化方法进行 HED 的换算时，应当充分说明所用方法的合理性。虽然体表面积归一化方法是不同动物间等效剂量换算的一种适宜方法，但将 mg/kg 剂量换算成 mg/m^2 剂量时的转换系数不能一成不变，因为体表面积随体重变化而变化，因此，转换系数取决于所用动物的体重。

但在某些情况下，根据体重成比例换算［即设定 HED(mg/kg)＝NOAEL(mg/kg)］可能更为合适。

在实际应用中，通常使用的 SF 是 10。

b. 以生物暴露量为基础估算 MRSD：在早期动物试验中，通过不同的给药方案和所得的暴露量建立药物在动物中的药代动力学模型，获得关键的动物药代动力学参数，如清除率（CL）、分布容积（V_d）、生物利用度（F）等。当试验数据或研究程度还不足以建立药代动力学模型时，最简单的方式是在静脉给药途径下，测定某一剂量下的暴露量，根据药代动力学的基本原则（$Dose = CL \times AUC$；$T_{1/2} = 0.693V_d/CL$），计算出动物的清除率和分布容积。

有了动物的药代动力学参数，可以用不同的方式推算人体药代动力学参数。最简单是异速增长模型推算法（allometric scaling），即以不同动物种属的体表面积、体重或其他生理常数［如脑重、最大生命值（maximum life-span potential，MLP）］的对数值为横坐标，以其药代动力学参数的对数值为纵坐标，用线性回归法推算人体相应的药代动力学参数（CL、V_d）。为了保证估算人体药代动力学参数的准确性，最好从3种以上动物体内获得其药代动力学参数。

c. 以最低预期生物效应剂量（minimal anticipated biological effect level，MABEL）为基础的推导方式：对于某些作用机制和作用靶点认识有限、临床前数据的预测价值低的药物，其安全性风险可能更高。可以以最低预期生物效应剂量（MABEL）为其人体初始剂量。该方法的本质与前面描述的以暴露量为基础的估算策略是一致的。为计算最低预期生物效应剂量，研究者必须从药理试验中，根据受体结合特点或功能特点，预测出人体最低生物活性暴露量。继而综合暴露量、药代动力学和药效动力学特征，根据药物的具体情况，采用特定的PK/PD模型，推算出最低预期生物效应剂量。

最终采用的最大起始剂量应该是各种推算方法中得出的较低剂量，以最大限度地保证受试者的安全。

② 最大剂量的估算：最大剂量的估算参考以下方法。

a. 动物在药物重复给药毒性研究中引起中毒症状或脏器出现可逆性变化的剂量的1/10。
b. 动物在药物重复给药毒性研究中最大耐受量的1/5～1/2。
c. 同一种药物、同类药物或结构相近的药物的单次最大剂量。

③ 剂量递增设计（爬坡试验）：在"起始剂量"及"最大剂量"的范围内，按递增比例分若干个剂量级别，剂量级别的多少需视药物的安全范围大小，根据需要而定，一般为5～8个剂量组。先由低剂量开始，每个剂量需要一组受试者，在一个剂量组试验结束后才能进行下一个剂量组的试验。

一般情况下，剂量递增可以参考费氏递增法（改良Fibonacci法）递增。开始递增较快，以后按+1/3递增，即：+100%，+67%，+50%，+30%～+35%，…，直至最大剂量（表7-3-2）。

表7-3-2 剂量爬坡表格

组号	1	2	3	4	5	6	7	8	9
递增比例/%	起始量	+100	+67	+50	+33	…	…	…	…

其特点是开始递增速度快，后期增速较慢，在确保受试者安全的情况下，以合理的速度和梯度迅速达到耐受性临床试验的终止目标。

④ 耐受性试验终止：应在人体耐受性试验前，设定耐受性试验终止标准，即出现哪些不良事件或者达到什么暴露浓度时，剂量递增试验应终止。在健康志愿者进行试验

时，尽量不要给受试者带来健康危害。应根据药物拟定的目标适应证人群的特点，确定终止试验的标准。

目前，通常认为最大耐受剂量是比终止剂量低一个剂量水平的剂量。对于肿瘤药物，通常使用最大耐受剂量作为Ⅰ期其他试验（如药物相互作用等试验）的剂量，也常常作为Ⅱ期临床试验的推荐给药剂量。

(2) 多次给药耐受性试验设计　多次给药耐受性试验通常在单次耐受性试验获得结果后再开展，并且通常在获得了单次给药的人体药代动力学试验结果后进行。单次耐受性试验和单次药代动力学试验结果应能够指导多次给药耐受性试验的设计，如剂量选择及给药方式的确定、给药与进餐的关系、不良反应的性质和程度等。

① 剂量：给药剂量为单次给药耐受性试验未出现不良反应的最大剂量（称为最大耐受量），下降1个剂量进行连续给药耐受性试验。如试验中出现明显的不良反应，则再下降1个剂量进行另一组试验；如试验中未见明显的不良反应，即上升1个剂量（即用最大耐受量）进行耐受性试验。

② 观察时间：观察时间根据临床前确定的疗程定，一般为7~10天，或按照新药类别、作用强弱、临床前药效与毒理试验结果等做出调整。当药物所拟订的适应证预计临床治疗需要长期给药时（如连续治疗6个月或以上，或者间断治疗的累计时间大于6个月），除非受药物的毒性或药理作用禁忌的限制，连续给药耐受性试验建议不少于4周。

5. 创新药的药代动力学研究设计

药代动力学研究的主要内容包括：健康受试者药代动力学研究；目标适应证患者的药代动力学研究；特殊人群药代动力学研究等。健康志愿者的药代动力学研究可分为单次与多次给药的药代动力学研究、食物影响的研究、药物相互作用研究等。以下主要探讨健康受试者中的单次和多次给药的药代动力学研究。

(1) 单次给药的药代动力学研究

① 药物剂量设计：一般选用低、中、高三种剂量。剂量的确定主要根据Ⅰ期临床耐受性试验的结果，并参考动物药效学、药代动力学及毒理学试验的结果，以及经讨论后确定的拟在Ⅱ期临床试验时采用的治疗剂量推算。高剂量组剂量必须接近或等于人最大耐受的剂量。

根据研究结果对药物的药代动力学特性作出判断，如呈线性或非线性药代动力学特征等，为临床合理用药及药物监测提供有价值的信息。

② 采样设计：采样点的确定对药代动力学研究结果具有重大的影响。用药前采空白血样品，一个完整的血药浓度-时间曲线，应包括药物各时相的采样点，即采样点应包括给药后的吸收相、峰浓度附近和消除相。一般在吸收相至少需要2~3个采样点，峰浓度附近至少需要3个采样点，消除相至少需要3~5个采样点。一般不少于11~12个采样点。应有3~5个消除半衰期的时间，或采样持续到血药浓度为C_{max}的1/20~1/10。

如果同时收集尿样时，则应收集服药前尿样及服药后不同时间段的尿样。取样点的确定可参考动物药代动力学试验中药物排泄过程的特点，应包括开始排泄时间、排泄高峰及排泄基本结束的全过程。

③ 药代动力学参数的估算：单次给药药代动力学参数有 T_{max}、C_{max}、$AUC_{0\sim t}$、$AUC_{0\sim\infty}$、V_d 或 V_d/F、K_e、$T_{1/2}$、平均滞留时间（MRT）、CL 或 CL/F、尿/粪排泄率（如适用）等。应根据具体情况提供相应 PK 参数的研究结果。

（2）多次给药的药代动力学研究

① 药物剂量设计：根据Ⅱ期临床试验拟订的给药剂量范围，选用一个或数个剂量进行试验。根据单次给药药代动力学参数中的消除半衰期确定服药间隔以及给药日数。

② 采样设计：根据单剂量药代动力学求得的消除半衰期，估算药物可能达到稳态浓度的时间，应连续测定三次（一般为连续三天的）谷浓度（给药前）以确定已达稳态浓度。一般采样点最好安排在早上空腹给药前，以排除饮食、时辰以及其他因素的干扰。当确定已达稳态浓度后，在最后一次给药后，采集一系列血样，包括各时相（同单次给药），以测定稳态血药浓度-时间曲线。

③ 药代动力学参数的估算：多次给药研究评估的药代动力学参数包括，包括达峰时间（T_{max}）、稳态谷浓度（$C_{ss,min}$）、稳态峰浓度（$C_{ss,max}$）、平均稳态血药浓度（$C_{ss,av}$）、消除半衰期（$T_{1/2}$）、清除率（CL 或 CL/F）、稳态血药浓度-时间曲线下面积（AUC_{ss}）、给药间隔 t 内的血药浓度-时间曲线下面积（$AUC_{0\sim t}$）及波动系数（DF）、蓄积因子等。

实验小贴士

不良事件严重程度判定标准

依据不良事件通用术语标准（common terminology criteria for adverse events, CTCAE）5.0 判断不良事件严重程度。

分级	严重程度描述
1 级	轻度；无症状或轻微；仅为临床或诊断所见；无须治疗
2 级	中度；需要较小、局部或非侵入性治疗；与年龄相当的工具性日常生活活动受限*
3 级	严重或具重要医学意义但不会立即危及生命；导致住院或延长住院时间；致残；自理性日常生活活动受限**
4 级	危及生命；需要紧急治疗
5 级	与 AE 相关的死亡

* 工具性日常生活活动是指做饭、购买衣服、使用电话、理财等借助小工具才能完成的活动。
** 自理性日常生活活动指洗澡、穿衣和脱衣、吃饭、盥洗、服药等日常活动，并未卧床不起。

第四节 Ⅰ期临床试验研究的项目实施

一、Ⅰ期临床试验研究室建设需求

Ⅰ期临床试验研究室是医疗机构建立的专门开展创新药Ⅰ期临床试验、仿制药制剂生物利用度和生物等效性研究等项目的专业科室。必须严格遵循《中华人民共和国药品管理法》《药品注册管理办法》《药物临床试验质量管理规范》以及相关指导原则等现行规定。

1. Ⅰ期临床试验研究室人员需求

Ⅰ期试验研究室应配备研究室负责人、主要研究者、研究医生、药师、研究护士及其他工作人员。所有人员应具备与承担工作相适应的专业特长、资质和能力。

（1）研究室负责人　研究室负责人总体负责药物临床试验的管理工作，保障受试者的权益与安全。研究室负责人应具备医学或药学本科以上学历并具有高级职称，具有5年以上药物临床试验实践和管理经验，组织实施过至少3项药物Ⅰ期临床试验。

（2）主要研究者（临床研究负责人）　研究室负责人和主要研究者可以是同一人。主要研究者负责Ⅰ期试验的全过程管理，熟悉与临床试验有关的技术资料与文献。主要研究者应当具有高级职称并参加过3个以上药物临床试验。

（3）研究医生　研究医生协助主要研究者进行医学观察和不良事件的监测与处置。研究医生应具备执业医师资格，具有医学本科或以上学历，有参与药物临床试验的经历，具备急诊和急救等方面的能力。

（4）药师　药师负责临床试验用药品的管理等工作。药师应具备药学本科或以上学历，具有临床药理学相关专业知识和技能。

（5）研究护士　研究护士负责Ⅰ期试验中的护理工作，进行不良事件的监测。研究护士应具备执业护士资格，具有相关的临床试验能力和经验。试验病房至少有一名具有重症护理或急救护理经历的专职护士。

（6）其他工作人员　主要包括项目管理人员、数据管理人员、统计人员、质控人员、研究助理等，均应具备相应的资质和能力。

2. Ⅰ期临床试验研究室场地的需求

Ⅰ期试验研究室应有满足Ⅰ期试验需要的场所和设施。Ⅰ期试验的试验病房需达到如下要求，并不断完善，为受试者、工作人员和申办者提供良好的试验条件。

（1）试验场所　试验病房应具有开展Ⅰ期试验所需的空间，具有相对独立的、安全性良好的病房区域，保障受试者的安全性及私密性。应设有档案室、药物储存和准备室、配餐室、监查员办公室。除医护人员工作区以外，还应设有专门的受试者接待室、活动室、寄物柜。试验区、办公区、餐饮区和活动区应各自独立。具有安全良好的网络和通信设施。

（2）抢救要求　试验病房应具有原地抢救以及迅速转诊的能力，配备抢救室，具有必要的抢救、监护仪器设备，以及常用的急救药品、紧急呼叫系统等，确保受试者得到及时抢救。

3. Ⅰ期临床试验研究室仪器设备的需求

Ⅰ期临床试验研究室应根据工作需要配备相应的仪器设备，并进行有效的管理，确保准确可靠，以保障项目顺利进行。相应的仪器设备应定期进行第三方校验，保证设备在校验证书有效期内使用。

（1）体检设备　包括体温计、身高体重仪、血压脉搏仪、心电图机、酒精呼吸仪等，通常需要至少 2 台。

（2）急救设备　包括紧急呼叫系统、呼吸机、供氧装置、负压吸引装置、负压吸引器、心电图机、除颤仪、心电血压监护仪、可移动抢救车等。还应配有齐全、足够的在有效期内的急救药物和简易抢救设备。确保急救设备状态良好，以保障急救需要。

（3）生物样本处理与储存设备　包括通风设施、低温离心机、制冰机、涡旋混合器、加样枪、生物安全柜、超低温冰箱、低温冰箱等。通常需要至少 2 台，以保障项目顺利进行。

（4）药物储存与准备设备　常温药柜、阴凉柜、2～8℃医疗专用冰箱、实时温湿度监控记录报警系统、环境灯光调控措施、生物安全柜等。

（5）其他常用设备　样本转运箱、防火设备、轮椅等。

我国自 GCP 实施以来，药物临床试验的总体水平和监管能力有了很大提升。创新药物Ⅰ期临床试验和生物等效性试验必须在Ⅰ期临床试验研究室进行，规范Ⅰ期试验，不仅保护受试者权益与安全，更能促进国内药物临床试验质量的提高。

二、临床试验项目的实施

Ⅰ期临床试验的实施涉及多方参与，包括临床试验研究机构、生物样本检测单位、统计分析单位、数据管理单位及申办者等。Ⅰ期临床试验实施的质量对预期目标的实现十分重要。Ⅰ期临床试验研究室的硬件设施条件应能满足承担的项目要求。负责Ⅰ期临床试验的主要研究者和相关研究人员应具有相适应的专业背景、专业培训和专业经历。研究机构应建立保证临床试验过程依从法规、方案及质量体系。

1. 临床试验方案的制订

药物临床试验方案一般由申办者和主要研究者共同制订。我国《药物临床试验质量管理规范》（GCP）2020 年 7 月 1 日施行版第六章规定临床试验方案的主要内容应包括以下 15 条：基本信息；研究背景资料；试验目的；试验设计；临床和实验室检查项目；受试者的选择和退出；受试者的治疗；访视和随访计划；有效性评价；安全性评价；统计；质量控制和质量保证；伦理学问题；数据的采集与管理流程、所使用的系统，数据管理的步骤、任务、质量保障措施；直接查阅源文件、数据处理和记录保存、财务和保险。具体包含内容见表 7-4-1。

表 7-4-1　临床试验方案框架

1. 基本信息	研究人群
标题、编号、版本号及日期	背景资料及参考文献
申办者信息	3. 试验目的
研究者信息	4. 试验设计
参与试验单位的信息	主要终点
2. 研究背景资料	次要终点
试验药物介绍	对照组选择
非临床研究和临床研究数据	试验设计描述
潜在的风险和获益	随机化和盲法
给药途径、剂量、方法及疗程	治疗方案

续表

药品剂型、包装、标签 药品管理流程 试验时长和随访安排 暂停、终止试验标准 盲底和揭盲 源数据记录 5. 临床和实验室检查项目 6. 受试者选择和退出 　入选标准 　排除标准 　退出标准及程序 7. 受试者的治疗 　试验用药 　合并用药 　受试者依从性 8. 访视和随访计划 　试验期间 　试验终点 　不良事件评估	试验结束后随访 9. 有效性评价 　有效性指标及其评价、记录、分析方法和时间点 10. 安全性评价 　安全性指标及其评价、记录、分析方法和时间点 　不良事件的记录、报告、随访 　伴随疾病的记录、报告 11. 统计 　样本量的确定 　显著性水平 　统计假设 　统计方法 　统计分析的受试者人群 12. 质量控制和质量保证 13. 伦理学问题 14. 数据采集和管理 15. 记录保存、财务和保险 16. 参考文献

2. 试验开展前的流程

① 方案讨论：试验中心主任或主要研究者取得试验方案、研究者手册后，针对方案相关内容与申办者或 CRO 进行讨论。

② 按照医院药物临床试验机构的要求进行立项。

③ 按照医院伦理委员会要求准备伦理资料，取得伦理批件。

④ 签署临床试验合同，确定各方职责。

⑤ 完善"临床试验相关检验科检查项目正常值范围表"，提供申办方，作为病例报告相关检查判读依据。

⑥ 确认已在药物临床试验登记与信息公示平台完成备案或取得药物临床试验批件。

⑦ 确认药物临床试验信息公示平台已公示，并备案满足 30 天后，方可开展试验。

3. 试验启动流程

① 协助申办者召开启动会议，完成试验启动培训，完善"临床试验启动会议培训记录"，未参加启动会议的研究人员在参与试验前必须进行培训并完善"临床试验培训记录"。

② 主要研究者对参与试验项目的工作人员进行角色与职责授权，完善"研究人员职责分工授权表"。

③ 试验用药品准备，药物管理员接收试验用药品并保存。

④ 试验的准备：各项试验准备工作如下：

a. 试验空间准备，包括筛选场地、采血场地的布置以及桌椅的准备等，需要注意同一试验空间不得同时进行受试者筛选和临床试验。

b. 仪器设备准备，根据试验需求，保证所使用的仪器设备为正常运行状态，需计量的设备在有效期间。

c. 医技科室联系，根据试验需求提前通知相关医技科室，完善"项目启动通知"（包括检验科、心电图室、影像科等。

d. 餐饮的准备。

e. 试验物资的准备。

f. 试验所需的文档资料的准备，包括知情同意书、研究病历、研究者文件夹等。

4. 试验进行流程

① 依试验方案和本试验中心的标准操作规程开展试验。

② 主要研究者或研究医生获取受试者知情同意书。

③ 研究人员按照对受试者进行招募筛选与管理。

④ 主要研究者或研究医生进行随机入组流程。

⑤ 按照试验用药品相关标准操作规程进行试验用药品管理。

⑥ 受试者服药后住院期间每日生命体征测量时或一天至少两次询问受试者有无不适。

⑦ 研究人员进行生物样本的采集与交接。

⑧ 研究人员和样本管理员对采集到的生物样本进行处理和贮存。

⑨ 依照试验方案完成受试者试验后出组检查与随访。

⑩ 受试者完成试验后提交"受试者补助费用支付信息登记表"予财务科，作为发放费用依据。

⑪ 及时准确地完成研究病历、病例报告表、试验记录表等试验资料并按照相应的标准操作规程进行保存。

⑫ 质量控制员在整个试验期间对试验的质量进行质控。

⑬ 合作研究者协助主要研究者处理试验相关事务。

⑭ 主要研究者指定研究助理向申办者汇报试验开展进度，及时沟通需协调的问题。

⑮ 配合申办者的监察。

5. 试验结束流程

① 研究人员确保试验相关数据文件档案完整。

② 药物管理员对试验用药品进行留样、退还或销毁等处理。

③ 样本管理员与研究助理负责生物样本进行转运、贮存。

④ 质量控制员确保完成质控。

⑤ 所有工作人员对试验用物资进行整理。

⑥ 配合申办者或 CRO 的监察。

⑦ 配合机构对临床试验项目的质控。

⑧ 完成试验结题相关工作。

⑨ 配合稽查及检查。

⑩ 将试验相关文件归档储存。

（虞燕霞　鲁晓雨）

附 录

实验报告活页

实验名称：_____

实验时间：_____实验地点：_____

一、实验目的

二、实验器材与药物

三、实验方法

（描述主要步骤）

四、实验结果

（实验结果图表及描述）

五、实验讨论与结论

（包括实验结果的分析与讨论，实验细节的讨论以及其他）

参考文献

[1] 向敏,缪丽燕. 基础药学服务,3版. 北京:化学工业出版社,2023.
[2] 杨宝峰,陈建国. 药理学,9版. 北京:人民卫生出版社,2022.
[3] 钱之玉. 药理学实验与指导,3版. 北京:中国医药科技出版社,2015.
[4] 徐叔云,卞如濂,陈修. 药理实验方法学,3版. 北京:人民卫生出版社,2010.
[5] 魏伟. 药理研究方法学. 北京:中国医药科技出版社,2022.
[6] 谢可鸣,茅彩萍,王国卿,等. 机能实验学. 北京:高等教育出版社,2014.
[7] 高华. 药理学实验方法. 北京:中国医药科技出版社,2012.
[8] 谭毓治,周玖瑶. 药理学实验指导. 北京:科学出版社,2012.
[9] 张琦,李睿明,俞月萍. 医学机能实验学. 北京:科学出版社,2019.
[10] 国家药典委员会,中华人民共和国药典,北京:中国医药科技出版社,2020.
[11] 镇学初,林芳. 案例药理学. 北京:人民卫生出版社,2019.
[12] 药品注册管理办法,2020年1月22日国家市场监督管理总局令第27号公布,自2020年7月1日起施行.
[13] 中华人民共和国药品管理法,自2019年12月1日起施行.